별나고 별난 ⚡ 물리치료사

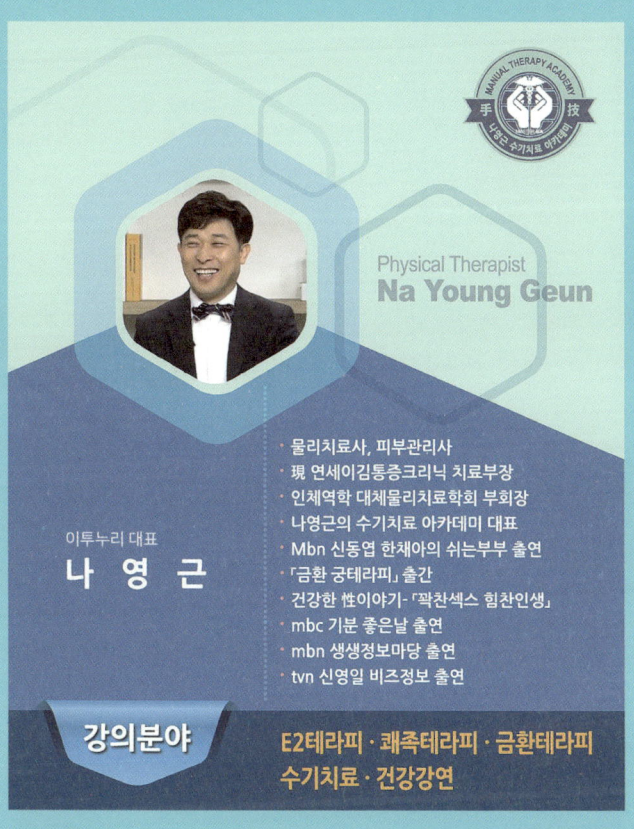

Physical Therapist
Na Young Geun

이투누리 대표
나 영 근

- 물리치료사, 피부관리사
- 現 연세이김통증크리닉 치료부장
- 인체역학 대체물리치료학회 부회장
- 나영근의 수기치료 아카데미 대표
- Mbn 신동엽 한채아의 쉬는부부 출연
- 「금환 궁테라피」 출간
- 건강한 性이야기- 「꽉찬섹스 힘찬인생」
- mbc 기분 좋은날 출연
- mbn 생생정보마당 출연
- tvn 신영일 비즈정보 출연

강의분야

E2테라피 · 쾌족테라피 · 금환테라피
수기치료 · 건강강연

이 책을 쓰며

나는 이 책을 저술하며 단 한 줄도 AI의 도움을 받지 않고, 나 자신의 생각을 글로 썼음을 밝히는 바이다. AI로 논문 한 권을 뚝딱 만드는 세상에 고리타분하게 고집을 피우는 이유는 한 명의 독자에게도 부끄럽지 않고자 함이다.

나는 현직 치료사이며, 작은 사업장을 운영하고 있다. 나는 참 별난 물리치료사의 길을 걷고 있다. 미래가 불투명한 평범한 물리치료사에서 사업가로 변신해 있는 지금, 다시 그때로 돌아간다 해도 또다시 이 길을 가게 될 것이란 확신이 든다. 누군가는 나의 이 모습을 멘토링하며 따라가는 이가 있을 것이며 그때 이 책을 권해주고 싶다. 누군가가 내가 가는 길을 가보고 내게 멘토링 해주었다면 나도 지름길을 통해 더 빨리 갈 수 있지 않았을까? 그러나, 인생이 속도보다 방향성이라면, 어쩌면 나도 나를 대견해 하거나 자부심을 느껴도 된다고 생각한다.

홍콩, 몽골, 싱가폴, 미국, 과테말라, 캐나다에서 내가 제작한 기기를 사용하며 치료하는 분들을 보며 K-물리치료의 자부심을 느낀다.

물리치료사가 꼭 병원에만 있어야 하는 것이 아니고 사업을 할 수도, 센터를 운영할 수도, 교육사업을 할 수도, 외국으로 진출해 물리치료사가 될 수도 있다. 다양한 삶 중의 하나를 소개하는 것이니 새로운 길을 꿈꾸는 갈매기 조나단이 있다면 이 책을 참고하기를 바란다.

인생에 있어 도전과 변화는 필수 불가결하다. 그냥 있으면 어차피 변화당할 수밖에 없다. 이른 퇴직이 불을 보듯 뻔한데 가만히 안주하고 있는 물리치료사, 이 길이 아닌 것 같은데 하면서 만성에 젖어 하루하루를 보내고 있는 물리치료사가 있다면 과감한 도전이 필요하다는 말을 전하고 싶다.

- 이투누리 대표 물리치료사 나영근 -

2020년 유튜브를 통해 한국에 물리치료사 나영근 선생님을 처음 뵙고 뉴욕으로 초청을 드렸습니다. 그 인연이 지금 제 비즈니스를 일구는 데 큰 힘이 됐음에 감사하게 생각합니다.

제가 아는 나영근 선생님은 물리치료 분야에서 그 누구도 가보지 않은 새로운 길을 개척해 오신 혁신가입니다. 선생님이 개발하신 E2 Therapy는 새로운 개념의 저주파 치료기로써, 기존의 물리치료에서 볼 수 없었던 독창적인 방법입니다. 환자들의 통증을 신속하게 완화하는 효과를 보여주고 있습니다. 기존의 치료법에 새로운 활력을 불어넣으며, 많은 물리치료사에게도 귀감이 되고 있습니다.

이곳 뉴욕에서조차 새로운 업그레이드된 닥터이투는 손보다 더 강력한 도자로 치료사의 힘을 들이지 않고 전달할 수 있어 맨해튼의 저희 Mocean clinic에서도 정말 보배같이 사용하고 있습니다.

또한, 선생님은 발을 이용한 독특한 도수치료 방식인 '쾌족'을 통해, 환자들에게 보다 깊이 있는 치료 효과를 주더군요. 발을 사용한 도수치료는 근육과 신경계를 자극하여 몸의 자연 치유 능력을 활성화하는데 미국 환자분들이 칭찬하던 모습이 기억납니다. 또, 금환테라피도 제게는 너무 정감이 가는 치료 도구였습니다. 이러한 접목의 결단에 격려를 보내드리고 싶습니다.

나영근 선생님을 만나고 저희 맨해튼의 Mocean clinic도 큰 성장을 이루었습니다. 이투 테라피와 제 테크닉의 콜라보로 치료시스템을 만들어, 미국 전역을 목표로 공급을 하고 있습니다. MLB 뉴욕메츠 팀에서 선수부상관리로 사용을 시작했으며, LA에 Mocean 지점을 냈고 더 넓은 곳으로 성장해 나가려고 합니다. 더 많은 스포츠 구단에 저희 시스템을 공급하려고 합니다.

치료 현장에서의 풍부한 경험을 토대로 새로운 비즈니스 모델을 만들어 내는 데에 있어 저와 나영근 선생님의 공통점이 많았습니다. 힘을 합쳐 더 많은 나라로 펼쳐가 보고 싶습니다.

이 책은 그가 치료와 비즈니스가 결합한 마인드를 소개하여 물리치료사의 활동폭을 확장하는 데 도움이 될 것입니다. 그것이 또 저와 만남을 있게 한 원동력이었죠.

환자들을 치료하며 쌓아온 깊은 통찰과 경험이 책에 고스란히 녹아있으며, 이는 물리치료사 선생님들께 큰 도움이 될 것입니다.

이번 책은 더 높이 날고 싶은 물리치료사에게 좋은 모델이 될 것입니다. 나영근 선생님 덕분에 저희는 뉴욕과 LA에서 더 크게 성장할 동력을 얻었습니다. 그의 책을 추천하며, 많은 이들이 이 책을 통해 건강과 치유의 새로운 길을 발견하기를 바랍니다.

- 뉴욕 Mocean 대표 물리치료사 Josua Park -

　을지대학교 물리치료학과 교수로서, 이 책을 추천할 기회를 얻게 되어 영광입니다. 나영근 선생님은 물리치료사로서의 전문성은 물론, 의료기기 사업가로서의 혜안과 인간적인 따뜻함을 갖고 있더군요. 물리치료사로 사는 삶을 넘어, 한 인간의 성장과 도전, 그리고 성공의 여정을 담고 있는데 와닿는 부분이 많습니다.

　그의 치료 인생의 전환점을 보며 치료사로 입문하는 많은 선생님도 변화의 기회를 찾아보기를 권합니다. 단순히 치료사의 역할에 머물지 않고, 끊임없이 새로운 도전을 통해 자신의 한계를 뛰어넘는 모습이 멋집니다. 특히, 미국에서 만난 물리치료사 선생님과의 만남은 그의 사업에도 큰 영향을 미쳤고, 이를 통해 확장해 나가는 모습이 인생에서 만남의 의미를 되새기게 합니다. 나 선생님 소개로 뉴욕에서 저도 학생들과 MOCEAN을 방문해 보았기에 글이 낯설지 않았습니다.

　어떻게 물리치료사에서 비즈니스의 세계로 발을 내딛게 되었는지, 그리고 그 과정에서 겪은 시행착오와 성공의 이야기는 후배 물리치료사들에게 추천하고 싶습니다. 더구나 치료사의 전문성을 바탕으로 닥터이투를 제작하고, 홈이투와의 만남을 통해 케겔 운동기구를 개발하는 등, 의료기기 사업가로서의 역량은 물리치료사의 포화로 취업난에 들어서는 현시점에 의미 있는 이정표가 되리라 생각됩니다.

　스타와의 만남, 미국 물리치료사와의 교류, 해외 봉사활동 그리고 다양한 치료법의 도입과 적용은 치료사의 인생에 지루함이 없게 느껴집니다.

　특히, 쾌족과 금환, 닥터이투를 치료에 적용한 노력은 물리치료의 새로운 지평을 열었다고 해도 과언이 아닙니다.

　원고를 읽어보며 개인적으로도 많은 자극과 동기부여를 받았습니다.

　이 책은 물리치료사뿐만 아니라, 많은 독자에게 큰 영감을 줄 것입니다. 저자의 열정과 도전, 그리고 인간적인 따뜻함은 독자들에게 새로운 꿈과 희망을 안겨줄 것입니다. 이 책을 통해 많은 치료사가 자신의 삶에 새로운 전환점을 맞이하기를 바랍니다.

- 을지대학교 물리치료학과 김명철 교수 -

목 차

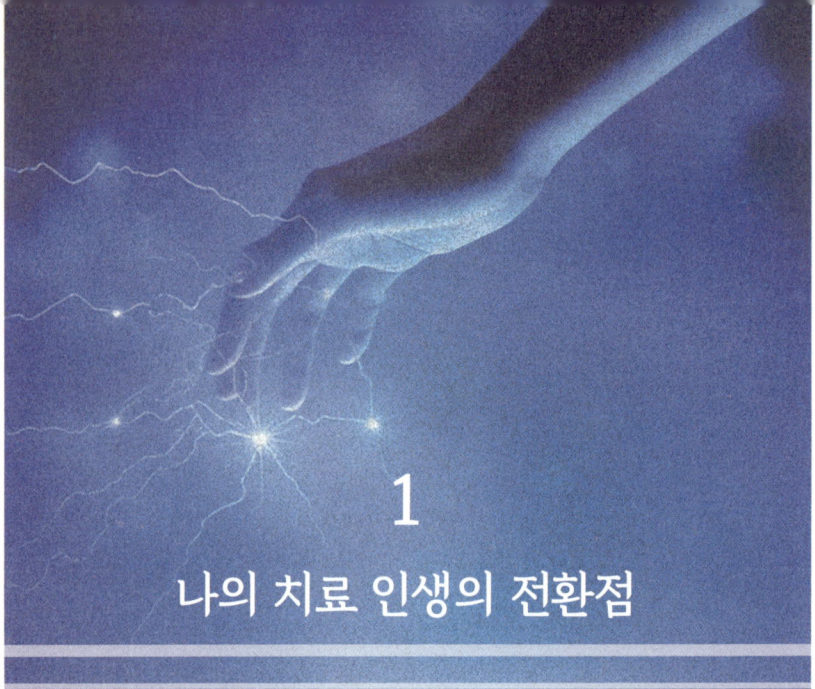

1

나의 치료 인생의 전환점

어느 날 마사지 샵을 운영하시는 지인에게서 한 통의 전화가 걸려왔다.

"나 대표님 꼭 이 시술 좀 받아보세요."

"무슨 일인가요?"

"정말 괜찮은, 깜짝 놀랄 만한 테라피를 시술받았는데, 나 대표님이 꼭 받아보고 어떤지 확인해 주세요."

"알겠습니다. 제가 한번 받아보겠습니다."

무슨 일인가 궁금은 했지만, 차일피일 미루다가 또 한 번의 연락을 받고서야 일정을 잡고 체험을 해보기로 했다. 그러나, 사실 이런 부류의 시술은 너무도 많이 받아봐서 큰 기대는 없었다.

며칠 뒤 퇴근 무렵, 조선족 한 사람과 중국인 한 사람이 우리 병원으로 찾아왔다.

"어떤 테라피인가요?"

"말로 설명하는 것보다 한 번 받아보시면 좋을 것 같습니다."

"그러시죠, 한번 받아보겠습니다. 해 주십시오."

마침 허리도 뻐근하고 누구나 마사지 같은 행위를 받는 것이 즐겁지 않은가? 나는 베드에 누워 그들의 시술을 받아보았다. 그런데, 놀라운 경험이었다. 단 몇 분 만에 새로운 차원의 문을 연 느낌을 받았다. 그리고 시간이 진행될수록 그것은 경이로움으로 바뀌었다.

"도대체 이건 뭐지? 울트라맨이야?"

그들의 손에서 강력한 전기가 내 근육 속을 파고들었다. 마치 손에 전기기기를 잡고 하는 듯한 느낌. 그런데, 그 전기가 불편하지 않았다. 물리치료실에 널려 있는 것이 전기치료기 아닌가? 치료실에 있어도 1년에 굳이 한 번이나 받을까 하던 것들인데 이것은 확 달랐다.

내 천골(sacrum)에 그분이 손을 대는데 천골을 통해 엉덩이 근육인 대둔근 주변부터 심부의 중둔근까지 파장이 신경 라인을 따라 느껴졌다. 그리고 엉덩이 밑의 이상근(piriformis)으로 갈 때는 다리 뒤편 햄스트링부터 종아리까지 심부에 깊이 찌릿찌릿한 기분 나쁘지 않은 자극이 오는데 이걸 뭐라 말로 표현할 수가 없었다.

90년대에 내가 근무했던 우신향병원 물리치료실은 전기치료가 유명했다. 물리치료사가 근육을 하나하나 전기 패드로 방사통(radiating pain)이나 연관통(referred pain)이 있는 근육을 찾아서 포인트 치료하는 방식으로 도수치료의 시초를 만들어서 명성을 얻었었다. 입사하면 선배 치료사가 신임 치료사의 전신을 이 치료로 시연해 주었던 기억이 있다.

환자 입장에서도 치료사가 자신의 환부 한 곳 한 곳을 이동하면서 치료해 주니 치료를 제대로 받는 느낌이 드는 것이었다. 치료 효과도 좋았다.

그런데, 강동 우신향병원 출신인 나도 그때 한동안 사용했던 저주파 텐스로 TP(trigger point)를 찾아 치료하는 테크닉을 사용하던 때 받던 그 느낌이 아니었다. 단지 강도만의 차이가 아니라 뭐랄까? 대단히 깊고 묵직했다.

"이거 어디서 나온 테크닉입니까?"

"중국에서 나온 겁니다."

"이거 배우려면 어떻게 해야 합니까?"

"일단은 우리에게 배우고 중국에 같이 한번 갑시다."

"그러죠, 중국에 같이 가 보도록 하지요."

마치고 나서 나는 바로 그 기기를 적지 않은 가격에 한 대 구매를 결정했다. 그리고 보면 나도 참 치료에 대한 열정과 호기심이 상당히 강한 편이었다는 생각이 든다.

이 만남은 내 치료 인생의 절반을 바꾸어준 이투 테라피 (Electric Energy, E2)가 나오게 된 의미 있는 만남이었다. 인생에 여러 번의 기회가 온다고 한다. 하지만 지나고 나서야 그것이 기회인 줄 아는 것이지 돌아보면 놓치는 경우가 많을 것이다. 이투를 만들게 된 것은 내 앞을 지나가는 기회를 호기심으로 잡아챈 것이라고 볼 수 있다. 그러나, 그때에는 기회라고 생각하기보다 강렬한 호기심이었다. 그것이 비즈니스로 발전될 줄은 몰랐다. 두 달쯤 후, 병원 원장님께 허락을 받고 5박 6일간 나는 그분들을 따라 중국에 갔고 500여 명이 모인 지방 호텔에서 강의를 들으며 통역을 통해 조금이나마 정보를 얻을 수 있었다. 한국인은 나 혼자 밖에 없었다.

그곳에 모인 일반인들은 상당한 실력자들이 많이 있었다. 한국의 물리치료사라고 소개했더니 나를 대단한 실력자로 보는 이들이 많았다. 내가 이 기술에는 초보라는 것을 알고 여러 사람이 나를 도와주었다.

내공이 깊은 사람들은 손에서 굉장히 강한 전기를 뿜어내었고 처음에는 그것이 상당히 신비로웠다. 여행으로 갔던 중국 음식은 그래도 먹을 만했던 기억이 있었는데, 중국인들만 모인 외곽도시에서의 식사는 향신료에 곁들여져 참 힘들었다.

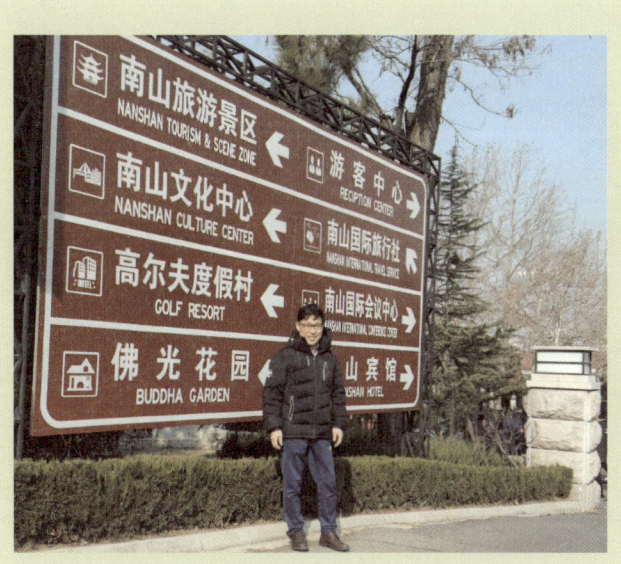

〈 중국에서 수업 중에 〉

어쨌든, 그곳에서 며칠간의 실습을 해 여러 가지 기술을 습득할 수 있었다. 2025년 지금은 버전이 높은 닥터이투를 직접 제작해서 중국에서 접했던 손으로 주는 에너지보다 강력한 도자가 만들어지고 더 깊은 곳까지 투과되는 파워풀한 버전이 만들어졌지만, 그때는 시술자의 손으로 타인의 몸에 전해주는 전기에너지만으로 신기했었다. 그리고, 그것이 장시간 사용했을 때 시술자에게 몸의 피로도가 누적된다는 사실을 그때는 알지 못했었다.

그때가 2017년이었다. 그때 중국 현지에서 사용하던 기기는 국내에 전기안전 인증검증을 받지 않은 기기라 사용을 할 수가 없었다. 불법 기기인 것이었다. 그래서, 그 원리를 바탕으로 처음으로 국내에서 내가 제작한 것이 이투 테라피(Electric Energy, E2)의 시초였다. 4년 정도 이투를 사용하다가 내 몸을 도체로 해서 상대방에게 가는 전기자극은 장시간 사용 시에는 내

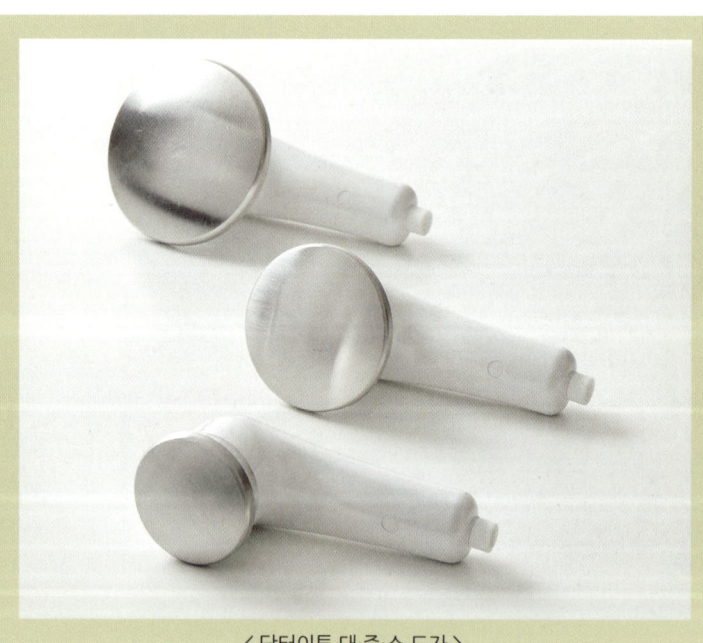

< 닥터이투 대·중·소 도자 >

몸에도 해롭다는 것을 알고 고심 끝에 지금의 손잡이형 도자 형태로 교체했다. 적지 않은 분들이 사용하다가 포기하고 쓰지 않는다는 것도 중요한 이유가 됐었다.

그것이 지금은 세계 어디에다 내놔도 강력하다는 평가를 받는 다섯 번째 버전 닥터이투 프로모델이다. 이 모델은 나의 비즈니스의 가장 중요한 부분이 되어 세계시장으로 도약하는 발판이 되어 주었다. 이투를 만나기 이전엔 상상조차 못 하던 삶의 세계로 나를 이끌어 주었던 것이다.

인체는 도체이다. 두 사람이 전기 극을 하나씩 나누어 가지면 손으로 접촉했을 때 서로 전기가 통하게 된다. 초보자도 가능하며 처음 받는 사람들은 신기해한다. 서울 코엑스에서 열리는 KIMES 국제 의료기 박람회에 해마다 참여를 했는데 "손가락, 손목 통증 5분 만에 잡아드립니다."라는 현수

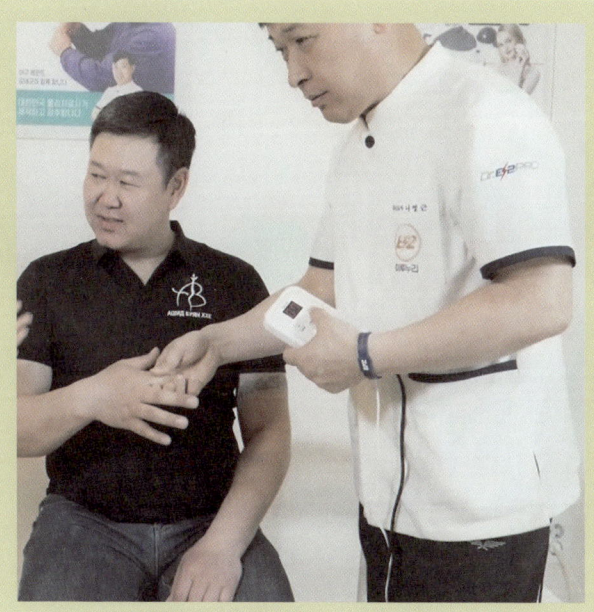

〈 홈이투를 이용해 손가락에 전기를 전하는 모습 〉

막을 걸어 놓으니 오가는 사람들이 궁금해서 받아보기를 원했다. 외국인들도 무척 신기해하며 놀라는 모습들이고 실제로 5분 안에 손가락 통증을 잡아주었다. 그것에 연습을 더하고 임상에 적용하다 보면 손에서 강력한 전기를 전할 수 있게 된다. 남자 치료사들에게는 권하는 바이다.

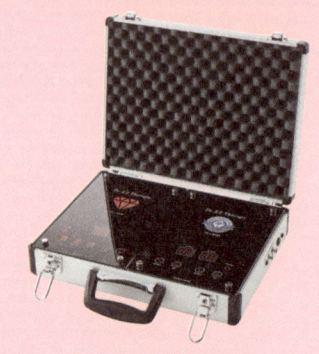

〈 닥터이투 이전 모델〉

인체에 흐르는 생체전류가 이상 반응을 일으키거나 약해질 때 외부에서 주입되는 전류를 통해 혈액의 순환을 빠르게 하고 젖산의 분해를 도와 통증을 조절하고, 부종을 약하게 만들 수 있다. 근섬유가 정상으로 배열되어있지 않고 유착(adhesion)되거나 구축(contracture)되어 있을 때 심부에는 적당한 자극을 주기가 쉽지 않다. 체외충격파처럼 아프지 않고, 넓은 면적의 근육에 저항값을 줄이기 위해 스테인리스스틸로 접지 판을 넓게 제작하고 두꺼운 도자를 통해 조사하니 근육에 대한 자극이 너무 시원한 느낌의 닥터이투가 만들어졌다. 제작한 후에 팀원들끼리 받아보고는 너무 깊고 시원해서 경이로움마저 들었다.

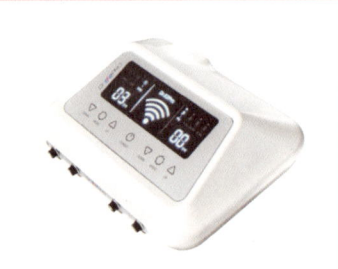

〈 닥터이투프로 모델 〉

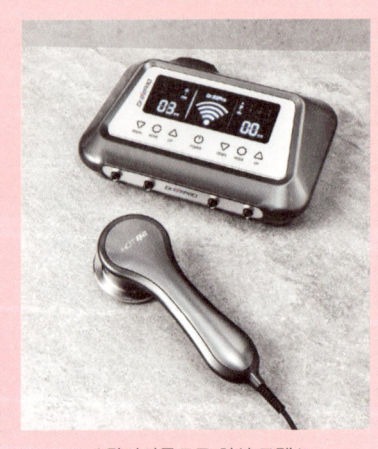

〈 닥터이투프로 최신 모델 〉

실제로 닥터이투의 손잡이형 도자가 이렇게까지 반응이 좋을 거라고는 생각을 하지 못했다. 처음 평평한 바닥 면의 도자를 제작했고 폐기한 이후에 다시 타원형의 도자를 제작했는데 이것이 신의 한 수가 됐다.

그리고, 특허를 받은 손잡이 type 도자, 우리만의 대도자가 탄생을 하게 되었다. 국내의 도자들은 손잡이 type이 아니고 일자형 도자이다. 사용자 입장에서 볼 때도 이 손잡이 type 도자는 그립감이 좋아서 장시간 사용해도 손이 불편하지 않은 특징이 있다.

닥터이투는 심부 깊숙이 파고드는 시원한 쾌감, 묵직하고 아프면서도 시원한 그 느낌은 어느 기기도 흉내 내지 못하는 것이었다. 안 아픈 사람도 계속 받고 싶은, 특히 아픈 곳을 찾아내는 진단의 명수이다.

닥터이투는 내가 치료사로 평생 사용할 기기라고 생각이 든다.

가끔 어머니 댁에 가져가서 이투를 해드린다. 어머니도 내가 침대에 엎드리면 20분 정도 나를 해 주신다. 어머니가 해 주셔도 너무 시원하다. 내가 85세가 되어도 어머니 정도의 체력만 있다면 누구든지 치료해 줄 수 있지 않겠는가. 특히, 거구의 고관절 통증이 있는 분들은 정말 치료사로서 난감할 때가 많은데 닥터이투가 있다면 편하게 적용할 수 있다.

120kg에 육박하는 김태균 전 한화이글스 레전드 선수를 치료했었다. 그는 거구인 본인의 몸에도 강력하게 파고드는 닥터이투의 침투력에 깜짝 놀라 했다.

그린인월드 조병석 사장님이 오랜 야구단 후원으로 인연이 된 김태균 야구위원을 내가 만나게 된 것은 큰 행운이었다. 스포츠 스타가 닥터이투 모델로 서게 된다면 멋지지 않을까 하는 생각이 있었는데 꿈같은 생각을 현실로 만들 수 있었다.

2년(2023-2025) 계약을 통해 '닥터이투'와 '홈이투' 박스에 김태균 야구

위원 사진을 넣을 수 있었고, 오랜 한화이글스 팬이었던 나에게는 더없는 기쁨이었다.

한화이글스 1·2군에 가서 선수들을 만날 수 있게 해준 김태균 프로에 진심으로 감사드린다. TV에서 보던 선수들을 만날 수 있었고 닥터이투로 관리해 주면서 이런저런 이야기를 나누었던 것들은 오래 기억이 될 것이다.

초등학생 야구캠프를 운영하는 김태균 프로를 따라서 일본 동경으로 지원을 나갔던 것도 흥미로운 일이었다. 어린 학생들도 부상에 시달리는 일이 잦다. 교류 일정 3일간 학생들의 몸 상태를 봐주었다.

트레이너로 동행한 나지완 프로를 만나기도 했고, 일본 물리치료사 김현호 선생님과의 인연도 일본을 방문한 덕에 그렇게 만들어졌다.

스포츠 선수들에게 닥터이투가 더 알려지기를 바라는 마음으로 휴대용으로 제작했고, 누구보다 통증에 더 취약한 선수들에게 닥터이투의 위대함을 선물하고 싶었다. 전지훈련 시에도 닥터이투를 가져가는 것에 부담이 없게끔 가볍게 했고, 추운 겨울에도 사용에 용이하게 열도자의 성능을 높였다.

김태균 프로의 등 번호 52번은 한화이글스에서 영구결번이며, 그는 18시즌을 뛰며 2014 경기, 320의 높은 타율과 2209안타, 311개의 홈런, 1358개의 타점을 기록한 명실상부한 한화이글스의 레전드이다. 그를 모델로 할 수 있음에 감사한 일이었다. 한국야구 KBO의 팬은 수백만 명이며 연간 경기장을 찾는 관중 수는 1,000만 명을 넘어서고 있다고 한다. 메이저리그에 진출한 선수들도 닥터이투를 만나보기를 소망한다. 미국의 박 선생님이 뉴욕메츠에 닥터이투를 사용하게 했으니 점차 더 넓어지리라 기대가 된다.

손으로, 엘보우로 치료하던 나의 치료 테크닉이 닥터이투를 통해 큰 변

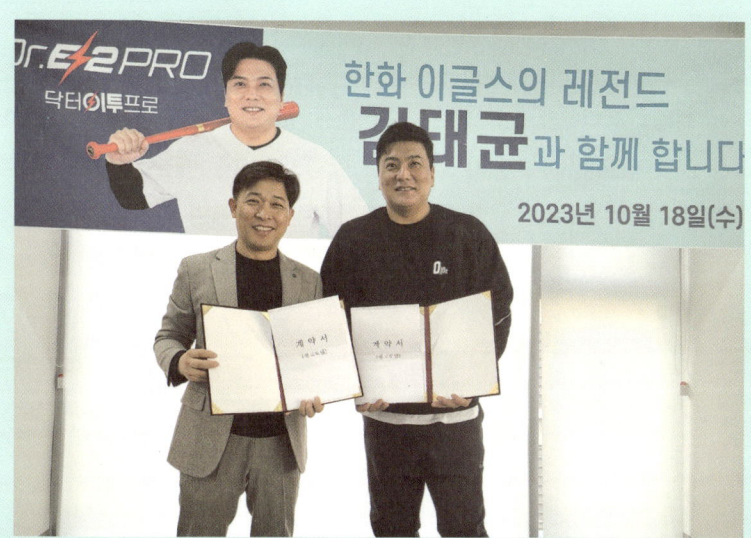

〈 김태균 프로와 함께 〉

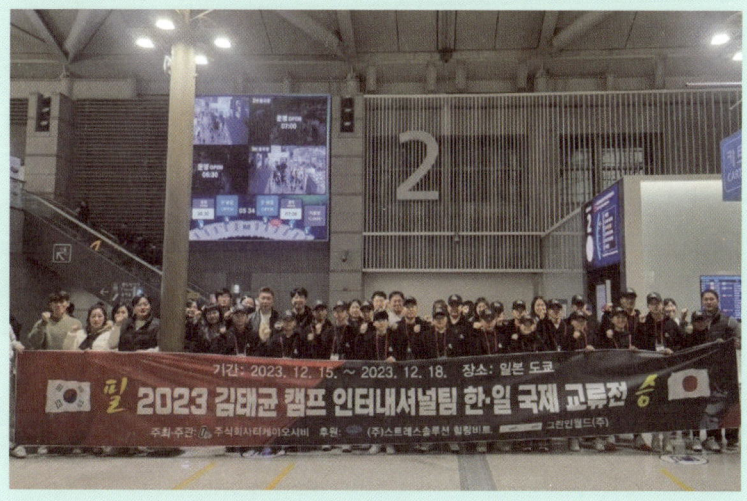

〈 김태균 프로와 동행한 한일 교류전 〉

신을 하게 되었다. 체구가 작은 내가 큰 힘을 들이지 않고, 받는 이는 강력함을 느끼고 내가 추구하는 "편하게 강력하게"라는 치료의 모토가 탄생하는 시점이었다. 그 이후부터 나는 자신 있게 내 몸의 사용을 줄이고 수기는 20% 정도만 사용하기를 권하고 있다. 그것이 치료사로 오래갈 수 있는 방법이라고 믿는다. 올림픽 양궁에서 2개의 금메달을 땄던 이성진 감독님이 닥터이투를 사용해 보고 나서 선수 때 알았으면 좋았겠다고 알려오기도 했다.

또 하나의 전환점이라면 바로 쾌족이다. 16년 전쯤 물리치료과 이성기 선배님께 약발 테크닉을 배웠다. 그러나, 치료에 적용해 보니 너무 어색해서 묻어 두었다. 몇 달 뒤 어떤 환자분께 적용했는데 너무 칭찬하길래 이리저리 연구를 해보았다. 골반을 교정하는 방법과 진단법도 새로 만들었다. 내가 하기 편한 방법으로 새로운 커리큘럼을 만들었다.

전용 양말도 제작해 보고 3년 정도 사용 후에 탄생한 것이 쾌족이었다. 쾌족에 대한 이야기는 너무 할 이야기가 많아 6장에 자세히 소개했다. 금환까지 더해서 세 가지 테크닉을 장착한 것이 내 치료 인생에 큰 변화를 가져왔고 치료사로서 사업을 통해 세계시장에도 나아갈 수 있는 계기가 되었다.

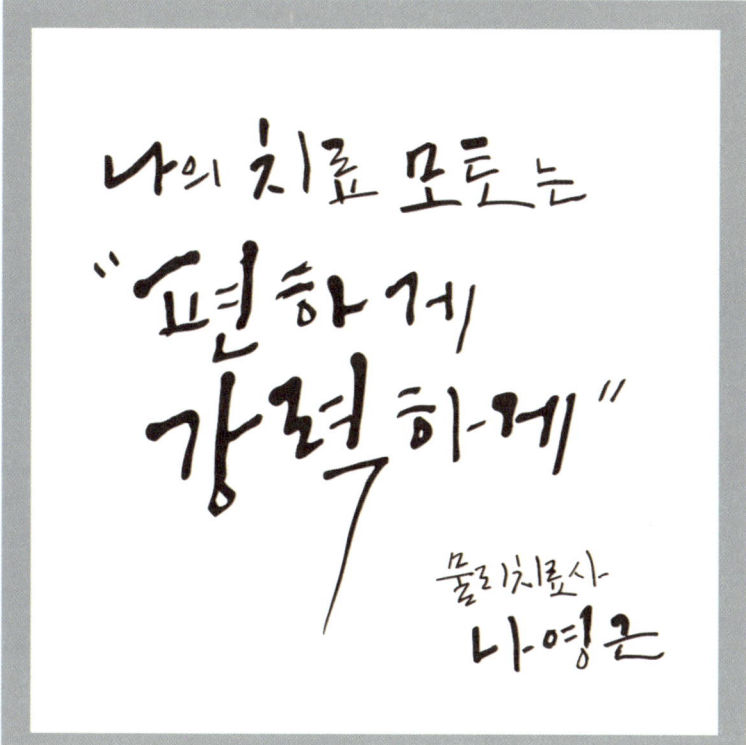

나의 치료 모토는
"편하게
강력하게"

물리치료사
나영근

관련 동영상 URL & QR 코드

https://youtu.be/nwpdfPaVwF4?
si=aaj9lipEqrVayzsD

옆의 QR 코드를 휴대폰 카메라로 촬영하면,
해당 동영상으로 연결됩니다.

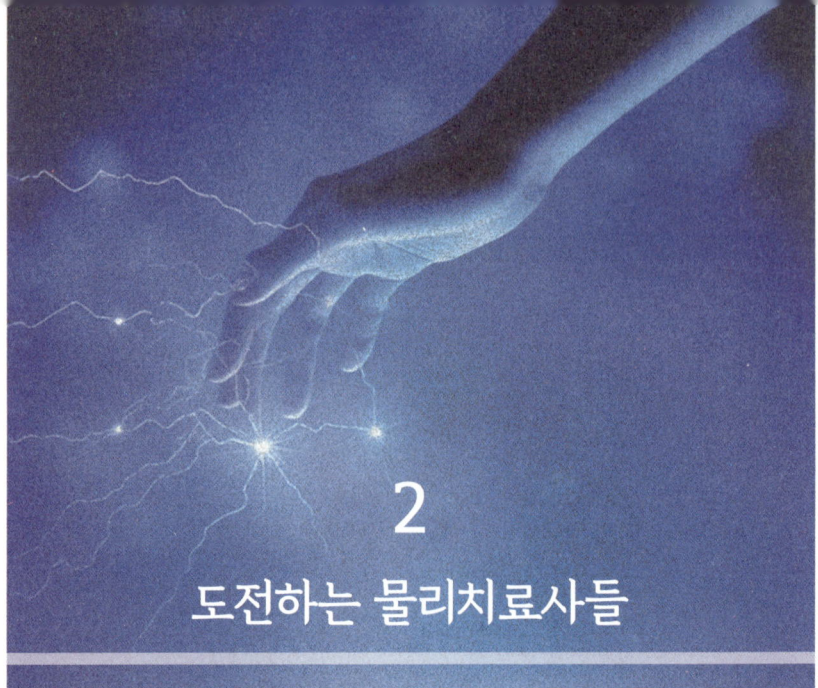

2
도전하는 물리치료사들

1) 아들과 함께 만들어 가는 꿈

　나는 1986년도에 물리치료 학과에 입학했다. 그때는 사회에서 물리치료라는 단어조차 생소한 때였다. 재수했으나 원하던 대학의 전후기 모두 불합격했다.

　그러던 차에 학교 교원으로 계시던 아버님 친구분의 조언을 듣고 물리치료 학과에 지원하게 되었다. 합격을 하고 대학을 다녔으나 내 의지가 아니었기에 학과에 대한 관심과 이해는 전무한 상태였다. 물리치료사라는 내 직업이 근골격계환자를 치료해야 한다는 자각도 없었다. 그러니 통증에 관해서도 관심조차 없는 것은 당연한 일이었을 것이다. 졸업 후에도 방황을 했다. 다른 일에 종사하며 시간을 낭비했다. 그러다가 호구지책으로 병원에 몸담게 되었고 누구도 뚜렷이 나의 일에 비전을 알려주지 않았다. 나는 그저 그런 물리치료사로 살아가고 있었다. 40살쯤 되어서야 어떠한 계기로 물리치료사란 일에 대해 소명의식이 생기게 되었다.

최근에 물리치료 분야는 과도한 인원이 배출되면서 포화 상태이다. 의사는 2,000명 증원하는데도 저리 힘겨운 싸움을 하는데 물리치료 분야는 취업이 잘 된다는 인식 때문에 인기학과가 되어서 연 4천 명 정도씩 쏟아져 나온다.

지원자가 없어도 문제이지만 너무 많아도 문제다. 직업을 바꾸어야 한다는 새내기들도 많다. 간호대학을 갈 걸 그랬다는 자조성 글들이 여기저기서 나오고 실비보험 사용을 제한하는 회사들과 힘겨운 싸움에 지쳐가는 물리치료사들을 보며 한숨을 내쉬는 후배들이 많다. 오십 줄에 들어서면 재취업 또한 쉽지 않다. 하지만, 그래도 나는 물리치료에 비전이 있다고 아직도 할 일이 많다고 말해주고 싶다.

그것이 내가 이 책을 쓰는 이유이다.

실비보험의 축소는 물리치료사 중에 도수치료에 몸담은 사람들에게는 큰 타격이다. 이 문제로 전직을 고려하기도 하고 이제는 끝났다고 말하는 치료사들도 많이 있다. 센터를 운영하는 치료사들이나 피부관리실을 운영하는 분들에게는 병원에서 실비보험 혜택을 받는 것은 경쟁이 불가한 엄청난 벽이었다. 그러나, 이제는 병원과도 경쟁이 가능한 구도로 변화되어가고 있다. 그렇다면, 비슷한 조건에 놓인 상태로 경쟁을 한다면 누가 유리하겠는가? 그래도, 병원이 유리할 것이다. 좋은 조건에 있다가 동등 또는 비슷한 조건으로 되는 것이 망하는 것이라면 기존 센터나 관리 샵은 어떻게 살아남을 수 있었겠는가? 그러나 미리 낙담할 필요는 없다.

내 아들은 현재 물리치료과 2학년에 재학 중이다. 만약 그에게 뚜렷한 비전이 없다면 다른 기술을 배우게 하는 것이 옳은 선택일 수도 있다. 그러나 나는 아들과 함께 여기서 새로운 비전을 만들어나갈 것이다.

비전이란 단순히 눈으로 보는 것이 아니라, 미래를 향한 통찰력과 열정을 의미한다. Vision은 "power to see" 즉, 보는 힘이며 동시에 미래를 예견하는 힘이다. 이 힘으로 어려운 환경도 극복할 수 있다고 믿는다.

물리치료사라는 직업은 단순한 치료기술자 이상의 가치를 지닌다. 사람들의 아픔을 덜어주는 이 직업은 언제든지 시대를 막론하고 필요하지 않겠는가? 통증이 있는 한, 물리치료사는 존재할 것이며, 그 역할은 절대 사라지지 않을 것이다. 병원에 치료사로 또는 사업가로서든 해외치료사로 진출하든 함께 비전을 만들어 갈 일이 설렌다.

2) 꿈을 꾸는 사람은 늙지 않는다

2023년 12월에 김태균 프로가 유소년 한일 야구 교류전에 동행을 제안했다. 아이들도 봐줄 겸 해서 일본 동경으로 3박 4일의 일정을 잡았다.

일본으로 출발하기 전 일본 국립 국제 의료연구센터에서 수석 물리치료사로 근무하는 김 선생님으로부터 연락이 왔다. 페이스북을 통해 나의 일정을 알게 된 것이었다. 일본의 물리치료사들은 도수치료보다는 운동 치료를 선호하지만 내가 제작한 닥터이투 테라피를 보고 통증 관리 방법이 궁금해서 일본에 오면 만나보고 싶다는 것이었다. 그리고, 십여 년 전 한국에서 나의 매뉴얼 테크닉 강의를 들은 적이 있다고 하였다.

사실 얼굴은 기억이 나지 않았지만, 왠지 보면 알 것도 같았고 일본 물리치료사에게 닥터이투를 해주면 어떤 반응일지 기대감이 생겼다.

일본 방문 둘째 날, 김 선생님을 호텔에서 만났다. 어렴풋이 기억이 나는 얼굴이다. 반가웠다. 이 일본 땅에서 한국 물리치료사를 만나다니. 어떻게 해서 한국 물리치료사가 이곳에서 그것도 큰 병원에 수석 물리치료사가 됐는지 궁금했다.

김 선생님은 우연히 여행을 왔다가 일본 음식이 맛있어서 6개월을 머문 것이 일본과의 인연이 되었다고 한다. 그리고 정착하기 위해 일본어 학원에 다녔고 1년 만에 일본어 1급 시험을 통과했다고 한다. 대단한 노력이 아닐 수 없다.

일본은 언어만 된다면 차별 없이 물리치료사 생활을 할 수 있어 한국 치료사도 이렇게 인정받고 생활할 수 있다고 한다. 현재 근무하는 병원에서는 일본은 택시비가 비싸기에 연 500만 원의 택시 교통비 보조금도 주어진다고 한다. 연봉도 국내보다 3배 정도 높았는데 꽤 좋은 조건으로 계약을 한 것이다. 일본 여성과 결혼하고 가정을 꾸리고 이국땅에서도 잘 살아가는 김 선생님을 보니 참 존경스럽기도 하고 멋있었다. 한국도 비행기로 한두 시간이면 갈만한 거리이니 제주도쯤 산다고 생각해도 틀리진 않은 것 같다.

호텔 침대에 엎드리게 하고 허리와 어깨 후두부에 닥터이투를 시전해 주었다. 엄청난 파워와 침투력에 감탄을 금치 못했고, 유튜브 동영상을 보며 호기심이 생겼는데 역시 보던 대로라며 극찬을 해주었다. 후두부에 이투를 받을 때는 감탄과 탄성이 터져 나왔다. 유튜브 영상에 올리도록 인터뷰도 해주어서 감사했다. 김 선생님은 이투를 구매할 수 없어 아쉬워하셨다.

국내와 마찬가지로 대형병원에서는 의료기인증 없이는 사용할 수 없기 때문이었다. 한국보다 더 좋은 대우로 근무하고 있는 김 선생님을 보며 어느 곳에서든 자신의 일터를 가꾸어가는 능력을 키워가는 것, 그런 마인드를 갖추는 것이 중요하다는 생각을 했다.

유소년팀에 야구 코치로 있던 전 기아타이거즈 소속 나지완 프로도 호텔에서 함께 닥터이투를 받아보았는데 역시나 만족스러워했다. TV에서만 보던 선수들도 만나고 나름 의미 있는 일본 방문이었다.

일본에서 접골원을 방문해 봤는데 우리의 도수치료와 큰 차이는 없어 보였다. 마음 같아서는 일본에도 닥터이투를 보급하고 싶지만, 뜻대로 되지는 않았다. 가까운 일본에 닥터이투가 꼭 보급됐으면 좋겠다.

2020년, 2022년 미국 뉴욕에 갔을 때도 미국 물리치료사를 도전하는 한국인들, 그리고 미국 물리치료사 자격증을 받고 정규직을 구하지 못하고 파트타임 근무를 하고 있던 선생님, 개인 클리닉을 열고 운영하는 선생님 등 여러 사람을 만나보며 각자 자신의 삶을 위해 노력하는 모습에 가슴이 따뜻해졌다.

아무 생각 없이 졸업해서 이력서 넣고 개인병원에 입사해서 이것저것 맞지 않으면 나오고, 또 찾으며 시간을 허비하지 말고 먼저 간 선배들을 찾아 어떤 생활들이 펼쳐질지 미리 알아보기 바란다.

정말 들어가고 싶은 규모의 병원이나 센터가 있다면 구인을 하지 않아도 찾아가 보라. 멋진 이력서 한 장 써서 구인이 필요할 때 이 이력서를 봐주십사 부탁하고 미리 자신을 알려 놓으면 어떨까? 인사담당자가 그 이력서를 보관하지 않고 버리는 바보는 없을 것이다. 결원이 생기면 찾아보게 될 것이다. 몇 군데 해 놓으면 시간이 걸리겠지만 원하는 곳에 들어갈 수 있지 않을까.

누구나 다 성공적인 삶을 살 수는 없다. 야구선수가 모두 프로팀에 가는 것은 아니다. 1군에 진입을 못 하고 선수 생활을 접는 선수가 훨씬 더 많다.

지금은 은퇴한 프로야구의 이대수 선수가 어떤 인터뷰에서 이런 말을 한 것을 본 기억이 있다.

"나는 1군에 들어가기 전까지는 사람이 아니다. 개다. 친구도 없고, 가족도 없다. 오로지 훈련 또 훈련이다."

그는 결국 1군에서 뛰게 되었다. 삼성에 입사한다고 다 임원이 되지도 않는다. 50세를 넘기기도 힘들다고 한다. 모든 물리치료사가 다 성공적인 치료사가 될 수는 없다. 그러나 최고의 치료사를 꿈꾸며 끊임없이 노력하고 방법을 찾길 바란다.

꿈을 꾸는 사람은 늙지 않는다고 했는가?

2023년 12월에 홍콩으로 가족여행을 갔었다.

홍콩과 마카오는 정말 볼 것 많은 여행지였고 즐거운 시간이었다. 마카오 밤의 호텔은 정말 인상 깊었다. 그러나, 시내를 다니는 길에 내게는 병원과 마사지실만 1순위로 눈에 띄었다.

이곳 사람들이 닥터이투를 받아보면 어떤 반응일까? 너무 좋아할 텐데 하는 그런 생각들이 많았다.

마사지실을 보면 '저곳에 닥터이투가 들어가야 하는데'

가이드에게 홍콩 치료실에 관해서 물어보고, 허리나 어깨가 아플 때 어떻게 어디서 치료를 받는지 물어보았다. 내가 만든 통증 기기를 어떻게 하면 이곳에 팔 수 있을지 이것저것 물어봤다. 온통 나는 그 생각으로 가득했다.

전문가가 아닌 그 가이드에게 명쾌한 답이 나오겠는가? 여행을 마치고 인천공항으로 오는 길에도 나는 아쉬움뿐이었다.

그다음 해, 2024년 코엑스에서 의료기 박람회에 참가했다. 많은 외국인 바이어들이 보였다. 그런데, 우연히 내 부스에 초대해 체험을 받은 30대 여성 바이어가 닥터이투에 관심을 보였다. 왜 영어를 학교 다닐 때 잘하지 못했을까 하는 아쉬움을 삼키며 이런저런 몸짓과 핸드폰의 통역기 도움으로 체험을 시켜주었다. 그가 이틀 후에 내 양재동 사무실로 와서 이 물건을 어떻게 사용하며 가격은 얼마인지 좀 더 다양한 체험을 받으면서 5시간 넘게 대화를 나눴다. 그리고 며칠 후에 계약서를 주고받았고 첫 주문이 들어왔다. 그가 홍콩에서 미용기기를 판매하는 대표였고 12명의 직원이 있는 회사였다.

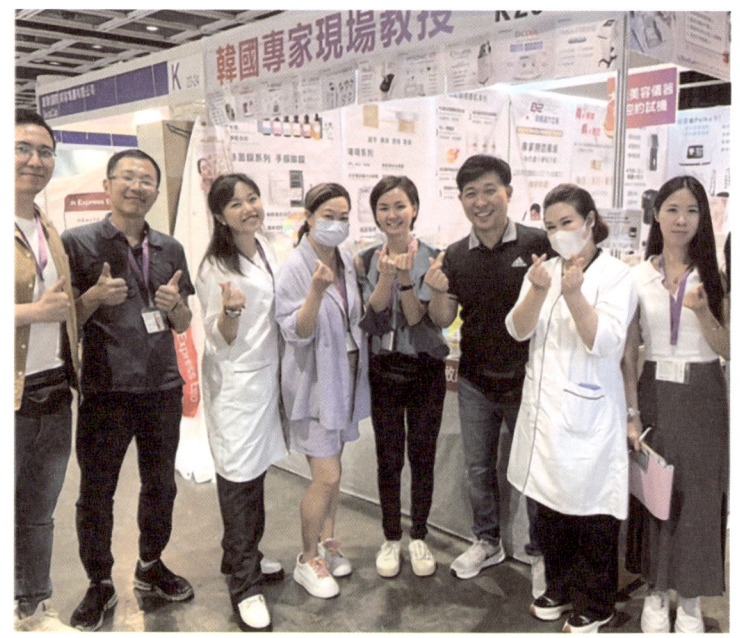

〈 홍콩 뷰티랜드사 대표와 직원들 〉

작년에 내가 홍콩에서 그렇게 외쳤던, '아 이곳에 나의 이투가 들어가야 하는데'라고 가슴에서 나왔던 그 소리를 그녀가 들은 것이 분명하다.

그 이후에 3번이나 홍콩을 방문하며 박람회에 참가하여 닥터이투를 판매하는 현지 업체를 지원하며 우리의 사업을 키워나갔다.

간절히 원하면 이루어진다고 했는가.

이루지 못하면 잠 못 드는 꿈이 당신은 있는가?

나폴레옹 힐의 〈놓치고 싶지 않은 나의 꿈 나의 인생〉을 읽어보았는가?

나에게는 이루고 싶은 꿈이 있다. 나의 치료를, 나의 기기를 세상에, 더 많은 세계에 알리고 싶다. 할 일이 많다. AI의 도움으로 우리는 세계에 더 가까이 다가갈 수 있다. 월급을 덜 준다고 투덜거릴 때가 아니다. 내 비즈니스 인생은 아무것도 없던 것에서 시작했다.

나와 똑같은 물리치료사들에게 내가 던지는 화두는 이것이다.

당신은 열정이 있는가? 당신은 당신의 미래를 바꾸고 싶은 열정이 있는가 말이다.

2024 KIMES 행사에서 몽골 바이어와도 만났다. 체구가 큰 몽골 대표와 직원들에게 열심히 닥터이투의 파워를 전해주었다. 그 후로 며칠 후 몽골 회사와 닥터이투 계약을 했다.

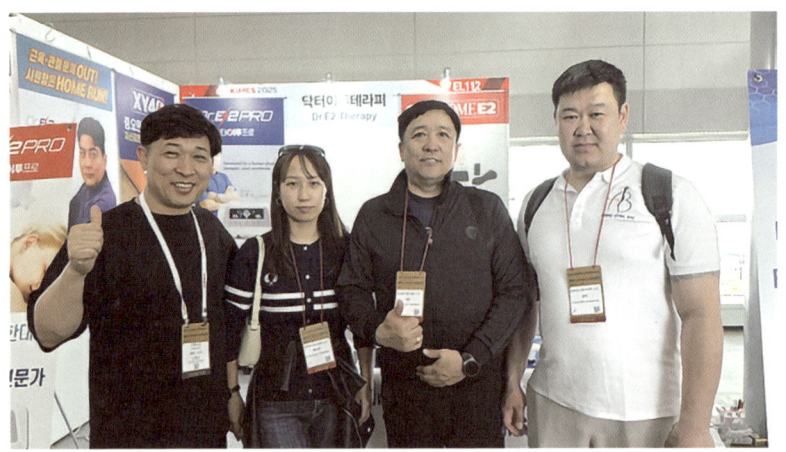

< KIMES에서 몽골 회사와 함께 >

몽골 역시 2017년에 선교 봉사를 하러 갔을 때 이투 테라피를 가져가서 현지인들에게 시술해 주었고, 체구가 큰 몽골인들에게 이투가 너무 좋을 것이라는 생각을 했던 인연이 있는 나라였다.

몽골은 다녀온 지 7년 만이라 너무 늦게 이루어졌지만, 최신 기종인 닥터이투가 들어갈 수 있어서 너무나 감사한 결과가 만들어졌다.

진정 바라고 정진하면 될 수 있는 것이라는 것을 느꼈다. 그 이후에도 나는 내 일에 몰두했고 항상 잘된 것은 아니지만 포기하지 않았고 작지만 소중한 것들을 이루어냈다.

병원에 있든, 센터를 운영하든, 의료기 회사에 들어가서 꿈을 펼치든, 스포츠 구단에서 트레이너 생활을 하든, 나처럼 자기만의 기기를 제작해서 국내로, 해외로 판매를 하든 할 일은 엄청 많이 있다고 본다.

꿈이 있다면, 열정이 있다면 더 정진해보기를 누구에게든 권해주고 싶다.
그리고 그 꿈을 만들기 위해서는 일에 대한 직업의식, 비전을 가져야 한다.
지나고 나니 내가 물리치료에 비전을 못 찾고 십수 년간 의미 없이 병원에 다니며 시간을 보냈던 세월이 아깝기만 하다.
평범한 병원 생활에 만족하는가? 나가서 센터를 차릴 것인가? 자신의 상품을 만들 것인가? 자신을 브랜딩 할 것인가?

제안을 하겠다.
병원을 자신의 센터라고 생각하고 키워보라.
좋은 여건 아닌가? 통증이라는 단어조차 필드에 나가서 사용하면 불법으로 단속대상이 된다. 병원에서는 무엇이든지 의사와 병원 이름까지 대면서 해볼 수 있다. 그 치료실의 주인공인 자신을 브랜딩 해보라.

유튜브나 SNS로 그 치료실의 나를, 또는 치료법을 알리는 것이 좋다. 병원의 직접적인 홍보는 문제가 되니 건강전도사처럼 알리면 된다.
원장님이 인정 안 해주거나 인센티브를 주지 않아도 좋다. 해주면 물론 더욱 좋다. 나를 찾는 환자들을 더 만들고, 병원과는 별개로 내가 잘 치료하는 종목에 환자들을 불러 모으는 작업을 해보라.

해보지도 않고 이야기하는 것이 아니다. 나도 이미 그렇게 했었다. 그 훈련이 되면 필드에 나가서도 성공적인 독립이 가능하다. 원장님이 인정해 주시고 대우를 더 해 준다면 굳이 병원을 나갈 필요도 없을 것이다. 그때에는 작업에 드는 홍보 비용을 오너와 상의할 수도 있다.

그러면, 치료사가 더 필요할 것이고 시스템의 필요성을 느낄 것이다. 내가 손이 덜 가더라도 운영이 되게 하는 것이 시스템이다. 그리고, 당신은 병원의 중요한 인물로 인정받을 것이다.

노력하고 결과를 낸 만큼 대우를 받지 못한다면 그때 나가서 자신만의 것을 오픈하면 된다. 이미 알려진 영향력이 있기에 훨씬 수월할 것이다. 현재의 치료사들은 내가 병원을 사직한 이후에 승부를 봐야 할 조급한 시점에만 몰두하려고 한다. 나는 그 시작은 현직에 치료사로 있을 때가 더 유리하다고 본다.

주어지는 급여에만 만족하고 새로운 도약을 할 생각이 없다면 굳이 이 책이 필요하지 않을 것이다.

오십 대에 병원을 나와서 1년 가까이 자리를 못 잡고 있던 후배가 마을버스 기사 연수를 받는다는 이야기에 충격을 받았다. 마을버스 기사직이 좋고 나쁨을 떠나 이것은 우리의 업이 아니지 않은가? 물리치료사에서 마을버스 기사로 가야 하는구나. 변화하지 않으면 변화당한다는 이야기를 실감했다.

움직여야 한다. 움직이지 않으면 결국 여러 가지 어려움이 인생 후반에 도래할 수도 있을 것이다.

The world's most powerful energy therapy, Dr. E2.

E2
이투누리

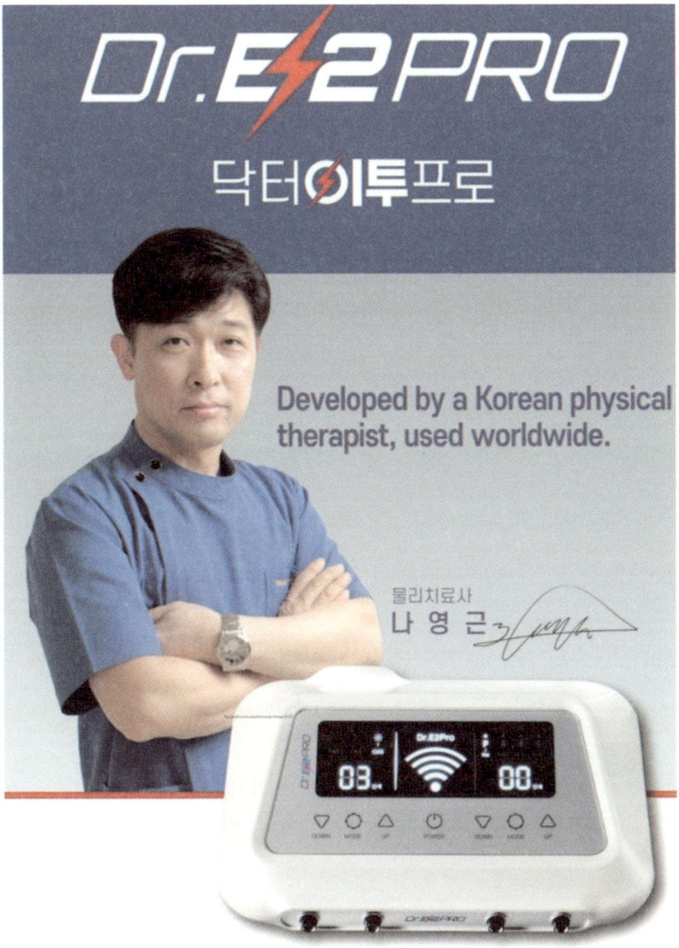

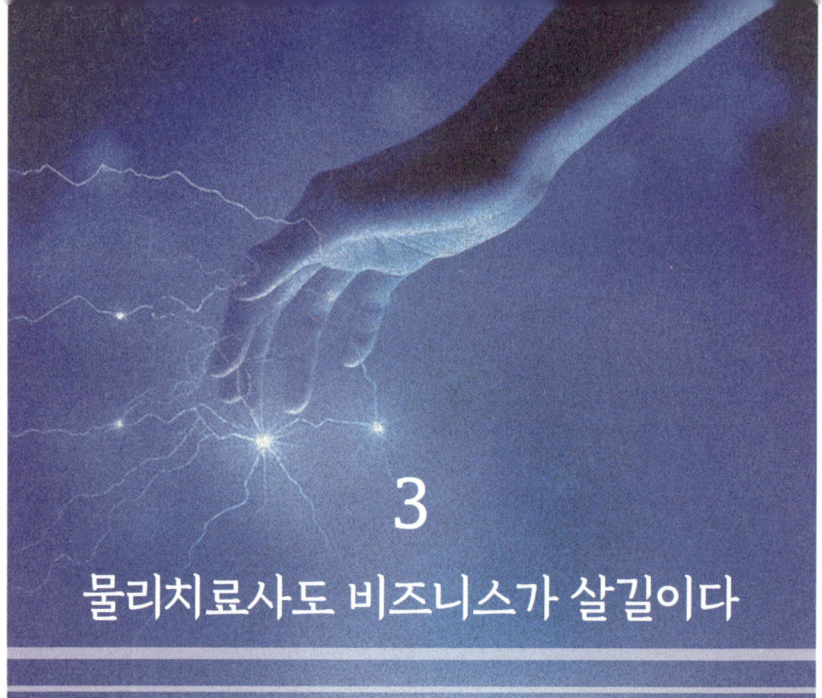

3
물리치료사도 비즈니스가 살길이다

1) 물리치료사로서 나의 비즈니스의 시작

따뜻한 열 도구가 필요했다. 열을 매개로 한 상품을 만들어야겠다는 생각이 있었다.

열은 우리 몸에 다양한 긍정적인 효과를 준다. 특히 열 도구를 활용한 온열 치료는 근육 이완, 관절 경직 완화, 염증 감소 등의 문제 해결에 널리 쓰인다.

첫 번째로 혈액 순환을 촉진하는 데 큰 도움이 된다. 핫팩을 사용하는 이유이다. 온열 치료는 신체에 열을 가해 혈관을 확장하고 혈류량을 늘려 준다. 혈액이 잘 돌면 산소와 영양분이 조직에 빠르게 전달되어 회복이 촉진된다. 반대로 혈류가 원활하지 않으면 염증 물질과 노폐물이 쌓여 염증이 심해질 수 있는데, 온열 치료는 이런 배출 과정도 돕는다.

두 번째로 근육을 이완하는 효과가 있다. 치료사의 엘보우로 압력을 가해 치료하는 것보다 열은 근육의 긴장을 풀어주고 경직된 부위를 부드럽게 만들어 유연성을 높인다. 특히, 근육 경련이나 경직으로 인한 통증이 있을 때 온열 치료는 아주 유용하다.

세 번째로 통증 완화에도 효과적이다. 이것이 치료의 목적이 아닌가? 열이 통증 신호의 전달을 차단하거나 감각 신경을 진정시켜 통증을 덜 느끼게 해주기 때문이다. 만성 통증을 가진 환자나 근골격계 문제를 겪는 분들에게 온열 치료는 더욱 큰 도움이 된다.

네 번째로 관절 경직을 줄이고 가동 범위를 넓혀준다. 관절염이나 근골격계 질환을 가진 환자들에게 온열 치료는 관절의 움직임을 원활하게 해주며, 운동 치료와 병행하면 효과가 더욱 극대화된다.

다섯 번째로 염증 감소에 도움을 준다. 만성 염증이 있는 부위에 열을 가하면 염증 반응을 조절해 조직의 치유 속도를 높일 수 있다.

마지막으로 심리적인 안정과 이완 효과도 기대할 수 있다. 따뜻한 열은 몸과 마음을 편안하게 만들어 스트레스를 줄이고, 환자가 더욱 편안한 상태에서 치료를 받을 수 있도록 도와준다.

우연히 피부관리사 공부를 하며 알게 된 원장님을 통해 골드 테라피를 알게 되었다. 피부관리 샵에서 사용하는 방법과 달라서 조금 다듬으면 병원에서 통증 관리용으로 쓰는 것이 좋겠다는 생각을 했다. 그것이 금환수업을 만들게 된 계기가 되었다. 그리고, 집에서도 편하게 옷 위로 사용할 열을 주는 도구가 필요했다.

검색하다 보니 주열기가 눈에 들어왔다. 그때 국내 시장 점유율이 높은 일본산 주열기가 있었는데 가격이 만만치 않았다. 찾다가 보니 국산이 눈에 띄었고 그 주소를 찾아 양재동에 있는 〈그린인월드〉를 찾아갔다.
만남이라는 것은 참 우연히 이루어지기도 하지만 때로 어떤 만남은 운명적이기도 하다.
나와 그린인월드의 조병석 대표와의 만남은 닥터이투를 공동개발하는 사업적 동반자의 만남이 되었다. 그리고 그것은 나의 비즈니스의 시작점이 되었으니 가히 운명적인 만남이라 하지 않을 수 없을 것이다.

의료기인증(GMP)이 있는 회사인 그린인월드는 여러 가지 제품을 제작하고 있었다. 그곳에서 처음 눈에 띈 상품 중의 하나가 꾹도리였다. 가격은 그때 15,000원쯤 했고 현재 2만 원(택배비 포함) 가량 한다. 목에 대고 시원하게 푸는 플라스틱 재질의 도구였다. 이러한 유사한 지압용 제품이 요즘은 얼마나 많은가? 어디 가도 볼 수 있을 것 같은 도구였다.

가격도 착한 이 도구를 유심히 보다가 경추의 운동 방향에 맞는 운동 방법을 만들어 보았다. 경추는 7개의 뼈로 구성되어 있는데 그중 두 번째 C2는 축추(axis)로 목의 회전에 영향을 준다. 일곱 번째 C7 vertebra는 경추에서 흉추로 넘어가는 분기점에 위치에 목의 앞뒤 움직임에 영향을 준다.

이곳에 대고 운동 동작을 두 가지로 나누어 시켜본 결과 ROM(range of motion)이 보통사람이면 누구나 10도 이상 늘어난다는 결론이 나왔다. 그리고, 마사지 지압 도구로도 훌륭했다.

나는 이 방법을 목 통증 치료가 마쳐질 때쯤 환자들에게 적용했고 before와 after가 확연히 드러나니 한두 명씩 이 간단한 도구를 구매하기 시작했다. 물리치료사는 관절의 움직임에 주안점을 둔다.

모든 관절은 고유한 각도가 있다. 통증이 있다면 그 각도가 정상적일 수 없다. 목의 회전각을 늘린다는 것은 목의 통증을 줄여줄 수 있다는 것이다. 그리고, 내가 한 치료의 유효시간을 더 늘려 주는 효과가 있었다. 목이 불편한 사람들은 너무 많아서 대부분 사람이 효과를 볼 수 있었다. 교육생들에게도 이 제품을 알려주기 시작했다.

판매가 잘 되자 꾹도리를 "목시워니"로 개명하고 그린인월드 대표의 도움으로 나의 얼굴을 로고로 하는 스티커를 제작해 붙였다.

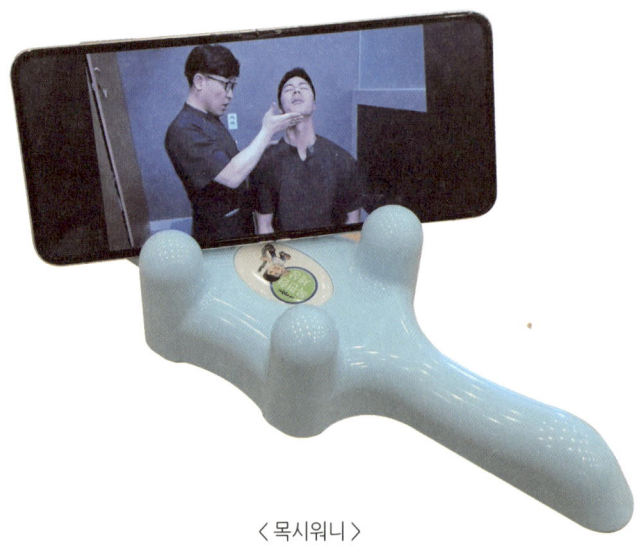

〈 목시워니 〉

　나영근의 목시워니는 그렇게 탄생했다.

　그렇게 나를 통해 7천여 개 정도의 목시워니가 팔렸다. 그중에 1,500개 정도는 선물용으로 사용했다. 적당한 단가라 구매도 부담이 없었고, 팔기에도 부담이 없었고 기념품으로 주기에도 좋았다.

　사실 치료사로만 있다 보면 이런 판매에 어색할 수밖에 없다.

　의사나 간호사가 환자와 상담하며 몇 회씩 치료를 받으라고 얘기하고 카드 결제를 시킨다. 그러다 보니 치료사는 환자 치료 이외의 일에는 관심을 가지지 않아도 된다. 그러니 막상 개인 센터를 오픈했을 때는 특히 매출이라는 면에 어려움을 느끼게 된다.

관련 동영상 URL & QR 코드

https://youtu.be/U2i6kZB4KRc?si=kq2qhjeOOOxD27_a

옆의 QR 코드를 휴대폰 카메라로 촬영하면, 해당 동영상으로 연결됩니다.

지금은 보험사의 터치가 심해 병원 티켓팅은 사라졌지만, 영업적인 능력은 중요하다. 상품을 팔아보고, 티켓팅을 해보고 고객에게 결제 카드 받는 것을 자연스레 해보는 것이 중요하다. 실비보험이 있는 병원에서 일하다 보면 실비 없이 개인 센터에서 잘 해내는 분들이 대단해 보일 것이다. 1회 20~30만 원씩 전신관리 티켓팅을 해내는 피부관리사분들을 물리치료사들이 따라 하기가 참 쉽지 않다. 개인에게 500만 원을 티켓팅을 하는 분들도 많이 보았다. 내가 15년 전 잠시 일했던 개인 주택을 개조해 관리실로 사용하던 피부관리실은 년 회원비가 1,000만 원이었는데도 상당히 많은 고객이 이용하기도 했다. 향이 좋은 아로마가 가득했고, 인테리어도 고급지고 마당에 장미가 가득했던 기억이 있다. 가족들이 누구나 사용하는 회원권 식으로 운영했는데 여유가 없으면 오기 힘든 곳이었다. 더 VIP 대상으로 고급스러운 곳들이 있겠지만 작더라도 뭔가 다른 특이한 아이템을 기획해서 운영하는 영업 노하우도 필요하다는 것을 배웠다.

목시워니는 내가 해외여행을 가거나 지방에 갈 때 소지하기도 한다. 치료사들을 만나면 체험케 해 그 위력을 몸소 느끼게 한다. 미국에서도 만난 환자들에게도 경험케 했다. 목이 편해지는데 불만인 사람은 없었다.

목이 편해야 만사가 편하다. 어디가 아파도 목은 연관이 있다. 요즘 세상에 핸드폰을 많이 보니 목 편한 사람이 없다. 치료실에서 환자들 목의 ROM을 체크해 보면 심각한 분들이 많다.

"인생을 살다가 힘이 들면 고개를 들어 하늘을 보라,
고개를 들기가 힘들면 목시워니"

라는 멘트도 만들었다. 목시워니를 사용하면 목이 편해진다. 하늘을 보기도 쉬워진다. 그저 그렇게 지나칠 도구도 물리치료사가 방법을 만들어 생명을 불어넣으면 필요한 도구가 된다.

중요한 점은 목시워니는 내가 제작한 제품이 아니라는 것이다. 그러니, 꾹도리로도 목시워니로도 팔린다. 고객이 그것을 굳이 따지지 않는다.

목시워니로만 알지 꾹도리를 모르는 사람들도 많다. 제조사 중에는 그 제품이 다른 이름으로 팔려도 괜찮다고 여기는 분들도 많다. 누가 팔아도 좋은 것이다. 바디프랜드처럼 유명 메이커가 아니라면, 내가 제작하지 않더라도 자신의 이름을 붙여 판매할 수 있다. 홈이투도 그랬고 장설렘도 그랬다. 그런 진전이 닥터이투를 만들게 했다. 제품의 종류도 많고, 매출이 많은 사업가분이 들으면 실로 가소로운 이야기이다. 하지만 나와 같이 병원에서 급여만 받던 물리치료사라면 그냥 흘려들을 이야기가 결코 아니다.

지금도 내가 쉬고 있을 때 목시워니나 홈이투가 팔려나간다고 생각하면 그보다 행복한 일이 있겠는가? 제조사와 잘 협의해서 자신의 제품을 갖길 바란다. 직접 제작해도 좋고 그렇지 않아도 좋다. 기본 물량을 확보하고, 자신의 상호를 인쇄하여 자신의 사업을 시작할 수 있다.

적절한 상품을 찾게 되면 사용방법을 소개하는 사진과 영상을 제작하여서 쉽게 따라 할 방법을 고안하여 건강에, 통증 관리에 도움이 될만한 제품을 자기의 것으로 만들어 보자. 고객이 필요해서 제품을 찾는 것이 아니다. 내가 팔고자 하는 제품을 만들고 그 제품이 왜 필요한지에 대한 설득을 시켜가는 것이다. 고객은 홈이투가 뭔지, 목시워니가 뭔지, 닥터이투가 무엇인지 모른다. 고객이 이것을 구매해야 하는 이유를 지속해서 알리는 작업을 해야 한다. 원래 존재하는 상품보다 더 새로이 가공된 본인의 상품이 커질 기회는 얼마든지 있고 본인의 노력에 따라 결정된다.

자본을 들여 홍보하고 엄청난 붐을 일으켜 큰돈을 버는 것은 자본가가 할 일이다. 우리는 물리치료사로서 건강에 관한 상품을 지속해서, 계획적으로 알리는 것, 시작은 미약해도 좋다. 세상은 넓고 팔 제품은 많다.

목 이야기가 나왔으니 좀 더 부연설명을 하자면
"목만 잘 관리해도 성공한다."
〈나영근의 목 편한 세상〉이라는 타이틀의 센터를 전국적으로 내보고 싶다는 생각을 했었다. 어떤 센터나 어떤 샵을 가서든지 목이 편해져야 모든 것이 만족스럽게 된다. 목 편한 세상은 30분 또는 60분 정도의 시간에 고객의 목의 불편함을 완벽에 가깝게 편안하게 만들어주고 싶다는 목표를 두고 있었다.

금환의 따뜻한 열로 흉쇄유돌근을 녹여주고 닥터이투로 후두하근과 상승모근을 자극하고 두개골 부위의 근육까지 이투로 풀고 나면 머리가 가벼워진다.

수기로 넥슬라이스 테크닉과 사각근까지 해결하고 나면 그야말로 목이 없어지는 느낌을 줄 수 있다.

이러한 프로그램으로 테크닉을 공유하는 지점을 만들고 싶었지만, 닥터이투 판매에 매진하기로 스스로 결정하고 유보했었다. 교육센터도 운영하고 있는데 프랜차이즈는 직영점을 해야 하는 경제적인 부담도 있었다.

많은 분이 경험한바 상당히 만족했기에 수기치료아카데미 교육을 통해 목 편한 세상의 테크닉을 지도하고 있다. 목이 편하게 된다면 그 센터를 반드시 다시 찾게 된다. 마무리로 목시워니까지 시행하고 판매까지 이루어지게 하는 프로그램이다. 나는 이 전문점을 시도해 보고 싶었다.

좋은 사람들과 만나다 보면 또 멋진 일이 일어날 것이라 믿는다.

2) 홈이투와의 만남

홈이투(home E2)도 그런 제품 중의 하나였다.

가정용 저주파 마사지기로는 99단까지의 강력한 파워가 있는 이 기기도 내겐 큰 의미가 있었다.

TENS(경피신경자극)는 통증 신경을 자극하여 통증 신호의 전달을 줄여준다. 그뿐만 아니라 엔도르핀과 같은 천연 진통 물질을 분비하게 만들어 급성 및 만성 통증을 경감시켜주는 역할을 해준다. 고주파는 1,000Hz 이상의 주파수를, 저주파 자극은 1~1,000Hz의 낮은 주파수를 사용하는 자극 방식이다. 주로 심부 조직이나 근육을 자극하여 혈액 순환을 촉진하고, 근육 이완, 통증 완화 등을 돕는데 홈이투는 60Hz 이하의 자극을 사용하고 있다.

저주파 자극은 피부를 통해 근육에 전기자극을 전달하며, 근육의 수축과 이완을 반복하게 하여, 피로물질을 배출하고, 조직의 재생을 촉진하며 경직된 부위와 긴장된 근육을 풀어주는 데도 유용한 것이다.

물리치료사는 이 전기치료에 익숙하다. 어쩌면, 그래서 누구는 더 관심 밖이었을 수도 있고 또, 그래서 더 관심이 갔을 수도 있다. 요즘은 가정에서 5~600만 원대 안마 의자를 사용하는 집들이 늘어나서인지 그만큼 건강에 관심이 늘어서인지 안마 의자나 세라젬처럼 고가의 장비를 구입하는 사람들이 많아졌다. 통증에서 벗어나고픈 인간의 바람은 누구나 마찬가지 아니겠는가?

가격이 저렴한 홈이투는 소비자가격 49만 원으로 그런 면에서 팔릴 가능성이 있다고 봤다. 나이가 50세가 넘어가면 다시는 몸이 좋아질 수 없다. 점차 노화가 되며 통증을 달고 살게 된다.

부모님들은 어떤가? 어쩔 수 없이 홈이투 같은 통증 관리기는 필요할 수밖에 없다. 교육생들과 일반 소비자들에게 소개했고 반응도 좋았다.

그린인월드 대표의 도움으로 제품 이름을 교체해서 나만의 이름인 "홈이투"로 명명하고 비용을 들여서 케이스와 상자를 교체하였다.

온전히 내 것은 아니지만 이제는 나의 브랜드가 되는 것이다. 나는 이것을 열심히 알렸고 의미 있는 성과를 얻게 되었다.

네이버에 스마트 스토어, 그리고 쿠팡에도 상점을 만들었다. 그 결과 좀 더 많은 고객을 대상으로 판매할 수 있었다. 나는 점차 비즈니스맨으로 변신해 갔다. 홈이투를 경험해 본 소비자들은 그 가격이 절대 비싸지 않다고 평했다.

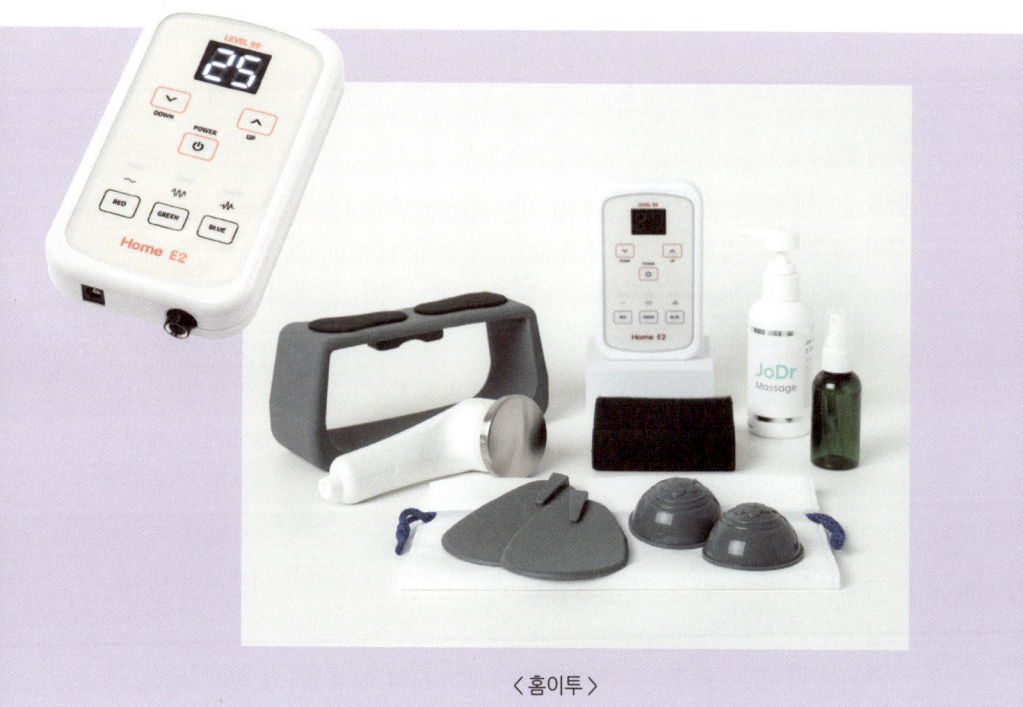

〈 홈이투 〉

한 번은 미국에 사는 여동생이 집으로 왔었는데 동생도 50대 중반이 되어가니 얼굴 살이 처져 보였다. 집에 있는 홈이투로 얼굴을 해보라고 권해줬다. 나와 대화를 하면서 15분 정도 했을까? 그만하고 거울을 보라고 했더니 동생이 깜짝 놀라면서

"오빠! 이거 대박이야!"

비싼 성형관리보다 낫다고. 오빠는 물리치료사라고 통증으로만 홈이투를 알리지 말고 여성 미용으로 더 알려보라고 조언을 해주었다.

홈이투의 마사지 도자는 실제 얼굴 리프팅에 상당한 효과를 본다.

유튜브에 실제 영상들을 올려놓았는데 놀라울 정도였다. 빠른 혈액 순환이 얼굴의 부종을 이렇게까지 빼주는구나 새삼 놀라웠다.

15년 전쯤, 도곡동 타워팰리스 앞 상가에서 "골든라이프"라는 관리 샵을 운영했었다. 여성 피부관리사 두 명이 함께 했었다. 그때 반값 할인상품이 한참 유행했는데 얼굴축소 프로그램을 반값에 내 걸었더니 500여 명의 신청이 들어왔다. 몇 개월에 걸쳐서 두 명의 직원들과 처리를 했는데 얼마나 많이 했던지 나중에는 슬쩍 얼굴만 보아도 어느 쪽이 큰지 작은지, 잘 줄어들 사람인지 아닌지도 쉽게 알게 되었다. 처음에는 잘 안되는 경우도 있었지만 100명 200명이 넘어가면서부터는 좋은 노하우가 손에 익어갔다. 그 노하우가 있어서인지 홈이투도 닥터이투도 피부관리사 원장들에게 소개하는 데 힘이 되었다.

여동생의 딸인 조카아이도 한번은 명절에 어머니 집에서 이런저런 이야기를 하다가 팔자주름이 깊어져서 고민이라는 얘기를 했다.

나는 차에 있는 홈이투를 가져와서 마사지 도자로 팔자주름 부위를 스스

로 할 수 있게끔 시켰다. 10여 분 후에 나도 놀랐고 가족들도 깜짝 놀랐다. 28세의 젊은 아가씨 피부인 것을 감안해도 한쪽의 팔자주름이 확연히 연해진 것이다.

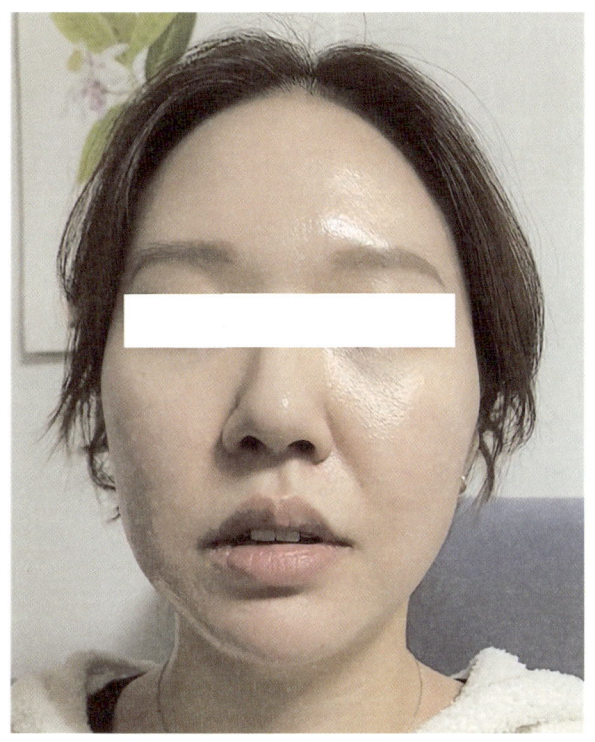

〈 오른편 8자 주름 관리 〉

조카아이가 홈이투를 구입하겠다고 하는데 삼촌이 조카에게 팔기도 그렇고 해서 사진을 사용하는 것으로 하고 한 대를 선물해 주었다. 물리치료사가 부은 얼굴이나 처진 얼굴을 예쁜 얼굴로 만드는 방법을 더할 수 있다면 더 좋지 않겠는가?

얼굴을 이 도자로 하다 보면 TM Joint syndrom(턱관절장애)은 함께 치유되는 것을 알게 될 것이다. 치료 방식이 유사하다는 것이다. 더불어 안면 신경마비나 삼차신경통에도 큰 효과를 발휘할 수도 있다.

얼굴의 팔자주름은 나이를 들어 보이게 하는 중요한 요인이 된다.
깊게 팬 팔자주름을 나이가 들수록 쉽사리 없애기는 어렵지만, 반복적인 자극을 주어 연하게 할 수도 있다.

클O이라는 이름으로 수백 만개가 팔려나간 끈끈이 타입의 붙이는 저주 파기를 생각하면 홈이투는 벤츠나 다름없다. 타인의 상품을 흠잡을 생각은 추호도 없다. 하지만, 몇 번 사용하면 효능이 약해지는 낮은 퀄리티의 제품을 수천억씩 판매하는 것을 보면 광고라는 것이 실로 대단하다고 느낀다. 동생이 미국 가는 길에 홈이투 한 대를 보내주었는데 미국에서 허리나 어깨가 아플 때도 유용하게 사용하고 있다는 후기도 전해주었다.
우리 어머니도 홈이투는 무릎 아프실 때마다 쓰시곤 한다.
어머니 댁에 보일러 놔드릴 필요는 없으나 홈이투 한 대는 꼭 놔 드려야 한다.

비즈니스는 그렇게 생활 속에서 더 커져 나간다.
최근에 방문 재활 치료에 물리치료사들이 활동할 여건이 되는 것을 보면 홈이투의 활용도가 더 높아질 것으로 본다.
통증은 홈이투에 맡겨준다면 방문 재활 치료사의 에너지를 덜어줄 것이다. 아니, 손으로 해야 하는 방문치료사의 손길을 훨씬 업그레이드시킬 것이다. 통증에서 미용까지 아우를 수 있는 홈이투를 알게 된 것은 내게 큰 행운이었다. 친지들이 모이는 명절에 물리치료사라고 어디 아프다고 상담해 오면 홈이투가 있을 때 얼마나 편한지 해본 사람은 알 것이다.

열정적인 물리치료사가 있다면 나와 같이 괜찮은 제품 하나를 찾아보라고 권하고 싶다. 그것이 정해진다면 잘 협의를 해서 한 제품에 열정을 쏟아보길 바란다. 작은 시작이 큰 전환점이 되리라 믿는다.

아니, 전환점을 만들어 내길 바란다.

내게 은퇴는 없다. 지금 통증에 좋은 기기가 10년 후에는 효과가 없을 수는 없다. 그리고, 시장이 국내에만 있는 것이 아니다. 홈이투는 나와 오래도록 함께할 것이다. 또 한 번 이야기한다면, 홈이투 또한 내가 직접 제작한 것이 아니라는 것. 누구나 의욕만 있다면 이미 시장에 선보인 제품이라고 하더라도 좀 더 손을 보고 가공하고 명명하여 자신의 제품으로 만들어 낼 수 있다는 것이다. 차후에는 무선 홈이투도 구상하고 있다. 외국 어디에서든 경쟁력이 있다. 통증 없는 사람은 없다. 110V, 220V 구별이 없는 프리볼트라서 돼지코만 있다면 어디에서나 사용할 수 있다. 더 넓은 시장에 알려볼 것이다.

최근에, 유통시장을 보면 목 마사지기나 종아리 마사지기 같은 제품들도 계속 리뉴얼되어서 나오는 것을 볼 수 있다. 홍보비를 상당히 들여서 잘 만든 광고로 나오는 것들이다. 반면에 큰 비용을 들이지 않고도 짭짤하게 자기만의 상품들을 지속해서 판매하는 소규모 마케터들도 많다.

이래저래 알게 된 중소기업 기능성 화장품 대표를 알고 있다. 예를 들어, 이런 분과 최대한 협상을 벌여 광고용으로 수백 개 정도만 협업하여 뚜렷한 마케팅 계획을 갖고, 톡톡 튀는 자기만의 아이디어로 영상을 제작하여 제품을 알려 나간다면 그런 것도 충분히 통할 수 있다고 본다.

중국에서 저렴한 공산품들을 수입해서 한국에 판매하는 상인들도 상당히 많다. 매일같이 수많은 신제품이 홍수처럼 쏟아지는 시대에 사는 것이다. 만약 특정 제품에 대해 새로운 착안점으로 접근해 포인트를 제대로 잡아 소비자들에게 알리는 적절한 방법만 고안할 수 있다면 원제작자보다 더 쏠쏠

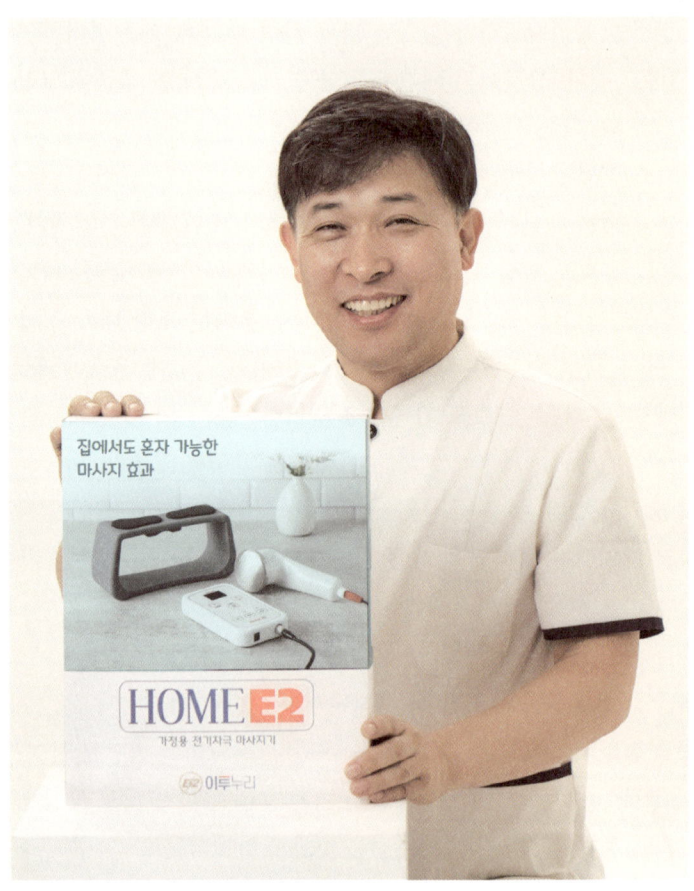

< 홈이투 제품 패키지와 함께 >

한 결과물을 만들어 낼 수 있다고 생각한다. 이렇게 하나둘씩 쌓아, 나만의 쇼핑몰이 만들어진다면 여러 업체가 입점을 의뢰할 것이다. 제품이 많은 것이 중요하지는 않다. 하나를 성공시킨다면 그때 가서 늘려도 좋다고 본다.

지금은, 하루아침에 부자가 되고, 비교적 짧은 시기에 새로운 유튜버나 인스타 인플루언서 스타들이 탄생하는 시기이다. 월 1억씩 버는 인스타 인플루언서가 20만 명의 팔로우를 만드는 데 2년밖에 걸리지 않았다고 한다. 지금은 그런 시대이다.

엠제이 드마코의 "부의 추월차선"을 보면 결국 많은 사람을 상대하는 일을 해야 부의 추월차선을 탈 수 있음을 설명하고 있다. 로버트 기요사키의 "부자 아빠 가난한 아빠"를 보아도 결국 내가 내 한 몸 홀로 일해서 버는 것에 대한 한계를 지적하고 있다. 큰 부가 아니더라도 자기의 상품을 갖는다는 것은 직장인으로는 느낄 수 없는 부분이 너무 많다.

사업을 이야기할 때 불가능한 점들을 늘어놓으며 실패를 말하는 사람들이 있다. 이런 문제 저런 문제를 생각하며 안 됐을 때를 고심하여 아무것도 안 하는 사람들이 있다.

그러나, 에너지가 있고 열정이 있는 성공자들은 그런 걱정거리들 때문에 시도하지 않는 부류가 아니다. 그런 걱정을 잔뜩 안고 있기에 성공할 수 없는 것이다.

실패는 얻어낼 것이 많은 경험을 쌓게 한다. 실패 없이 이루어지는 것은 없다. 아무것도 시도하지 않고 떨어질 감을 기다리는 자는 성공의 단맛을 누릴 자격이 없다.

관련 동영상 URL & QR 코드

https://youtu.be/UikmptMSB5A?
si=LQrj1011n523I3P6

옆의 QR 코드를 휴대폰 카메라로 촬영하면,
해당 동영상으로 연결됩니다.

3) 케겔 운동기구의 상품을 만들다

그린인월드에서 제작할 때 나 또한 제작에 동참한 저주파 마사지기가 홈이투(home E2)였다.

어느 날, 우연히 홈이투에 연결해서 전립선에 전기자극을 주면 좋겠다는 생각이 들었다. 생각은 항상 실천으로 옮긴다.

시중에 있는 유사한 모양을 가져다가 홈이투에 연결하고 나 스스로 테스트를 해보았다. 나쁘지 않았지만, 효과가 의문이었다.

78세 어르신에게 한 대를 제공하고 변화가 생기는지 알려달라고 부탁을 드렸다.

어르신은 새벽녘에 2~3회 정도 소변을 보러 잠에서 깬다고 하셨다. 한 달은 변화가 미미했고, 두 달 정도 후에 확실히 아래쪽에 힘이 느껴진다고 하셨고, 소변을 한 번만 보는 날이 더 많다고 말해주셨다. 이것을 제품으로 새로 만들어 봐야겠다는 생각이 드는 계기가 되었다. 그때 만들어진 것이 케겔 도자라고 이름 지어진 바로 이 사진이다.

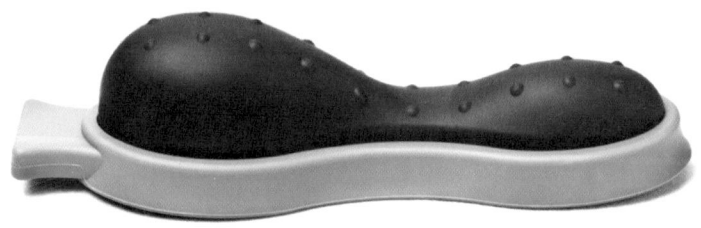

< 케겔 도자 >

본격적으로 더 많은 임상 수집을 시작했다.

홈이투의 본체에 연결해서 물티슈 한 장을 깔고 남성의 중요 심벌(옷 위로가 아닌 직접 피부에 닿도록) 아래에 두고 자극을 주면 젖은 물티슈로 인해 전기자극이 전해진다. 개인만 사용한다면 직접 물 스프레이 분사 후에 사용할 수 있다.

부부관계 시 외에는 누구도 터치가 어려운 부분이라 중년 남성의 전립선에 크게 도움이 될 것이다. 저주파 자극이 근육층에 투과되면 근육의 움직임으로 EMS 효과도 나타나고 혈액의 이동이 활발해져서 발기력이 약해지거나 전립선질환이 생겼을 때 효과를 볼 수 있다고 본다. 이미 시중에 이러한 제품들이 많이 나와 있는데 다른 제품에 비해 가성비가 훌륭한 제품이라 자신한다.

간혹, 중요 부위에 전기가 들어가면 큰일 날 것 같은 생각이 드는 분도 있었다.

하지만, 직접 받아보면 그 느낌이 나쁘지 않은 정도가 아니라 대부분 아주 좋다. TV를 보면서 혼자 소파에 앉아서 하기가 너무 편하다.

50대가 넘어 60으로 가는 여성들에게서 요실금 증상은 말 못 하는 고민거리이다. 이 나이대에는 신호등에서 조금만 뛰어도 소변을 지리는 여성이 은근히 많다는 이야기를 듣고 깜짝 놀랐다. 재채기를 강하게 할 때도 불안감이 느껴진다고 했다. 부부관계도 줄어들고, 생리와 출산으로 인해 비뇨기질환이 남성보다도 더 쉽게 찾아오는 것 같다. 동네에 내가 잘 다니던 미용실 원장도 53세에 요실금 수술을 받았다고 했다. 그 또래 동료 중에서 그 증상이 있는 사람들을 어렵지 않게 볼 수 있다는 말을 듣고 놀랐다. 요실금 수술 이후에도 관리가 필요하다면, 홈이투의 케겔 도자를 통한 자극을 추천한다. 일생을 살며 이 부분에 문제가 없는 사람은 없다.

시기는 조금 다를 수 있지만, 노년으로 가게 된다면 골반기저근 약화로 인해 거의 모든 사람이 비뇨기에 문제를 갖게 된다. 나 또한 중년으로서 소변이 나갈 때의 파워가 현저히 줄었다. 정액의 양 또한 젊을 때 비하면 초라하다. 새벽녘에 느끼는 발기력도 현저히 약해졌다. 누구나 겪을 수밖에 없는 노화의 현상이다.

케겔 도자를 50대 이상에게서 임상을 내려고 무료로 10명을 선정해서 나눠주고 사용 후기를 받기로 했는데 30대 여성 물리치료사가 응모하는 전화가 왔다. 30대도 예외는 아니라고. 질염이나 생리통 등에도 효과가 있는지 보고 싶다고 해서 발송해 주었다.

두 달 후 카톡을 받았다. 생리통이 줄어들다니 신기할 따름이었다. 그 물리치료사가 보내온 카톡 후기를 소개한다.

안녕하세요 선생님~!^^

저는 제가 그렇게 막 나이가 많지 않아서 크게 효과를 볼 게 있을까~ 싶었는데 신기하게 생리통이 많이 줄어든 느낌이에요. 전에는 3일 동안 약을 먹어야 했다면 이번에는 하루 정도만 약을 먹고 나머지는 약 먹지 않고도 괜찮아서 신기했습니다~!

그리고 확실히 골반저근까지 전기가 깊이 전달돼 facilitation 시켜줘서 요실금 있으신 분들한테는 도움이 안 될 수 없겠다는 느낌을 받았어요^^

그리고 골반저근을 처음 그냥 수축시켰을 때와 케겔 도자로 자극하고 수축했을 때 느낌이 확연히 달랐어요~! 좀 더 힘들이지 않고 잘 수축시킬 수 있는 것 같다는 느낌이 있었고 이투와 운동을 잘 접목하면 진짜 환자분들에게도 치료 효과가 너무 좋을 것 같습니다! 케겔 도자 지원해 주셔서 감사합니다.

– 물리치료사 차정은 –

골반기저근이 강화된다면 전립선이나 요실금이 아니라도 다양한 문제에 도움이 될 거라 믿는다. 다만, 의료기로 인증을 받는 문제는 임상시험과 더불어 너무 까다롭고 비용이 많이 들어서 망설이다가 포기했다. 그래서, 이 기기로 전립선이나 비뇨기, 또는 요실금에 좋다는 용어를 사용할 수는 없다. 더불어 홍보 전략도 케겔 운동, 골반기저근 강화 쪽으로 선회하기로 했다. 물건을 제작하고 세상에 알리는 작업이 절대 순탄치 않다고 본다.

광고는 결국 비용이고 그걸 얼마나 감당할 수 있을지 정말 알려질지 기대 반, 우려 반으로 시작한다.

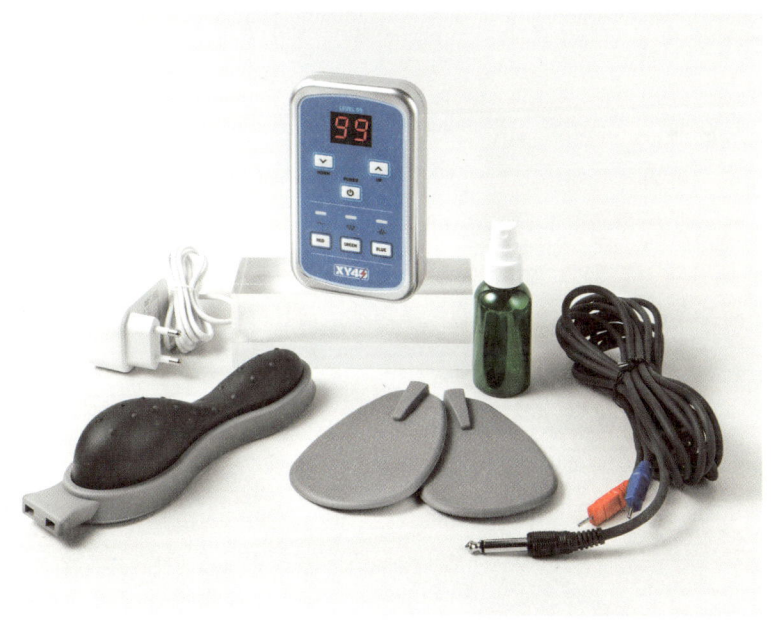

〈 XY40 〉

"누구도 비뇨기의 문제없이 노화의 강을 건널 수는 없습니다."

사람에 따라 회음부도자를 사용할 때 도자를 놓는 부위가 앞뒤가 다르다는 이야기를 들었는데 남자인 나의 기준으로 한다면 높은 부위가 앞쪽으로 두면 좋았다. 까만 부분이 전기가 통하는 고무 부위이다. 그래핀 소재로 고무 재질인데 전기가 잘 통해서 사용이 편하다.

그래핀을 다른 물질과 비교해 보면, 구리보다 100배 이상 전기가 잘 통하고, 반도체인 단결정 규소보다 100배 이상 전자를 빠르게 이동시킬 수 있다. 강도는 강철보다 200배 이상 강하고, 다이아몬드보다 2배 이상 열 전도성이 높으며, 탄성도 뛰어나 늘리거나 구부려도 전기적 성질을 잃지 않는다. [네이버 지식백과] 그래핀 [graphene] (화학 백과)

시중 제품은 높이가 너무 높아서 불편감을 호소하는 분들이 많아 금형을 새로 제작해서 높이를 적당히 맞추어 초기 500개의 제품을 만들었다.
이 제품은 꾸준히 판매에 도전해 보고 싶은 생각이 있다. 말 못 할 부끄러운 고민을 가진 분들에게 도움을 줄 수 있다면 누가 마다하겠는가?
어깨나 허리가 중년 이상에서 늘 문제를 일으키듯이 비뇨기 문제 또한 누구에게나 예외 없이 닥칠 문제들이다.

비즈니스는 늘 이렇게 생활 속에서 이루어지기도 하고 소비자들의 필요에 따라 물건이 만들어지기도 하지만, 제작자들이 그 필요를 만들어 내고, 계몽해서 소비자는 따라오게 된다. 트랜드는 소비자가 아니라 제품 제작자가 만든다고 본다.
XY40도 그렇게 만들어 가보고 싶다. 남녀 40세 이상이면 시작하라는 의미이다. 할 일이 많아졌다. 시중에 없는 제품을 내가 새로 만들어 내는 것이 최고의 방법이겠지만 기존의 제품을 조금 변형해서 다른 제품으로 만들어 내는 것도 나름 훌륭한 방법이라고 생각한다. 그것이 적은 자본으로, 아이디어로 도전할 방법이라고 생각한다. 그것을 강조하고 싶다.

EMS(전기 근육 자극)는 "Electrical Muscle Stimulation"의 약자이다.
전기자극을 통해 근육을 자극하는 효과는 주로 근육 강화와 손상된 근육 회복에 있다. 전기자극을 통해 근육을 수축시켜 운동 효과를 높이고, 혈액 순환을 개선하며, 통증 완화에 도움을 줄 수 있다.
책이 마무리될 때쯤 국가대표 헬스 트레이너 경력이 있는 임현지 선생님에게서 케겔 도자에 대한 문의가 있었다.
맹장 수술 후 야뇨증에 시달리는 후유증을 앓고 있었다. 꼭 시도해 보라고 했고 한 달 반쯤 이런 후기를 주었다.

〈사례 1〉 임현지 트레이너

경기도 안양에서 헬스장을 운영하는 사십 대 헬스 트레이너입니다.
제가 얼마 전에 극소복막염을 동반한 급성 충수염 수술(맹장 수술)을 하고 후유증으로 야뇨증에 시달리다가 비뇨기과에도 다녀봤는데 효과가 없어서요.
이투테라피 케겔도자가 생각나서 나영근 대표님과 상담 후 효과가 있을 거라고 하셔서 구매했습니다. 하루에 한 번씩 꾸준히 사용하고 있는데 결과가 확실히 효과가 좋아서 후기를 남깁니다.
화장실을 새벽에 잠을 못 잘 정도로 6~7번 가다가 요즘 2번 정도 가네요.
수술 후유증이 시간이 지나면서 저절로 좋아진다는 느낌과는 확실히 다릅니다.
평소 물을 많이 마셔서 수술 전에도 최소 새벽에 깨서 한 번은 갔는데 이제는 거의 다 회복이 된 듯하네요.

운동 강사인 제가 케겔 도자를 쓰게 될 줄은 정말 몰랐습니다.

아무튼 효과가 좋아서 후기를 남깁니다 ~

편하게 TV 시청하면서 소파에 앉아 매일 꾸준히 합니다^^

요실금이나 전립선에도 효과가 없을 수가 없겠습니다.

홈이투나 닥터이투 있는 분들은 꼭 사용해 보시길 바랍니다.

저는 발바닥 도자도 있어서 케겔도자까지 동시에 사용 중인데 너무 좋습니다.

감사합니다.

〈사례 2〉 이승연 피부관리사

안녕하세요^^

49세 죽전에서 샵을 운영하는 피부관리사입니다.

평소 기침이나 재채기할 때면 나도 모르게 찔끔하고 요실금 증세가 있었는데 케겔도자를 쓰고 많이 좋아졌어요. 그리고 질 건조증도 심했는데 많이 완화되어 전처럼 불편함을 거의 못 느끼고 살아요.

처음엔 매일 하다가 좀 증세들이 좋아지니까 요즘 뜸하게 사용했는데 다시 증상들이 조짐을 보이면 이제는 제일 먼저 닥터이투의 회음부도자를 찾게 되네요. 좋은 기회 주셔서 너무 감사드리고 아직 안 써보신 분들께는 적극적으로 추천하고 싶어요.

다시 한번 감사드립니다^^

국내 유명 물리치료사가
제작 참여한

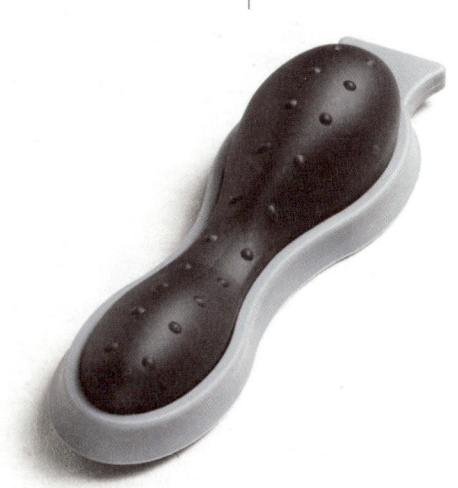

나영근의

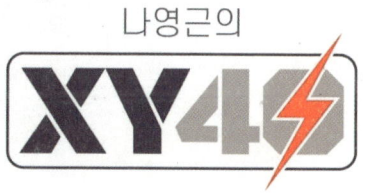

관련 동영상 URL & QR 코드

https://youtu.be/_oXg1PNlalg?
si=VnlM6POBo2xutEez

옆의 QR 코드를 휴대폰 카메라로 촬영하면,
해당 동영상으로 연결됩니다.

4) 병원에 남을 것이냐 내 일을 할 것이냐

치료부장으로 연세이김통증 클리닉에서 7년쯤 되었을 때 나의 일을 해야 겠다는 생각이 들었다. 내 인생의 분수령이 되는 시점이었다. 50대로 치닫고 있는데 언제까지 이대로만 있을 수는 없다고 생각했다. 벼랑 끝으로 나를 몰아내면 없던 에너지도 생기는 법이다. 평탄함의 종말은 평탄함이 아닐 것이다.

며칠을 고민했다. 나가서 잘할 수 있을까? 다시 어디 들어가기도 쉽지 않을 텐데. 그러다가 결국, 나의 일을 해보자는 결심이 섰다.

사직서를 들고 원장님께 월 화 수 3일 간만 근무할 수 있게 해달라고 부탁을 드렸다. 확신할 수 없었다. 반반이었다. 황당해할 수도 있을 것이다. 가능할 수도 아닐 수도 있다고 생각했다. 그간 나의 노고를 생각한다면 허락해 주실 것도 같았다. 혼자서 물리치료실에서 근무하다가 열심히 한 보람으로 6명의 치료사가 근무하게 되었다. 유튜브와 블로그가 어쩌다 보니 알려져서 많은 환자를 불러 모았고 연예인이나 스포츠 스타들도 그렇게 찾아오게 했고, 햄스트링 치료법 개발로 햄스트링 손상 환자만 약 700여 명 찾게 했었다.

남들이 하지 않는 독특한 테크닉으로 치료 효과를 높여서 치료실이 인기가 있었다. 원장님께는 나가서 영업하고 홍보를 더 할 계획임을 말씀드렸다. 나가서 할 일이 치료가 아니었기 때문이었다. 내가 나가서 개인 센터로 환자를 유인하는 것이 아님을 잘 설명해 드렸다.

그러나, 결과는 NO였다. 그래서, 사직하기로 했다. 어떤 병원의 의사도 직원이 3일만 나오는 것을 조직세계에서 허락하기는 쉽지 않았을 것이다. 그렇게 퇴사 날이 가까워졌다. 그런데, 두 분의 원장님께서 며칠을 다시 상의 후에 주 4일 근무를 제안하셨다. 나쁘지 않아 보였다. 나는 그렇게 월~

목요일까지 주 4일 근무를 하게 되었다. 입사하는 치료사 후배들에게 수업에 참여해서 나의 테크닉을 다 배우게 했고 다행히 잘 따라주어서 다 같은 테크닉을 사용하니 내가 자리를 비워도 가능한 치료시스템이 만들어지게 되었다.

그리고, 2년 후에 3일만 근무를 하게 되었고, 다시 1년 후에 주 2일만 근무를 하다가 최종적으로 월요일 하루만 할 수 있게 허락을 받았고, 나는 내 비즈니스에 더 매진할 수 있었다. 그렇게 해서 닥터이투가 만들어지고 홈이투도 본격적으로 상품화할 수 있었다. 그때 그러한 결단이 없었다면, 병원에 그대로 머물러 있었다면 오늘의 나는 존재할 수 없었을 것이다.

나의 비즈니스를 하면서도 물리치료실 치료부장이라는 타이틀을 사용할 수 있으니 비즈니스에도 현직 치료사라는 것은 신뢰도 면에서 좋았다.

원장님의 배려하에 토요일 정상 진료시간 후에는 치료실을 강의실로도 사용하게 되었다. 결국, 내가 병원을 떠나지 않는 것이 더 큰 이득이 되었다. 이 정도 규모의 강의실을 얻으려면 비용도 만만치 않고 병원에서 강의하는 신뢰도는 훨씬 더 컸다. 이투 반과 쾌족 반을 동시에 진행할 수도 있을 정도로 병원은 공간이 넓다.

시간의 여유가 생기니 체력관리와 여행 등을 하고, 나만의 시간을 내가 컨트롤하며 인생을 즐길 수 있는 좀 더 주체적인 삶을 살게 되었다. 더 나이가 들어 나의 일을 하려면 너무 늦거나 자신감이 떨어질 것이 염려스러웠다. 결국, 끝까지 병원이 나를 보호해주지 않을 것이라는 생각이 있었고 나의 일을 하고 싶었다. 다만, 근무 일수가 줄고 내 급여가 줄어드는 만큼 비즈니스로 수입원을 찾지 않으면 도태되는 것이다. 우리 병원의 회식 날은 내가 참여할 수 있는 월요일이 되었다. 월요일에 퇴근할 때 직원들이 인사한다.

"부장님 다음 주 월요일에 봬요"

나는 월요일만 출근하는 치료부장이다.

나의 사례를 참고삼아 도전해 보기를 권하는 마음으로 전하는 바이다.

어느 해인가 10월 중순쯤, 50대의 강릉 물리치료사가 내 양재동 센터를 찾았다. 대화 중 알고 보니 오래전 강원도에 물리치료사 보수교육에 강사로 갔을 때 봬었던 내 수업을 들은 인연이 있었다.

"일하던 병원이 갑자기 문을 닫는 다네요."

지방 병원들도 그렇지만 서울서도 종종 그런 일이 있다. 어떻게 해야 하나 고민하다가 내가 생각나 상담 요청을 한 것이다. 10년 정도 더 있다가 나와서 작은 센터를 할까 했는데 앞당겨야겠다는 생각을 했다고.

우리가 퇴직하고 나와서 갑자기 보험을 하거나 자동차를 팔 수는 없지 않겠는가? 물리치료사가 가장 잘하는 것은 치료다.

이때는 코로나 시국이라 선뜻 무엇을 하라고 하기가 나도 무척 망설여졌었다.

그래도 경쟁력이 있는 테크닉이 있어야 한다는 생각에 닥터이투와 쾌족을 권했고 보수교육 때 들었던 그 좋은 느낌으로 다시 받아보니 역시 경쟁력이 있어 보인다고 생각하여 부족한 교육을 이수하셨다. 그리고, 두 가지를 베이스로 하는 센터를 오픈하셨다. 지금도 가끔 통화하는데 잘하고 계신다고 하셔서 마음이 편하다.

이투와 쾌족은 어디에 내놔도 경쟁력이 있고 누구에게도 만족할 만한 테크닉이라고 확신한다. 갑자기 병원이 문을 닫으면 치료사는 변화를 당하게 된다. 내가 먼저 변화할 준비가 필요하다.

앉은 자리를 바꾸지 않으면 다른 풍경을 볼 수 없다.

요즘은 센터가 많이 들어선다.
물리치료사가 병원을 나오면 뭔가? 아무것도 아니다.
어떠한 법적인 보호도 없다. 마사지 비슷하게 하다가 신고를 당하기도 한다.
그래서, 피부관리사 면허증이라도 있어야 할 것 같아서 나도 15년 전쯤에 따놓았다. 최근 SNP 운동센터나 필라테스하는 분 중에 물리치료사가 많다.
요가하는 물리치료사도 좀 있다. 체형교정으로 허가를 내는데 아직 제한은 없는데 계속 그럴지는 알 수가 없다. 재활운동발달사라는 자격증이 신설되어서 바우처까지 연결이 된다고 하니 오픈을 완전히 열어주지는 않지만, 틈새의 하나가 열리는 안이 될 수도 있다. 미국처럼 단독 오픈이 안 되니 어쩔 수 없는 선택이다.

한해 4,000여 명씩 쏟아지는 물리치료사가 포화가 되고 언젠가는 개인센터도 난립할 것이다. 그래서, 40대가 넘어가면 치료사들도 고민이 많아질 것이다.
구직난에 저임금이 심화된다면 물리치료사도 개인의 대책들이 중요하다.
전국 90여 개의 학교에서 개설한 물리치료학과는 결국 그 수를 줄여야 하지 않을까 싶다. 최근에는 스포츠재활과도 신설이 되어 경쟁이 더 늘었다. 인구도 줄어드는데 도태되는 학교들이 어쩔 수 없이 있을 것이다.

통증을 잘 잡는 방법을 알고 있다면 어디서든 경쟁력이 있다.
내가 수업시간에 늘 강조하는 바대로 "쾌족과 이투를 잘하면서 배고프기 힘들다"는 나의 지론처럼 할 수 있는 것을 밀고 나가면 좋은 결과를 얻을 것이라 믿는다.

치료사들의 테크닉을 보면 병원에 적합한 테크닉이 있고 센터에서 통하는 테크닉이 있다. 운동 위주로 하는 것이 나쁘고 좋고를 떠나서 고급지지 않은 개인 운동센터가 과연 얼마나 경쟁력이 있는지를 고민해 봐야 한다. 치료실에서도 남자 환자들은 조금만 통증이 줄어도 계속 방문하지 않는다. 한국 사람 성향은 운동보다는 가만히 있는데 본인 몸을 좀 잘 만져주기를 원한다. 또한 운동은 운동전문가들이 이미 장악하고 있는 상태이다. 센터용 테크닉에 대한 이해가 필요하다고 본다.

국내에만 머무르지 말고, 국내에만 판매하지 말고 더 넓은 세상에 우리의 것을 전해보자. 병원에만 있어야 한다는 생각도 버리고 열린 마음으로 세상을 보면 길이 있다. 없으면 만들면 된다.

"세상은 넓고 물리치료사가 보아야 할 환자는 많다."

5) 여성만의 도수치료

춘천에 사는 5년 차 여자 물리치료사가 양재센터를 찾았다.

지금은 잠시 쉬면서 병원 자리를 알아보는 중에 목 통증 관리 특강에 참석한 것이다. 연차로는 10년인데 5년은 다른 일을 했고 루틴 치료만 해 왔기에, 자신만의 테크닉은 없는 상태였다. 닥터이투와 금환 그리고 쾌족을 체험했다. 누구나 그러하듯 3가지 테크닉에 매료가 되었다. 자랑이라기보다는 자부심인데 어떤 고수가 와도 나는 내 테크닉에 반하게 할 자신이 있다. 그녀는 앞으로의 자신의 진로에 대해 내게 의견을 물어왔다.

여성만의 도수치료에 관해 이야기해 보자. 기본 핫팩과 전기치료만 해주는 단순 업무로 몸은 고되지 않겠지만 나도 물리치료사인데 환자의 통증을 내가 어쩌지 못할 때 자괴감이 들 수 있다. 또 그만큼 보수도 적게 받는다. 그렇다고 도수치료를 해서 남성 선생님들과 같은 방식의 치료를 한다는 것은 사실 힘든 일이다.

실제로, 나는 닥터이투로 수기 전문 강사들과 교류를 시도했지만 이루어지지 않았다. 나의 목적은 닥터이투나 금환의 판매확장인데 그렇게 되면 수기 강사 자신들의 설 자리가 좁아지기에 탐탁지 않은 것이다. 분명 수기보다 더 파워풀한 것을 알아도 협업이 쉽지 않은 이유이다.

남성 선생님들도 수기에 매달려 환자를 보다 보면 몸에 무리가 오기 쉽다. 애초에 여성 선생님들이 도수를 기피하는 이유이기도 하다. 그래서, 나는 여선생님들에게는 여성만의 도수치료를 권해왔다.

닥터이투 모델, 전 야구선수 김태균 해설위원이 백 킬로가 훨씬 넘는 거구인데 키가 155센티미터 되는 여성 선생님이 치료해도 힘들지 않게 할 수 있다면 좋지 않겠는가?

인체의 비밀스러운 곳도 다 통증이 존재한다.

여성 암 환자들이 수술 이후에 입원해서 치료를 받는 재활센터에서 호평 속에 사용되고 있는 것이기에 남성이 할 수 없는 부분, 겨드랑이나 가슴, 그리고 하복부 또는 치골 부위, 내전근, 탈의가 필요한 고관절이나 둔부 등은 반드시 여성 치료사가 필요하다. 금환으로 따뜻한 온열을 전달할 경우, 허리 부분을 치료 시에는 남성 치료사도 가능하지만, 대흉근이나 복부를 통한 장요근을 치료할 때는 불편해하는 여성 환자들이 있다. TM joint syndrome (턱관절 장애)을 닥터이투를 활용해 손으로 주는 전기에너지로 치료할 때도 손으로 얼굴을 만져야 하는데, 예민한 여성 환자들은 투박한 남성의 손을 어려워할 때가 있다. 피부관리실에서야 자연스러운 것이지만 여성 물리치료사라면 적어도 몸의 진단과 통증 관리의 특화된 전문 분야로 차별화시킬 수 있는 것이다. 실제로 내 양재동 센터에 많은 분이 체험을 받기 위해서 오지만 남자이기에 다 해주지 못하는 아쉬움이 있는데 그곳이 바로 둔부와 서혜부이다.

요통 환자들을 보면 실제로 허리의 요방형근에서보다 둔부의 대둔근이나 중둔근에서 통증 포인트가 더 많은 비율로 찾아진다.

닥터이투를 현재 사용하고 있는 피부관리실 여성 원장들은 이 둔부에서 파워풀하게 전달되는 닥터이투의 맛 때문에 매출에 큰 영향을 끼친다고 말한다. 여성 선생님의 도수치료나 센터에서는 이 부분을 잘 적용할 필요가 있다.

춘천에서 온 선생님에게 나는 이러한 세 가지 조언을 해주었다.

먼저, 실력을 쌓아라.

오늘 본인이 받아보고 만족했듯이 어떤 환자도, 동료 치료사들도 받아보고 만족할 수 있게 숙련하라.

둘째, 자신을 브랜딩 하라.

여성 전문 도수치료사, 여성 문제 전문 치료사로 공부하고 나아가자. 남들도 다 하는 도수치료법으로 남성 치료사들과도 경쟁해야 하는 것보다 여성 치료사로서 유리하며 특화된 나만의 길을 가자.

셋째, 계획을 수립하자.

언제까지, 어떤 공부를 하고 어떤 목표를 잡을 것인지 정하자.

병원에서 자신과 치료실의 브랜딩이 훨씬 더 여유롭고 유리하다는 것을 알려주었고, 그래야 병원을 나와서도 홀로서기가 가능하다는 것을 인식시켜 주었다.

남들과 달라야 한다. 이 무한한 경쟁에서 살아남으려면 말이다. 길을 못 찾아 방황하는, 길을 잃고 방황하는 물리치료사가 있다면 센터를 차리든, 자신만의 테크닉을 기획하든, 제품을 제작하든 독특한 자신만의 아이디어를 통해 브랜딩 하고 그것을 끝까지 밀어붙일 수 있는 지구력이 필요하다는 것을 말해주고 싶다. 유튜브나 SNS, 블로그 등도 수줍어서 내 얼굴 내밀지 못하는 성격이라면 좀 더 적극적으로 변화시킬 필요가 있다. "내 센터를 찾아오세요, 내가 당신에게 이러한 건강한 몸을 선사하겠소"라고 해야 하는데 얼굴도 내밀지 못하고 영상 하나 찍을 자신이 없다면 곤란하다. 당당하고 자신감이 넘쳐야 따라올 것이다.

춘천에서 먼 길을 온 선생님의 열정을 높이 사서 긴 시간 다양한 테크닉을 다 체험시키고 보냈다. 길을 잃고 헤매고 있었는데 정말 감사하다는 인사를 받았다. 내가 전하는 이야기로 잃은 길을 다시 찾는 이가 있다는 것은 내게도 행복한 일인 것이다. 그 길을 인도해 주는 멘토가 기꺼이 되고 싶다. 나 또한 길을 찾지 못해 방황했으며 내가 걸어온 길이 누군가 걸어본 길이 아닌 독특한 나만의 길이었기에 누군가 나의 길을 가르쳐 주었다면 나도 더 좋은 결과가 있었다고 본다.

전주의 한 여성 전문 한방병원에서 닥터이투와 금환테라피로 림프순환과 통증을 치료하는 치료사로 근무하는 여성 물리치료사가 있다. 남자 물리치료사도 한 분이 있지만, 여성 선생님만의 치료관리가 필요한 곳이다. 자신을 브랜딩 하기가 얼마나 좋은가?

흔한 치료법이 아닌 어디에서도 받을 수 없는 이 선생님만의 특화된 방법으로 인기가 높다. 이렇게 본인이 속한 곳에서 자신을 키워내는 것이다. 실제로 직접 방문한 곳이었는데 환자분들께 인기가 만점인 선생님이었다. 욕심이 있다면 지금도 본인이 바쁘지만 짬을 내어서 개인 브랜딩에 좀 더 박차를 가한다면 괄목할만한 결과를 가져오리라 본다. 이 방식을 설명하는 영상과 후기들을 만들어 내면 더 널리 알려질 것이다. 그리고, 이 테크닉을 배우려는 분들이 생기게 될 것이다. 현재의 본인 일에만 몰두하면 거기에서 그치게 될 것이다. 그러나 새로운 시도로 새로운 지평을 열어 볼 일이다. 그것이 인생에서 새로운 전환점이 될 수도 있다.
예측할 수 있지 않은 인생. 인생이 생각대로 되지 않지만, 생각대로 되지 않기에 더 좋은 것이다. 생각지도 못한 일이 일어나니까.

여성 치료사의 건의로 이 한방병원 원장님께서 닥터이투를 시전해 달라는 부탁이 있었다. 전주병원에 가보니 여성 환자 두 분이 기기 데모 겸 치료를 받기 위해 대기하고 계셨다. 항암치료 이후 재활에는 제거된 림프 때문에 부종이 문제인 경우가 많았다. 닥터이투는 부종에 효과가 좋아서 좋은 반응이 있었고 2대가 배치되었다.

최근, 한방과 양방이 의료 기술을 상호 보완하는 시스템을 취하는 경우가 있다. 그래서 한의학 쪽에서는 양방의사와 손잡고 한방병원을 운영하기도 한다. 그중에서도 암 수술 이후에 재활을 위해 입원 치료를 프로그램하는 한방병원이 인기가 높다. 그래서, 실력 있는 여성 물리치료사의 존재감이 높아질 것이다.

여성 치료사들이여, 준비하라.

6) 암 환자 재활 도수치료

그래서, 나 또한 준비하는 것이 암 환자의 재활을 위한 프로그램이다.

실비보험 때문에 병원과 도수 치료실이 혜택을 누리다가 실비보험 지급 문제로 제약이 심해지다 보니 병원운영이 어려워지고 있다.

그러나, 상대적으로 암 환자를 위한 실비보험은 타격이 작다. 물론 이것도 흐름에 따라 바뀔 수도 있다.

암 환자의 재활은 신체적, 정신적, 그리고 사회적 측면에서 전반적인 회복과 삶의 질 향상을 목표로 한다.

1. 신체적 재활을 위해서는 근력 강화, 유연성 향상, 피로 완화를 위한 맞춤형 운동을 목표로 하는 운동 프로그램, 체력 회복과 면역력 강화를 위한 균형 잡힌 식단을 위한 영양 관리, 물리치료, 약물치료, 또는 침 치료를 통한 통증 완화를 해주는 통증 관리, 그 외에도 수술, 화학요법, 방사선 치료로 인한 부작용(림프부종, 피로 등)을 관리해 주는 부작용 관리 등을 들 수 있다.

2. 심리적 지원 측면에서는 암 진단과 치료 과정에서의 스트레스, 우울증, 불안을 완화하기 위한 심리상담 등을 들 수 있다.

3. 근골격계 문제 이외의 재활

치료사가 신경 써야 할 부분으로는 통증 관리나 부작용 관리에 해당하는 부종 관리를 통해 도수치료를 담당할 수 있다.

닥터이투의 손을 이용한 전기에너지 전달은 말초신경 장애 문제에 특히 나 효과가 좋다. 림프도수를 하는 분들이 들으면 섭섭하겠지만 맨손으로 림 프를 움직이는 것과 내 손에 적당한 전기를 흘려보내 근육을 터치하면서 림 프의 흐름을 비교하면 훨씬 더 낫다는 것을 알게 될 것이다. 부어있는 양손 을 한쪽만 잡아주거나, 부어있는 얼굴을 한쪽만 관리했을 때 부종이 빠져나 가는 것을 보면 쉽게 알 수가 있다.

대구와 포항의 JK한방병원에는 전주 W한방병원처럼 닥터이투로 림프 문제의 관리를 하고 있다. 핫이투의 뜨거운 열감이 고주파가 필요 없이 복 부의 문제를 완화해 주고 있다.

여성 물리치료사들이 숙달되게 활용할 수 있다면 큰 힘이 될 것이다. 유 방암 환자의 어깨나 겨드랑이 부분은 남자 도수치료사의 손길이 미치기 어 렵다.

복부도 특히나 중요한 부위인데 여성 환자의 입장에서는 여성 치료사가 필요하다. 내장기 도수치료는 내장 부위에 부드럽게 직접적인 압력을 가하 여 통증을 완화하는 수기방법인데 열과 전기가 함께 작용하는 닥터이투의 열도자인 핫이투를 사용하거나 손에서 주는 에너지로 복부를 마사지로 자 극을 하면 오히려 더 좋은 결과가 얻어지게 된다.

맨손으로 하는 내장기 도수치료는 압통이 상당하다.

금환의 복부 관리는 압통이 느껴지지 않는 장점이 있지만, 닥터이투의 복 부 관리는 처음에 느껴지는 압통이 줄어드는 차이가 비교되는 점이 다르다. 닥터이투의 활용이 넓어지기도 하지만 치료사의 입장에서 이렇게 다양한 활용법이 있다는 것은 치료사의 가치가 높아지는 일이다.

7) E2를 이용한 근막 치료와 내장기 치료의 의미

〈 인체 역학 대체물리치료학회 회장 물리치료사 정찬호 〉

명확한 용어가 근육과 근막에 대한 혼란을 줄여주길 기대하며 먼저 용어에 대하여 해부학 신용어에 따라서 정리를 해보고자 한다.

근육(muscle)은 힘줄을 포함해서 하나의 해부학적 단위를 말한다. 이러한 하나의 근육은 가는 수축성 필라멘트인 액틴(actin)과 두꺼운 수축성 필라멘트인 미오신(myosin)이란 수축성 백질 그리고 티틴(titin) 등의 비수축성 필라멘트를 포함하는 Z-선(Z-line) 등을 담고 있는 근육 힘살(muscle belly) 부위와 근육 안에 존재하는 근막조직인 근육근막(myofascia)만으로 이루어진 힘줄(tendon)로 구성된다.

근육 힘살(muscle belly) 부위는 겉에서부터 하나의 근육을 다른 근육들과 구분해 주는 근육 껍질막(epimysium)과 그 껍질 안쪽에 개별 근육 섬유들을 수백 개씩 다발로 묶어주는 중간 껍질이며 근육이 수축하는 기본 단위가 되는 근육 다발막(perimysium)이 존재한다. 이러한 근육 다발 안에 근육의 기본 단위인 근육세포(muscle cell)가 그 껍질인 근육 섬유막(endomysium) 안에 존재하며 근육의 형태를 구성한다. 이러한 근육세포 안에 근육 원섬유(myofibril)라는 근육 수축의 가장 기본 단위가 존재한다. 근육 원섬유 안에 근육 잔섬유(myofilament)라고 하는 미오신과 액틴이 놓여있으며 하나의 Z-선과 다른 Z-선 사이의 간격을 근육 속막(sarcolemma)이라고 명명한다.

힘줄(tendon) 부위는 근육이 뼈로 부착하는 부위로 근육 힘살 중 근육 껍질막, 근육 다발막 및 근육 섬유막 등 껍질만이 모인 부위로 좁고 둥근 모습을 보인다. 이러한 힘줄이 납작하고 넓게 뼈나 근막으로 부착한다는 그 부위는 널 힘줄(aponeurosis)이라고 다르게 명명한다.

근막(fascia)이란 용어는 일반적으로 근육, 힘줄, 뼈, 혈관, 장기 그리고 신경 등을 덮어주고, 이어주며 둘러싸는 섬유성 결합조직에 적용된다. 다시 말해서 조직을 덮어주는 모든 결합조직이 포함된다. 그중에 근육을 덮어주는 조직을 따로 명명해서 근육 근막(myofascia)이라고 한다.

우리 몸은 피부로 둘러싸이며 피부도 근막에 속한다. 그 아래에는 지방층이 있으며 지방층 사이에 얕은 근막(superficial fascia)의 층이 안쪽에서 피부처럼 전체를 둘러싼다. 이어서 깊은 근막(deep fascia)의 층이 다시 한 번 더 안쪽에서 피부처럼 둘러싼다. 피부부터 얕은 근막 그리고 깊은 근막의 층들 사이에서는 수직 방향으로 연결하는 표면적이고 깊은 피부지지띠(superficial and deep retinacular curtis)가 존재하며 근육과 근막의 층을 피부와 연결해 준다. 이러한 깊은 근막 아래에서 근육의 층이 존재한다.

이러한 근막을 구성하는 섬유들(콜라겐, 레티큘린, 엘라스틴) 사이의 배열 상태와 밀도에 따라서 인체의 근막은 각각의 명칭에서 달라진다. (내장의 근막, 고유한 근막, 널 힘줄, 인대 등)

영국의 정형외과 의사인 James Cyriax는 근골격계의 손상에 대하여 내과적 검진의 방법을 동원해서 진단할 수 있는 방법을 고안했으며, 이것에 정형외과(Orthopeadics)와 내과(Medicine)를 합쳐서 정형 의학(Orthopedic Medicine)이란 체계를 정립했다. 이 방법을 통해서 통증이나 제한의 원인이 근육에 있는지, 인대나 관절 주머니인지 아니면 관절 내부의 연골에서

기인하는지 찾아볼 수 있다.

정형 의학의 검사는 그 방법으로 저항을 준 선택적인 근육의 수축력 검사(selective tension)와 수동적인 가동 범위 검사(passive ROM)를 이용한다. 선택적인 근육의 수축력을 통해서는 근육이나 힘줄의 유착이 통증의 원인인지 아니면 신경의 문제인가를 구분해 보며 수동적인 가동 범위 검사는 통증의 원인이 관절 주머니나 인대에서 기인하는지 아니면 관절 연골이나 기타 관절 내부의 문제가 있는가를 구분해 볼 수 있다.

먼저 근육의 손상은 과도한 사용, 한계를 넘어선 늘어남, 외상 등에 의해서 유발될 수 있으며, 이러한 요인들은 그 근육의 염증 반응을 촉발하며, 염증 반응 중 근육 섬유막, 근육 다발막 및 근육 껍질막 등에서 이웃하고 있는 막과 유착(들러붙음)이 생기게 된다. 이러한 유착은 하나는 수축하고 이웃한 막은 이완해야 하는 상황에서 전체를 수축시키려고 할 것이다. 이것은 이완해야 할 막에 위치한 감각기를 자극하여 통증을 유발할 것이다.

인대의 경우, 팔꿈치에 위치하는 곁인대(collateral ligament)를 통해서 살펴볼 수 있다. 만약 팔을 짚고 넘어지며 안쪽 곁인대에 손상을 주었다면, 이 인대의 섬유 중 일부가 끊어질 수 있다. 이러한 손상은 염증 반응을 일으키며 그 결과 안쪽 곁인대는 늘어날 수 있는 범위에서 감소를 피할 수 없을 것이다. 이 손상은 안쪽 곁인대를 늘어나지 않도록 그 주변의 근육들에 보호적 근육 수축을 유발하며 팔꿈치의 가동 범위를 감소시키게 된다. 이때 우리가 정형 의학에서의 가동 범위 검사를 동원해서 안쪽 곁인대와 가쪽 곁인대를 선택적으로 늘려본다면 당연히 안쪽 곁인대가 늘어나면서 통증이 나올 것이다. 바로 이것이 비-관절 주머니 패턴(non-capsular pattern)인 것이다. 이러한 패턴을 통해서 안쪽 곁인대의 손상을 추정할 수 있다.

마지막으로, 퇴행성 관절염이나 류머티즘 관절염처럼 관절 연골의 손상을 만드는 관절 내부에서 손상이 있을 때, 이것은 인대의 손상에서처럼 특정한 방향으로 제한을 만들기보다는 그 관절의 전반적인 가동 범위의 제한을 만들며, 그 관절의 특징적인 비율의 제한을 보여준다. 바로 이것이 관절 주머니 패턴(capsular pattern)인 것이다.

위의 근육 근막의 손상에서 통증은 대체로 그 껍질을 구성하는 콜라겐 섬유의 끊어짐 그리고, 이어지는 염증 반응에서의 유착 등으로 생겨난다. 근육 근막 이외의 근막조직들 역시 콜라겐이 주성분이 되며 대체로 실로 짠 의류에 비교해서 생각해 볼 수 있다.

외부의 충격은 얇은 근막이나 깊은 근막 또는 피부 지지띠에서의 손상을 가져올 수 있으며 이 손상은 염증 반응을 거쳐서 유착을 만들 것이며, 일정한 시간이 지나면서 유착이 있는 존재하는 부위에서 정상적으로 반복되는 움직임을 통해서 서서히 떨어지게 될 것이다. 그렇지만 염증 반응 중, 예를 들어 절룩임과 같은 유착 부위에 자극을 피하고자 생기는 보호적 근육 긴장(Protective spasm, muscle splint, etc)이 형성된다. 이러한 보호적 패턴은 일시적으로 염증 반응의 정상적인 진행 과정을 도와주겠지만, 이러한 보호적 패턴이 비정상적인 행동 패턴을 지속한다면, 이것이 만성적인 통증으로 나타나며, 비정상적인 동작 패턴을 형성하고, 이렇게 형성된 이상 패턴은 또 다른 부위로 잘못된 사용 패턴을 만들며, 다시 염증 과정과 그 결과적인 유착을 만들게 된다고 할 수 있다. 이것을 만성 통증의 눈덩이 효과(snow-ball effect of the pain)라고 할 수 있다.

통증이 사라지는 기전
우리는 이러한 통증의 확산을 깨뜨리기 위해서 여러 가지 치료 방식을 도입한다. 먼저 근막의 도수치료(fascial manipulation)를 살펴보면, 주로 근육 다발막들 사이에 또는 근막 층들 사이에서 만들어진 유착을 분리하기를 목적으로 치료사의 손이나 도구를 이용해서 유착된 조직 주위의 근막을 늘려 주게 된다. 스트레칭 역시 근막 도수치료의 효과를 주변 근육과 근막을 늘려 주는 자세 등을 통해서 만들어준다.

뜨거운 찜질은 유착 주변 조직에서 온도의 상승을 만들고 이것이 혈관의 확장을 통한 순환의 증가를 만들며 노폐물의 흡수와 새로운 영양소 등의 증가로 점차적인 유착의 떨어짐을 만들 수 있을 것이다. 전기치료는 통증 부위 주변에서 전기자극을 적용함으로 관문조절설(Gate Theory)을 통한 통증 자극의 차단, 완화 그리고 유착 주변에서 전기자극에 민감한 근육 섬유들의 수축을 끌어내며, 이러한 반복적인 짧아짐과 길어짐이 아마도 유착 주위 조직의 스트레칭 효과를 통해서 들러붙은 섬유 조직들을 떨어뜨려 줄 수 있을 것이다.

내장의 도수치료는 프랑스의 정골의사(D.O: Doctor of Osteopathy)인 Jean Pierre Barral에 의해서 만들어진 방법으로 내장도 근골격계와 마찬가지로 자기 자리에서 움직임을 만들어야 한다는 전제를 바탕으로 한다. 내장이 자기 자리를 벗어나서 중력에 의해 쳐지는 현상을 하수증(ptosis)이라고 한다. 내장이 자기 자리에서 우리 몸의 움직임에 따라서 밀려가고, 다시 제자리로 돌아오는 것을 가동성(mobility)이라고 한다.

우리의 몸이 숙이거나 뒤로 젖힐 때, 대체로 위쪽에 놓인 장기가 아래쪽에 놓인 장기와의 대립 면에서 아래쪽 장기보다 더 앞으로 또는 뒤로 이동하게 된다. 예를 들면, 간은 쓸개주머니보다 위에 놓이며, 쓸개주머니는 대장의 간 굽이보다 높게 위치한다. 우리가 앞으로 몸을 숙인다면, 가장 위에 위치한 간이 쓸개주머니보다 앞쪽으로 이동하고, 쓸개주머니는 대장의 간 굽이보다는 앞쪽에 그리고 간보다는 뒤쪽의 위치로 이동하게 된다. 이것을 가동성이라고 정의한다. 몸의 움직임과 상관없이 엄마의 뱃속에서 수정체로부터 배아로 이어서 태아로 발달하는 과정에서 내장관의 끊임없는 시계

방향, 반시계방향 회전이 남아있으며 정상적이며 바르게 기능하는 내장에서는 반드시 존재해야 한다. 이러한 움직임은 자동성(Motility)이라 명명한다. 위장에 음식물이 들어왔을 때 위산과 섞이도록 수축하는 위장의 휘젓기, 식괴가 작은창자나 대장 안에서 이동하도록 만드는 분절별 수축과는 다르다.

개별 장기들과 척수 및 두뇌 등은 자체의 자리에 안정적으로 유지하도록 여러 결합조직으로부터 도움을 받는다.

이러한 결합조직에서의 염증이나 유착 그리고, 늘어짐으로 인한 하수증 등은 그 장기의 정상적인 자동성과 가동성에서 제한을 만들게 될 것이다. 그 제한이 미미할지라도, 내장의 위쪽에 위치한 횡격막이 호흡을 위해서 하루에 20,000번 정도의 왕복 움직임을 만들게 되며, 이러한 많은 움직임은 처음에 미미했던 그 제한을 점차로 더 크게 만들 수 있다.

이러한 제한은 그 장기 자체의 소화, 흡수, 분비 등의 기능에서 점차로 이상을 만들게 될 수 있을 것이다. 결국, 정상적인 위치와 자체의 움직임을 벗어나게 될 것이며, 최종적으로는 그 장기의 기능에서 병적인 모습을 만들게 될 수 있을 것이다.

내장의 도수치료에서는 근골격계의 도수치료에서와 마찬가지로 개별 장기들이 인접한 장기 및 신체 구조물과 대립하고 있는 관절면에서 정상적인 활주 작용을 만들고, 신체의 동작에 맞춰서 이동하고 위치를 바꿀 수 있는 가동성을 확보하는 것을 목적으로 삼는다. 이러한 목적을 달성할 수 있도록 개별 장기들과 그 주변 사이에서 정상적인 연결상태를 만들며, 정상적인 긴장도를 확보하도록 치료사의 손을 사용해서 적용하는 것이 내장의 도수치료인 것이다.

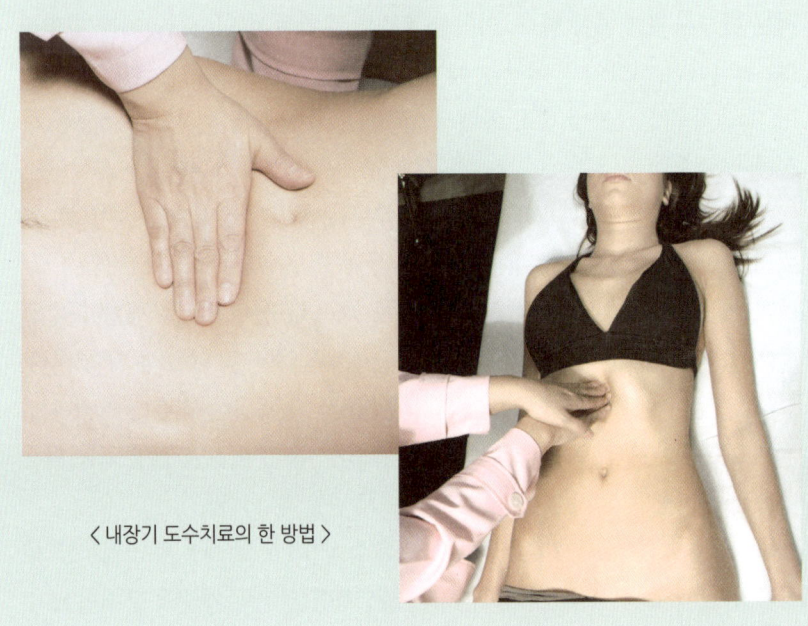

〈 내장기 도수치료의 한 방법 〉

　치료사의 손과 환자의 특정 자세에서의 움직임을 조합해서 간과 위장에
서 만들어진 유착이나 저하된 자동성과 가동성을 회복하게 하여 주는 방법
을 사용한다.

　유착된 근막을 이완시키는 데에 전기자극요법을 구사할 수 있는데 전기
에 대한 이해를 기술해 본다.
　물리치료에서 가장 많이 사용되는 전기치료는 다음처럼 분류할 수 있다.
먼저 직류치료기와 교류치료기로 직류치료기는 +와 −의 전극 특성을 이용
해서 치료에 사용한다. 극의 특성은
　(+) 극 효과 : 혈관수축, 순환 감소, 진정 효과.
　(−) 극 효과 : 혈관 확장, 순환 증가, 자극 효과 등과 같다.

임상에서는 이온의 극성을 이용해서 개별 극에 특정 이온을 바르고 피부에 적용해서 환부로 들어가도록 사용하는 이온도입법을 통해서 사용된다.

교류치료기는 +와 - 극성을 왕복하기 때문에 극의 특성을 사용하지 못하며, 이처럼 각 극성을 왕복하는 것을 주파수(Hz)라고 하며 초당 극성을 왕복하는 횟수에 따라서 저주파, 중주파 그리고 고주파로 구분해서 각각의 주파수 특성을 치료에 이용한다.

저주파는 대체로 1,000Hz 이하를, 중주파는 10,000Hz 이하를 그리고 고주파는 100,000Hz 이상을 말한다. 저주파 치료에서는 신경의 손상으로 인해서 마비된 근육의 손상을 막아주고자 1-10Hz의 주파수로 근육을 직접 수축시키는 전기자극을 제외하면 저주파에서는 주로 통증의 완화를 주목적으로 삼는다. 이때 그 이론적 근거는 관문조절설이 되며 전기자극의 빠른 전달이 신경의 관문을 닫아서 늦게 도달한 통증의 전달을 막아 통증을 조절한다는 것이다. 중주파에서는 피부의 저항이 가장 적은 4,000Hz를 이용해서 조금 더 인체에 깊게 전류를 전달하며 이러한 주파수의 전기를 수송하는 주파수로 이용하며, 여기에 치료 주파수인 저주파를 만들도록 간섭작용을 이용한다. 그래서 중주파 치료기를 간섭파 치료기라고도 한다.

고주파 치료기에서는 주파수에 따른 신경이나 근육 자극을 만들 수 없어 고주파의 열 발생 작용을 치료에 도입해서 심부 투열 치료의 방식에 도입한다.

이러한 전기치료에서 저주파 치료의 경우 통증의 완화라는 목적과 마비된 근육의 수축이라는 직접적인 근육 자극이 사용된다. 그렇지만 임상에서 접하는 환자의 치료에서 저주파의 통증 완화가 단지 관문조절설로만 설명되기에는 부족함이 있으며, 특히 E2 치료기의 경우에 저주파를 이용한 치료에서 상당히 강력한 근육 수축을 유발한다.

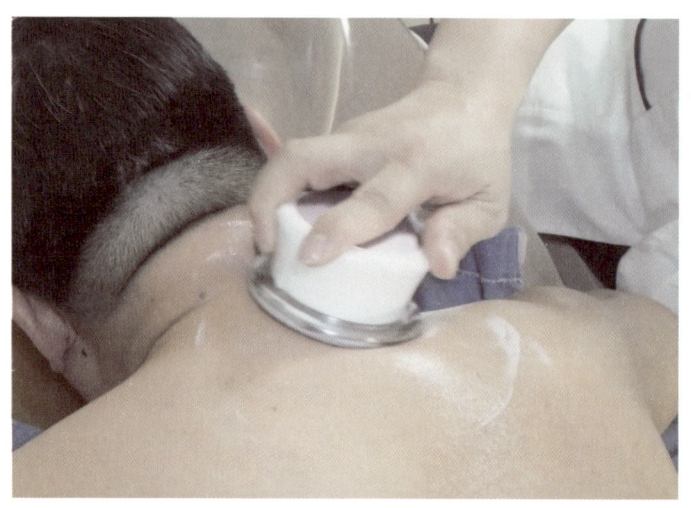

〈 E2 치료 중 모습 〉

이러한 근육의 수축은 근육 내부의 근막조직에서의 유착과 근육 외부의 근막조직에서의 유착 부위 모두에서 가동성을 만들 수 있다. 더구나 E2의 치료 시 환자의 통증 부위 인근에서 움직임을 만들 때 처음에는 강한 통증과 불편감을 만들지만, 치료의 진행에서 그 주위의 근육, 근막 등에서 유연한 움직임으로 변하며 통증의 감소와 가동 범위에서 증가를 얻게 된다. 이러한 결과를 통해서 E2의 적용이 단순하게 관문조절설을 기반으로 한 진통의 효과만이라고 단정할 수 없다고 생각된다. 전기자극을 통한 근육의 반복적인 수축이 그 근육 주위에서 만들어진 유착을 떨어뜨릴 수 있으며 이것이 E2 치료기의 좋은 효과에 한 요인이 되리라 생각된다.

또한 내장의 도수치료에서 치료사는 내장의 결합조직에서 유연성을 만들고 원활한 자동성과 가동성을 끌어내도록 손을 이용해서 환자의 자세와 움직임을 더해주며 내장을 제 자리에서 작동하도록 주변 연결조직을 풀어주도록 치료한다. 이러한 치료법에 더해서 E2의 적용은 환자가 느낄 수 있고,

치료사가 감지할 수 있는 내장의 움직임을 만들어준다.

 이와 같은 움직임은 내장 주변 연결조직의 유연성을 개선하도록 작용할 것이다. 지속한 E2 치료에서 움직이는 내장의 가동성이 증가하고 이것이 환자의 입장에서 더 유연한 움직임으로 느껴지며, 내장의 도수치료에 도움을 줄 수 있을 것이다.

 인체에서 근골격계의 가동성은 "움직임은 그 자체가 생명의 현상이다." 라는 주장에 볼 수 있듯, 건강한 삶의 근본적인 전제이다. 근골격계는 뼈막, 근육 근막 등의 껍질로 둘러싸여 있고, 이러한 장소가 바로 서로 미끄러지며 원하는 동작을 만들어 내는 대립 면으로 작용한다. 내장 역시도 주변의 구조물과 자연스러운 활주 동작을 통해서 건강한 움직임을 갖게 된다. 이러한 부위 어느 곳에서 손상에 뒤따른 유착이 만들어지고 불편하거나 통증이 있는 현상이 발생한다면, 우리 몸은 다른 곳에서의 보상 작용을 통해서 불편감과 통증을 완화하려 애쓴다.

 이 보상 작용이 장기적으로 만들어진다면 그것을 만드는 부위에서 손상이 뒤따르며 우리는 만성적인 통증과 잘못된 행동 양식을 갖고, 통증과 불편감을 느끼며 살아갈 것이다. 이러한 만성적인 문제들을 치료함에서 여러 가지 도수치료 방식에 더해서 좀 더 많은 움직임을 만들어 줄 수 있는 E2 테라피의 적용은 치료의 효과를 높일 수 있는 좋은 선택이라고 할 수 있다.

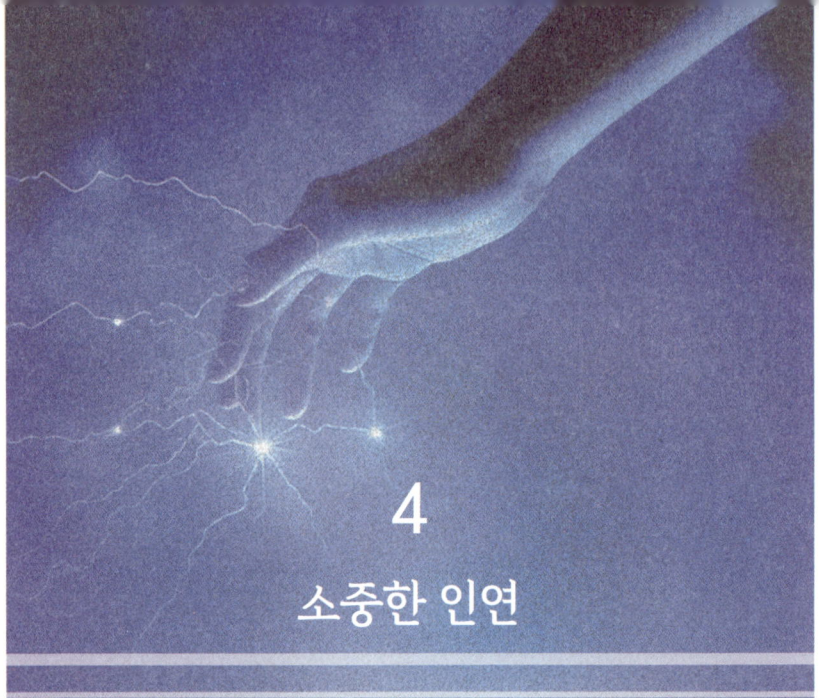

4

소중한 인연

1) 스타와 치료사의 만남

내 치료 인생에 가장 의미 있는 환자를 꼽으라면 단연 내가 오랜 기간 팬으로 있는 그 가수분이다.

요리사는 자기가 만든 음식을 자신이 가장 사랑하거나 좋아하는 사람에게 주고 싶어 할 것이다. 가수도 함께 무대에 올라보고픈 사람이 있을 것이고, 치료사도 자기가 좋아하는 스타들을 치료해보고 싶다는 생각이 있을 것이다.

나에게도 그런 스타가 있다. 30여 년간 그의 노래를 좋아했고 그분을 한 번 꼭 치료해드리고 싶다는 생각이 있어서 이런저런 생각을 하다가, A4 3장 분량의 편지를 써서 춘천에 그분이 공연하는 곳을 찾아갔었다. 그 편지를 스태프에게 전해주면서 꼭 가수분에게 전달해 달라고 부탁을 했었다. 꼭 그렇게 될 거라고는 확신하지 않았다. 전달되어도 만날 수 있다는 기대감은 사실 크게 없었다. 희망 사항이었고, 그저 나는 내가 할 수 있는 최선을 다했다. 내가 운영하는 수기치료아카데미 연말 교육생 모임에 한참 유행하던 TV 프로인 "히든싱어"에서 그분 모창으로 1위를 했던 모창 가수 안웅기 씨를 섭외해서 공연으로 보기도 했었다. 즐거운 공연을 보고 또 그렇게 시간이 흘렀다.

3일 후 병원에서 근무하는 중에 그분께 문자가 왔다. 치료를 마치고 나와서 핸드폰을 보고 깜짝 놀라 소리를 질렀더니 동료 치료사들이 몰려들었던 기억이 있었다.

지성이면 감천이던가? 답신 문자로 남자에게서 이런 감미로운 편지를 받은 것은 처음인 것 같다고, 자신도 몸이 아프니 언젠가 꼭 한 번 가겠노라고, 내가 적었던 그 꿈을 이야기해 주며 멋있는 나의 꿈을 격려해 주셨다.

나의 버킷리스트 중의 하나를 지워달라고 그렇게 쓴 편지 중에는 갑상샘 수술을 했던 그분이 목이 좋지 않을 것이라는 생각이 있어서 목 치료에 자신 있었던 내가 그렇게 편지를 보낸 것이다. 그리고, 혹시 오시나 기대했으나 그렇게 2년이 흘렀고, 그렇게 잊혀 갔다.

어느 날 문자가 한 통이 왔다. 허리가 아픈데 여기저기서 치료를 받았지만 결과가 좋지 않았다고. 문득 내 생각이 나서 문자를 보냈다고 했다. 치료를 받을 수 있겠냐고. 믿어지지 않았다. 우~와!!! 이럴 수도 있구나.

너무 반가운 마음으로 꼭 오시라고 했고 결국, 그분이 우리 치료실을 찾게 되었다.

대형병원도 아닌 동네 마취통증과 우리 클리닉에 최고의 고객이었다. 치료실을 깨끗하게 청소하고 그의 음악을 잔잔히 틀어 놓고. 그 음악을 들으며 그분과 대화하며 치료를 하는 것이 너무 신기했고, 직원들도 마냥 들떠 있었다. 나의 꿈이 이루어지는 순간이었다. 쾌족과 이투와 금환 그리고 수기. 모든 테크닉을 동원하여 나름 최선의 치료를 해드렸다. 상대에 대한 배려, 매너가 몸에 밴 말투와 인품이 인상적이었다.

5번 치료를 받으시고 마지막 날 매니저를 통해 대전 콘서트 티켓 2장을 선물로 주셨다. 기대하지 못했던 감동이었다.

아내와 함께 대전에 가서 콘서트홀 1층 VIP석 중에서도 가장 가운데에서 공연을 보는 영광을 얻었다. 내 인생에서 너무나 행복하고 즐거운 평생 잊지 못할 추억이었다. 그분의 콘서트는 늘 만석이었고 중장년층부터 젊은이들도 열광했다. 격조 있는 유머러스함이, 중년으로의 멋지게 늙어가시는 모습이, 아직도 댄싱을 하는 열정이, 화려한 조명이, 큰 콘서트장을 열광적으로 흥분시켰다. 공연을 본 것은 여러 차례였지만 이러한 초대 티켓으로 본 것과는 비교할 수 없었다.

우리 부부는 대전의 호텔에서 하루를 보내고 다음 날 돌아왔는데 공연팀도 그 호텔에서 함께 묵었다. 큰 병원이라면 유명 스타들도 알아서 찾아오겠지만 우리처럼 동네에 작은 개인 의원에서 이런 스타를 만난다는 것은 참 쉽지 않은 일이다. 더더욱 내 마음의 스타를 편지로 만났다는 것만으로 나는 내 치료사라는 직업에 더욱 애착을 가지게 되었다.

후에 나 또한 감사의 의미로 목시워니 50개를 스텝과 댄서분들과 함께 사용하시라고 선물을 보내드렸다. 인생 모르는 거지. 그분의 노랫말처럼.

"알 수 없는 인생 아니겠는가?"

<이문세 님께 보내는 편지>

이문세 님께

안녕하세요? 저는 물리치료사 나영근이라고 합니다.

올해 49세이며 서울 송파구 연세이김통증클리닉 물리치료실 치료부장이며 나영근의 수기치료아카데미를 운영하며 치료하는 법을 가르치는, 그래서 치료에 관해서는 뒤지고 싶지 않은 자부심을 가지고 있는 치료사입니다.

2015년 4월에는 한의학박사 조현주 원장님과 여성의 문제에 도움을 주는 "금환궁 테라피"라는 책을 출간했습니다.

제 블로그를 보고 먼 지역에서도 저를 찾아오는 환자분들이 많습니다. 국가대표 운동선수들도 종종 오고요.

새삼 이문세 님께 팬이라고 하기도 정말 새삼스럽네요.

제 노래방 18번이 "알 수 없는 인생"이며 누구보다도 많은 곡을 사랑하고 있지요. 두 달 전에 오늘의 공연을 예약했고, 오늘 오면서 꼭 이 편지를 전해드리고 싶다는 간절함을 가지고 왔습니다. 호칭이 참 어렵네요. 뭐라고 불러드려야 할지. 친한 것도 아닌데 형님이라고 하기도 그렇고, 그렇게 부르고 싶긴 합니다만.

오늘 전하는 요점을 말씀드리겠습니다.

제가 치료사로서 말입니다. 제가 누구보다도 자신감을 갖고 치료하는 부분이 목, 경추입니다. 중년이 되면 누구나 목, 어깨의 불편함이 있지요. 물론 치료는 어느 부위든지 다 합니다.

그 목이 불편한 분들이 갑상샘도 좋을 수 없습니다. 수술하셨다고 들었습니다.

수술 이후에도 갑상샘 부위의 순환조직들을 잘 관리해 줄 필요는 항시 있습니다. 요리사가 자신이 팬으로 있는 대상에게 자신의 요리를 맛 보여 드리고 싶듯이 저 또한 치료사로서 그 많은 가수 중에 꼭 한 번 치료해드리고 싶습니다. 저는 저만의 독특한 치료를 합니다.

그래서, 많은 분이 찾습니다……. 중략

제 꿈은 말입니다.

1. 비밥바룰라(이문세의 세계 음악여행) 음악투어가 아닌 치료투어를 이문세 님처럼 비디오로 찍어 보고 싶은 것입니다. 외국 치료실에 가서 저와 치료 비교를 하고 서로 치료의 장점을 나누는 거지요. 아마 외국에서도 제 치료를 보면 매력을 느낄 것입니다. 제 절친 중의 하나가 미국 카이로프랙틱 닥터고 그 친구도 반하고 갔거든요. 비밥바룰라, 저는 아내와 너무 재미있게 보았습니다.

2. EPL (영국 프로축구) 선수를 치료해 보는 것입니다.

가능하면 가서 해보고 싶지요. 자신 있는데 불러 주질 않지요. 하지만 그들도 받아보면 저에게 빠지게 될 것입니다.

3. 제 이름을 건 체인 샵을 하고 싶습니다.

<나영근의 목 편한 세상>이죠. 특별한 손길을 전국에서 느끼게 될 것입니다. 저는 E2, 금환, 쾌족 등을 통해서 쉽고도 편안해지는 기술들을 전하고 싶습니다.

4. 책을 5권 정도 쓸 것입니다. 현재 1권 출간했고 둘째가 작업 중입니다.

5. 주 3일만 일하고 싶습니다. (이건 80% 정도 이뤘지요. 내년엔 이룰 수 있지 않나 싶습니다. 현재 주 4일 일하니까요. 친구들이 신의 직장이라고 합니다.)

6. 대학 강단에 한번 서보고 싶습니다. 치료의 실기나 대체의학이 되겠죠.
그래서, 늦은 나이에 석사를 도전해 보려고 합니다.

7. 치료 후진국에 가서 제 기술을 전해주고 나영근의 수기치료 아카데미를 심어주고 싶습니다. 기술과 도구들을 지원하려고 하니 자금을 좀 모아야겠죠.

8. 기부하는 사람이 되고 싶습니다. 이건 좀 한참 걸리겠지요.

<10가지의 버킷리스트, 몇 년 지나고 보니 부끄러워서 2개를 삭제>

누가 뭐라든, 이루어지든 아니든 저는 제 꿈들을 향해 조금씩 나아가고 있습니다.
이루어지는 것도 있고요. 안 되는 것도 생기겠죠.
꿈에 도전하고 그것들을 이루는 과정이 인생이라고 봅니다.
그래서 알 수 없는 인생 아닙니까?

이제 반환점을 돈 인생, 앞으로 더 정진하고 노력하는 모습들로 꾸려 갈 생각입니다.
혹 치료가 아니라 관리를 받아도 제게 받아보면 어디 가서 마사지받기 싫어질 겁니다. 너무 싱거워서요. 깊고, 아프지 않고, 편안한 치료 또는 관리. 제가 추구하는 거지요. 제 버킷리스트에 하나를 지울 수 있도록 도와주세요.

신문고를 두드리면 왕도 만난다는데 이문세 님의 신문고는 어떤 것인지요?

연락 한번 주십시오. 아프시든 안 아프시든 점검이 필요한 나이시니까요.
아, 그리고 저희 클리닉에 간호조무사 한 명이 엄청나게 팬이라고, 제가 편지를 가져가서 전달한다니까 엄청나게 응원을 해주었습니다. 만약 오시면 함께 만날 수 있기를 기도하겠습니다.
 - 나영근입니다.

진심이 담긴 글에 좋은 반응을 주셔서 인생이 그래도 살맛 나는 것이구나 하는 것을 느끼게 해 주셨다.

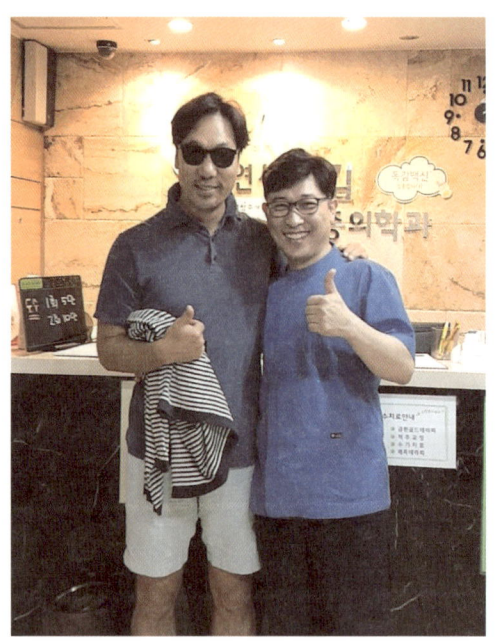

〈 나의 최고의 스타 〉

그리고, 또한 내가 만나본 환자 중에서 최고의 여성을 한 분 꼽으라면 단연 기생충의 여주연 배우님이었다. 까탈스러울 수도 있지 않나 생각했지만, 막상 대해보니 성격이 너무 좋았다. 치료하는 내내 이런저런 이야기를 해 주셨는데 사람을 편하게 하는 인성에 놀라운 감동을 하였었다.

남자 팬 입장에서, 치료사 입장에서도 그렇게 예쁜 여성 환자는 처음 본 것 같다. 그 후로 나는 그분의 팬이 되었다. 스타가 찍어준 사진 한 장은 팬 입장에서는 정말 너무 큰 선물이었다. 추울 때 촬영을 하다 보니 어깨가 많이 굳으셔서 어깨와 목을 치료받으셨다. 운동으로 다져진 탄탄함이 인상적이었고 환자복을 입고 계실 때 함께 사진 찍자는 요청을 드렸는데 조금 기다리라고 하시고 단장을 하고 나오셔서 멋진 추억의 한 컷을 선물 받았다. 쾌족을 받고는 너무 시원하다며 엄지 척을 해 주셨고 금환의 따스함으로 어깨와 복부를 해드렸었는데 온종일도 치료할 수 있을 거라는 것이 남자로서 팬으로서 내 솔직한 심정이었다.

워낙 거물급이라 두 분을 만나보고는 연예인 중에 꼭 누구를 또 치료해보고 싶다는 생각이 사라졌다.

스포츠 스타들도 많이 만났었다.

기억에 남는 스타는 야구선수가 있었다. 올스타에도 여러 번이나 선정된 스타플레이어였다. 그가 햄스트링을 다쳐서 나를 찾아 우리 클리닉에 왔다. 내가 블로그에 한화 팬으로서 조OO 선수가 일본으로 치료를 받으러 간다는 기사를 보고는 맘이 좋지 않아서 "우리 치료실이 더 잘하는데 왜 일본으로 갈까?" 하는 내용의 글을 혼자 써 놓은 것이 있었는데 이 선수가 그 글을 우연히 보았던 것이다.

나는 첫날 성심껏 그를 치료해 주었고, 그날 저녁에 두산과의 경기에 출전한 그가 8회에 대타로 나가 초구에 역전 결승 3점 홈런을 쳐서 그날 경기에 승리한 것이다.

정말 짜릿했다. 그다음 날, 월차로 쉬는 내게 병원에서 전화가 왔었다. 그 선수가 치료받으러 오셨다고. 갈 수가 없는 상황이라 일단 다른 선생님들께 치료를 받으시라고 했는데, 그런데, 다음 주 예약을 하고는 그냥 갔다고 했다. 그날 홈런을 친 행운의 여신 미소 덕분인지 다섯 번 정도 우리 치료실을 계속 찾았다. 현역일 때는 선수의 치료 상황을 말할 수 없어서 그가 은퇴 후인 지금에야 이렇게 돌이켜보는 것이다.

세계랭킹 19위까지 올라갔던 대한민국 테니스계의 깜짝 스타. 그 친구도 잊을 수 없는 환자였다. 선수의 어머니가 나의 물리치료와 1년 후배라 인연이 되었다. 2년간 공백기를 갖고 있었고, 그 기간 여러 곳에서 많은 치료가 큰 효과를 보지 못했다. 그 후에 나를 만나 8개월간 집중치료를 했었다. 나또한 최선을 다했지만 이전의 기량을 회복하지 못해서 안타까웠다.

한 번은 MBC 프로그램에 출연한 일이 있었다. 김OO 씨가 진행자였고 가수 심O을 비롯해 개그우먼 한 분도 패널로 나오는 아침 프로그램이었다.

나와 같은 나이인 심O 씨는 정말 엄청나게 유명했던 젊은 날이 있었기에 추억의 스타로 너무 반가웠다. 그 히트곡을 현장에서 바로 듣는 영광의 시간이 있었다.

촬영 후에 대기실로 들어왔는데 어떤 중년여성 두 분이 대기실에 계셨다. 들어오는 나를 보고 목 어깨 통증에 관해 설명하신 선생님 아니냐고 방금 방송 보았다고 하시며 본인 목 좀 봐달라고 얘길 하였다.

그런데, 대기실이라 어디 베드가 있는 것도 아니고 앉아서 치료하는 것도 좀 불편하고 해서 그 장소적 상황이 썩 내키지는 않았다. 그리고 그 옆에 계신 분도 목이 불편하다고 한마디 하시는데 나는 누군지 몰랐다.

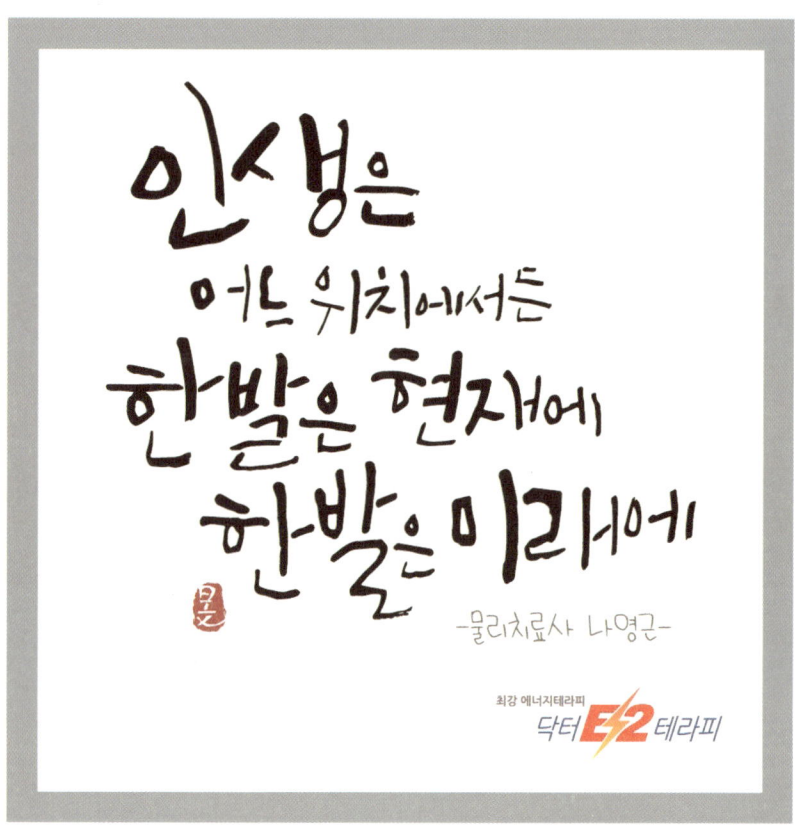

인생은
어느 위치에서든
한발은 현재에
한발은 미래에

-물리치료사 나영근-

최강 에너지테라피
닥터 E2 테라피

혹시, 성함이 어떻게 되냐고 내가 물으니 "언니, 이 선생님은 나도 모르고 언니도 모르나 봐" 그랬다.

"언니분 성함이 어떻게 되세요?" 물으니 이○○ 씨란다.

헉~ 이○○가 누군가?

"멀리 기적이 우네~~~" 잊을 수 없는 노래가 많다.

나보다 6년 연상이고 내 젊은 시대에 최고의 인기가수이자 미녀 스타 아닌가? 우리는 얼마나 그분 노래를 듣고 따라 부르고 했는가? 그 수많은 히트곡들을 얼마나 사랑했었던가? 그런 분을 몰라 뵈다니. 질병의 후유증으로 몰라보게 달라진 면도 있었다. 안쓰러움과 그 옛날 스타를 만난 감격에 기념촬영 한 컷을 부탁하여 남겨놓았다.

그리고, 처음 말을 걸었던 그분이 김○○ 씨였다. TV를 안 봤더니 잘 나가는 인기인이었던 왕년의 개그우먼 김○○ 씨도 알아보지 못했다.

여건만 되었어도 목에 관한 한 내 테크닉으로 아주 인상 깊은 만남이 되었을 텐데 하는 아쉬움이 있었다.

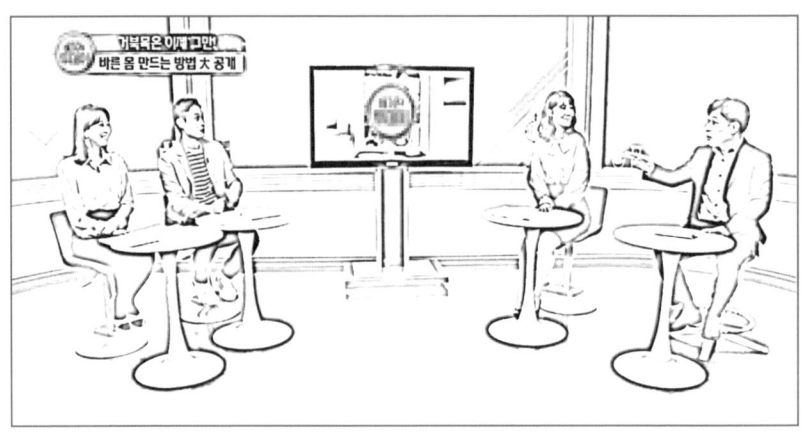

2) 방송 프로그램에 출연

한 번은 친구들과 카페에서 차를 마시고 있는데 전화가 왔다. 방송국인데 나를 유튜브에서 찾다 보니 성에 대한 책 〈꽉찬 섹스 힘찬 인생〉을 쓴 적도 있고 해서 자신들의 프로그램에 초대하고 싶다는 취지였다. 어떤 프로그램이냐고 했더니 "쉬는 OO"라는 아직 첫 방송을 준비하는 프로그램이었다. 진행자가 신OO과 한OO로 이름 있는 MC들이었다.

쉬는 OO는 육체적인 부부관계를 쉬고 있는 섹스리스 부부의 상황을 전문가의 지도를 받으며 부부관계 개선을 목적으로 하는 성인 프로그램이었다. 처음에는 순간 "어! 내가 부부관계 쉬는 거 어떻게 알고 〈쉬는 OO〉에서 초대할까?"라고 생각했는데, 나는 커플들의 상담을 하는 멘토 역할을 맡게 됐다는 것이었다.

부부의 잠자리 문제를, 몸의 문제를 해결하는 것으로부터 실마리를 풀어가는 코치였다. 흥미가 당겼다.

패널로는 한참 주가를 올리고 있는 비뇨기과 의사 꽈추 형과 산부인과 전문의로 야한 성 이야기를 가감 없이 시원하게 날리는 박OO 원장이었다. 패널로 나온 그분들을 만나고 싶었다,

하지만 내 출연 부분은 야외 숙소에서 4쌍의 커플에게 쾌족으로 몸을 코치하는 것이었다. 부부간에 할 수 있는 쾌족을 소재로 잡았다. 부부간의 쾌족은 좀 더 과감한 부분을 할 수 있어서 딱 좋은 프로그램을 할 수 있었다.

촬영은 경기도 외곽지역에서 진행되었다. 오전에 비가 왔고 기온이 너무 떨어진 상태였다. 나를 포함한 출연자들은 반바지를 입고 나와야 했는데 2시간을 덜덜 떨며 촬영해야만 했다. 결국 재밌게 준비해 간 프로그램을 다 해내지 못하는 아쉬움을 남겼다.

이때 8명의 패널에게 던진 인사가 화두가 되었다.

"안녕하세요? 쉬는 OO에 나오신 여러분들 잘 쉬고 계시죠? 저도 잘 쉬고 있습니다. 쉬는 OO에 나온다고 해서 어제 한번 하고 왔습니다."

모두 깜짝 놀라 폭소를 터뜨리고 밝아진 분위기에서 시작할 수 있었고 유튜브에 역대급 TMI라는 제목으로 소개 편이 나왔고 5만 뷰 정도를 기록하기도 했다.

실내 촬영이었다면 꽈추 형과 남자의 비뇨기 문제에 관한 치료법 이야기를 하고 싶었다. 닥터이투가 좋은 강점 중 하나는 골반저근까지 관리할 수 있다는 점이다. 앞쪽으로는 내전근, 치골근까지 여성 샵에서는 관리가 가능하고 특별하게 더 좋다. 손으로 하기는 어려운 부분이고 효과 면에서도 더 인정받고 있다. 저주파의 전기자극은 혈관을 확장하고, 혈액순환을 빠르게 하며, 피로물질인 젖산의 분해를 도와 근육의 이완, 순환에 큰 도움을 준다.

남성의 전립선 부위도 마찬가지이다. 온몸 어디 하나 근육이 없는 곳이 거의 없으니 이 부위도 이투의 전기에너지가 효과를 발휘할 수 있고, 특히 대도자의 느낌마저 좋은 부위이다. 언젠가, 비교기과를 찾은 적이 있었는데 약 아니면 수술을 하는 곳이라는 정도 외에 특별한 처치가 없었다. 닥터이투로 관리하면 얼마나 좋겠냐는 생각을 했었고 나는 실제 직접 전립선 부위까지 받아본 터라 꽈추 형과 이러한 이야기를 나눌 수 있을까 싶은 기대감이 있었다. 그러나 야외와 실내 촬영으로 나누어져서 인사조차 할 수 없었던 점이 못 내 아쉬웠다.

3) 묘한 인연

1988년 8월 올림픽이 한창일 때 나는 군에 입대한 청년이었다.

논산훈련소 신병교육대에서 6주간 훈련의 하이라이트는 20여 kg 완전군장을 하고 50km를 걷는 야간 행군이다. 한 사람도 피해 갈 수 없는, 어떤 변명도 통하지 않는 코스였다. 혼자서는 절대 할 수 없는, 전우들이 함께하기에 가능한 훈련이었다.

그런데 옆자리의 한 동료 훈련병이, 며칠 전 발목을 다친 것이 심해져서 꼼짝도 못하게 퉁퉁 부어버린 것이다. 물리치료사인 나는 의무병 입대 전에 아버님의 권유로 3개월간 서울역 부근 침술 학원에서 침술을 배웠다. 하지만, 초짜였기에 어디다 놔야 하는지 지금은 기억도 나지 않지만 뭔가 도움을 주고자 하는 마음에서 가져간 침통을 꺼내 들었다. 그리고, 배운 기억을 추슬러서 몇 방을 찔러 넣었다. 그런데, 소 뒷걸음치다 쥐 잡듯이 아마 제대로 찔렀던 모양이었다. 무식하면 용감하다고 했던 말이 딱 맞는 듯하다. 아침이 되니 통증도 없고 부기가 싹 가라앉아서 멀쩡해도 힘들었던 50km 행군을 잘 마친 것이다. 그 동기가 과장해서 나를 생명의 은인이라고까지 말했던 이유였다.

자대배치를 받고는 서로 소식이 끊겨 그렇게 30년 넘게 세월이 지났다. 고마움을 잊지 않았던 그 훈련소 동기가 어느 날, 우연히 MBC TV에 출연한 나를 알아보고 인터넷을 뒤져 카톡으로 연락을 해왔다.

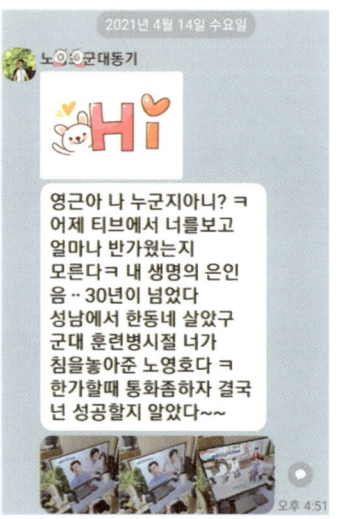

처음엔, 이름도 얼굴도 기억이 나지 않는 군대 훈련소 동기의 연락이 그렇게까지 반갑지는 않았다. 그런데, 우연히도 출판사를 운영하던 이 친구가 내가 쓴 두 권의 책을 찾아보며 책 이야기를 하는데 만나보고 싶다는 생각이 들었다.

첫날 만나서 술 한잔을 기울이기 전에 내 센터에서 쾌족을 해주었더니 뭔가 영감이 스쳤나 보다. 쾌족 강의를 할 때마다 책 출간 권유를 받았지만 두 번의 출간에 힘들었던 생각에 엄두가 나지 않았다. 탈고하고 아주 녹초가 되었던 기억이 있었다.

"탈고란 탈탈 털리는 고충이다"라는 말을 남겼었고 셋째는(세 번째 책은) 없다고 생각했었다. 하지만 이 친구의 설득에 다시 세 번째 펜을 잡게 되었다. 쾌족만 소개하려다가 물리치료사로서 참 별난 인생을 살고 있는 나의 비즈니스의 삶을 소개해보고 싶다는 생각이 들었다.

그리고, 내가 하고 있는 일의 시작이 물리치료사라면 누구나 할 수 있는 것이기에 그 스토리를 들려주고 싶었다. 그래서, 이 책이 세상에 나오게 된 것이다.

의무병으로 있을 때 실제 목숨을 살린 스토리가 하나 있어 소개한다.

파견 병으로 근무한 일병 때였는데, 내무반에서 침상을 건너뛰다가 발을 헛디뎌 뒤로 넘어져서 후두부를 부딪쳐 기절한 사병이 있었다. 그를 둘러싸고 의무병을 애타게 찾고 있었다. 나를 부른 사병과 급히 뛰어갔다. 그 병사는 입에 거품을 물고 있었고 동공이 풀려있었다. 내 의무병 가방엔 까만 약(소화제)과 빨간 약(상처 치료제) 그리고, 붕대가 전부였다. 까만 약은 배 아플 때 주는 만병통치제였고 빨간 약은 상처가 나면 발라주는 것이었다.

1989년 그때는 그랬다. 나는 구급차를 부르라고 급하게 외쳤고, 가방에서 침통을 꺼냈다. 침 선생님이 가르쳐 주신 것 중에서 응급환자는 십 선(손끝)을 따서 피를 내라고 했던 말씀이 기억이 났다. 삼릉침이라 불리는 사혈에 쓰는 침을 꺼내 무작정 열 손가락의 십 선을 따서 피를 내주었다. 뭐라도 하지 않으면 생명이 오갈 수도 있는 위급한 상황임이 직감적으로 느껴졌다. 팔을 마사지하며 혈액이 돌기를 기도했다. 얼마나 시간이 지났을까? 그 사병이 몸을 움직이더니 눈동자가 돌아오기 시작했다. 손을 조금씩 움직였다. 안도의 숨이 나왔고 주변 병사들의 함성이 들려왔다. 정신을 잃었다가 차려서인지 어떤 일이 있었는지 알지 못했던 사병은 얼떨떨하게 나를 쳐다보았다.

내 군 생활 중에 가장 보람 있었던 일이었지만, 타 부대였던 터라 그대로 묻힌 그날의 사건이었다. 그 뒤로 그 부대원들이 가끔 나를 보면 허준이라고 불렀다. 정작 나는 그가 무엇 때문에 깨어났는지 알지를 못했다. 십 선을 따서인지, 여러 병사가 여기저기 주물러서인지, 정신이 저절로 든 건지 확신할 수 없었다.

지금이었다면 심폐소생술 (CPR Cardiopulmonary Resuscitation)을 실시했을 텐데 1989년 그때만 해도 심폐소생술에 대한 지식이 내겐 없었다. 아니면 배우고 까먹었는지 기억이 나지 않았을 수도 있다. 어찌 되었든 그 생명은 의무병 잘 만나 살게 된 것은 분명했다.

말년이 가까울 무렵, DMZ에서 수류탄 폭발사고를 수습하러 새벽에 구급차에 군의관님과 가서 하급자 의무병 한 명과 2구의 시신을 판초 우의에 싣고 나온 일이 있었다. 총 4명의 사망자가 나왔는데 그때만 해도 그렇게 조용히 군내에서만 처리되던 안타까운 죽음이 있었다.

4) 미국 물리치료사와의 만남

어느 날 국제 전화 한 통이 걸려왔다. 2019년 10월 경이었다.

"뉴욕 맨해튼에서 근무하는 물리치료사인데요, 선생님 영상을 유튜브에서 봤어요,

그거 이투테라피를 뉴욕에 오셔서 좀 전해줄 수 있는지요?"

이투테라피에 대한 내용을 유튜브에 올려 놓았는데 미국에서 보고 있는 줄은 몰랐다. 그리고, 전화까지 오다니. 살다 보니 이런 일이 다 있구나. 미국 물리치료사가 지금 나를 초대하는 건가? 신기하기도 하고 믿기지 않았다. 내 테크닉에는 자신도 있고 해서 선뜻 그럴 수 있다고 답을 했다. 이야기가 진전되어서 2020년 1월 코로나로 국경이 봉쇄되기 딱 한 달 전 뉴욕행 비행기를 타게 되었다. 출발하기 한 달 전에 이투테라피 기기 6대를 우편으로 보냈고 가는 길에 두 대를 가져갔다.

항공료가 저렴한 2월에 갈까 했는데 일정이 안 맞아서 일찍 다녀온 것이 지나고 나서 보면 참 극적이었던 미국행이었다. 2월부터 코로나로 출입의 제한이 엄격해져서 자칫 못 갈 뻔했었다. 그 한 달 사이에 엄청난 일들이 전 세계에서 벌어졌다.

팬데믹이 풀린 것이 그 후로 3년 가까이 되었으니 그때 가지 못했다면 이 인연도 없었을 것이다. 그렇게 뉴욕 맨해튼에서 Moceon의 물리치료사 박지훈 대표를 만났다. TV에서만 보던 Manhatten Avenue. 마치 스파이더맨이 나올 것 같은 도심의 엄청나게 많은 고층 빌딩 숲. 그 뉴욕에서 Moceon이라는 개인 clinic을 운영하던 박지훈 대표를 통해 미국에서 일하는 한국인과 한국인 2세 물리치료사 선생님들을 여러 명 만났다. 이때의 이투 version은 2세대로 오로지 손으로 주는 전기에너지뿐이었다. 그런데도, 그 테크닉은 뉴욕에서 잘 통했다.

출발 전에는 미국 물리치료사들이 내 테크닉을 정말 잘 받아들일까? 걱정도 있었다. 실제 보니 별거 아니라고 하면 어쩌지? 뭐 그런 생각들도 없지는 않았다.

Manhatten의 중심은 세계적으로도 물가가 비싼 곳이었다. 22평 작은 clinic 월세가 600만 원 정도였다.

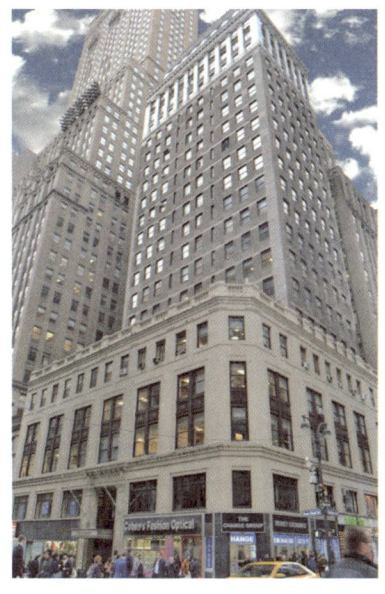

〈 맨해튼의 클리닉 건물 〉

그래도, 의사와 협업이 없이 단독 개업이 가능했던 이곳은 의사의 처방만 있으면 이 clinic에 와서 보험 청구가 가능한 치료를 받을 수 있었다. 상당히 부러운 시스템이었다. 우리 한국 물리치료사들에게는 요원한 이야기였다. 대한민국 의사 집단에 대항할 힘이 너무 없기 때문이다. 물리치료사에게 양보해 주기는 또한 너무 큰 밥그릇이기도 하다. 미국도 물리치료사의 단독 개업이 성사되기까지는 의사들과 상당히 격하고 긴 투쟁이 있었다고 한다.

학제를 개편하고 의사 쪽에서 양해가 이루어져 극적으로 이루어진 일이라고 전해주었다. 그곳에서 2주일을 머물며 이투테라피를 현지 선생님들에게 전해주었다. 잘들 수업을 따라 주었고 모두 흡족해했다. 숙식은 뉴저지에서 하고 출근은 맨해튼으로 했다. 뉴욕에서 산다는 것은 상당히 부자가 아니면 어려운 놀랄만한 고물가 도시였기 때문이었다.

박지훈 대표에게 쾌족에 관해서도 설명을 했었다.

그때 지훈 선생님은 내게

"선생님! 미국은 문화가 달라서 환자를 발로 밟으면 안 됩니다."라고 했다. 당연한 말이었다. 나는 그럼에도 불구하고,

"알겠으니 엎드려 보세요" 하면서 쾌족을 시연해 주었다. 깊숙한 압으로 지긋이 전신을 눌러주니 지훈 선생님 입에서도 탄성이 터져 나왔다.

쾌족을 받아본 지훈 선생님은 "이거 생각보다 대박인데요" 하면서 직원에게도 받아보기를 권했다. 직원들도 좋아했다.

나는 미국 환자분들에게 쾌족을 해 줄 테니 시도해 보자고 제안을 했고 그렇게 해서 다음날 4명의 미국인이 쾌족을 받았고 모두 만족해했다.

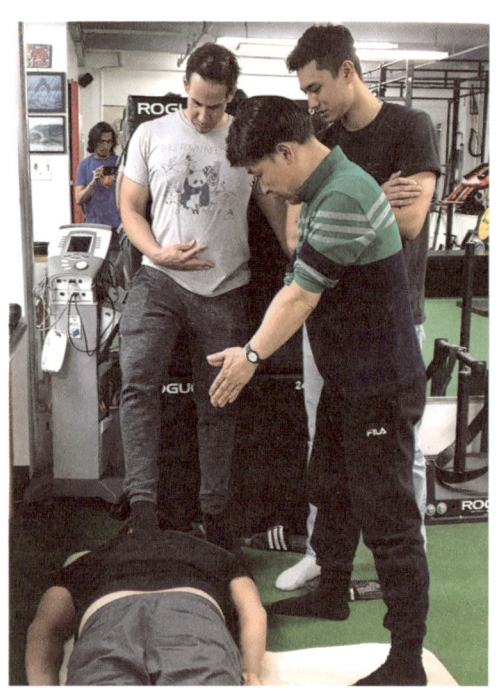

〈 미국 물리치료사 가르시아의 쾌족 받는 모습 〉

이투나 쾌족에는 국경이 없었다. 누구나 그렇게 받으면 만족해하고 통증에 효과가 있는 것이 이 두 가지 테크닉이었다. 미국 물리치료사 가르시아와 운동처방사 두 명의 직원들도 함께 쾌족을 받아보고는 동양의 작은 체구를 가진 치료사의 발을 신기해했다. 정교함에 놀라움을 표시하기도 했다.

2022년 10월에 새로운 이투테라피 version이 나와서 두 번째 뉴욕을 방문했다. 이 새로운 버전은 닥터이투의 모습을 갖춘 지금의 손잡이가 있는 도자형 전기에너지 테라피가 가능한 형태로서 시술자가 편하고도 강력한 전기를 주입할 수 있게 만들어졌다. 닥터이투를 들고 후배 물리치료사와 그린인월드 대표와 셋이서 다시 지훈 선생님을 맨해튼에서 만났다. 22평 공간에서 두 명의 직원을 데리고 있었는데 400평 규모의 새로 오픈한 운동센터 겸 치료실로 직원만 30명인 클리닉으로 성장해 있었다. 뉴욕에서 가장 큰 운동 치료센터였다. 이전 모습을 직접 보았던 나로서는 급성장에 놀라움을 금할 수 없었다.

그 바탕에 이투테라피가 있었다고 내게 감사해하는 선생님의 겸손한 자

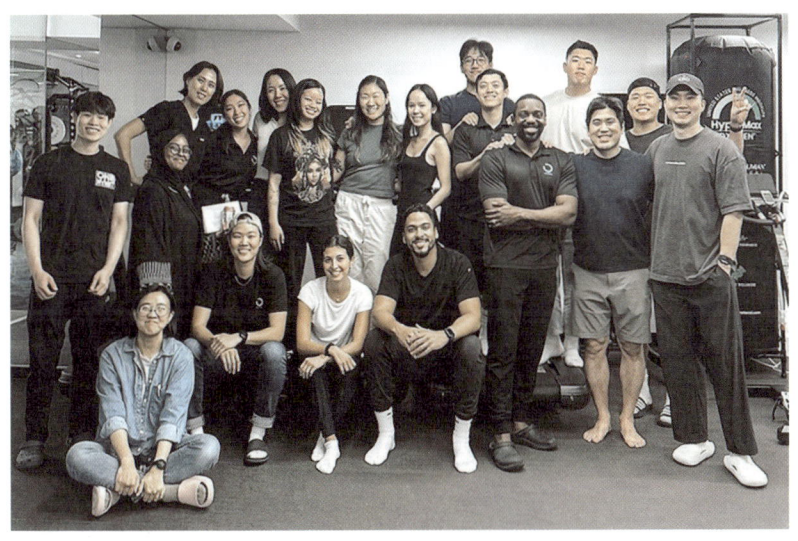

〈 맨해튼의 새로 이사한 Moceon 직원들 〉

세가 고마웠다. 본인의 능력이 나보다 더 뛰어나 이룬 결과물이었고 이투테라피가 중요한 역할을 한 데에 대해서는 가슴 뿌듯한 만족감이 있었다.

업그레이드된 닥터이투는 현지에서 엄청난 반응을 보였고, 멕시코계 물리치료사 가르시아는 이전 버전 닥터이투도 구매했었는데 바로 Dr.E2 pro도 구매를 해주었다. 그 클리닉에서 체구가 큰 미국 환자들을 여러 명 치료를 해주었다. 그들은 연신 원더풀을 연발하며 감탄했다.

물리치료사 가르시아의 개인 클리닉은 UFC 선수들과 NBA 선수들도 자주 찾는 곳이었다. 덕분에 유명한 주짓수 선수들을 함께 치료하며 통증에는 국경이 없음을 체험했다. 그리고,

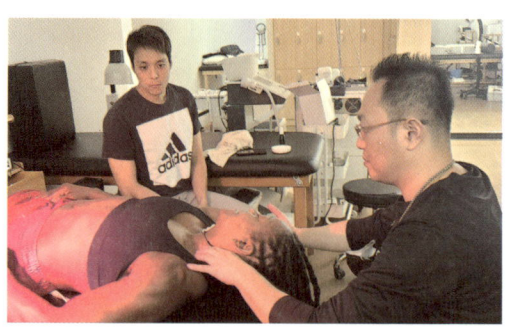

〈 동행한 김동천 치료사의 치료 모습 〉

닥터이투가 세계로 더 나아가야겠다는 생각을 한층 더 갖게 되었다.

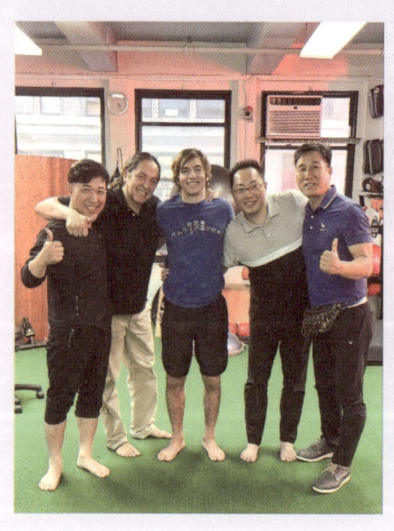
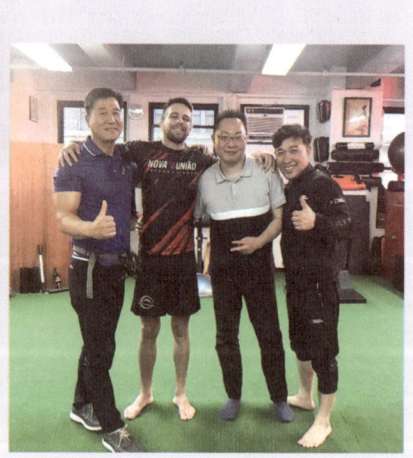

〈 물리치료사 가르시아의 클리닉에서 UFC 선수와 함께 〉

또 반가운 만남이 있었다.

박지훈 대표의 소개로 뉴욕 물리치료사 협회 회장인 Fernando의 개인 진료소를 찾아 인사하고 그에게 닥터이투를 시연해 주었다.

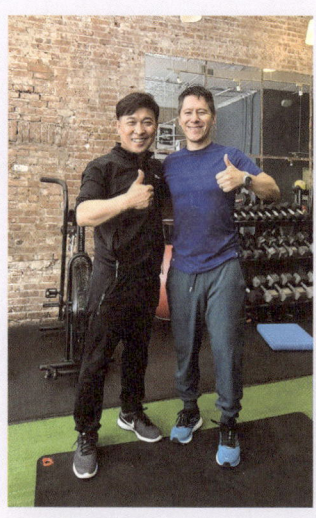
〈 뉴욕 물리치료사 회장 Fernando 〉

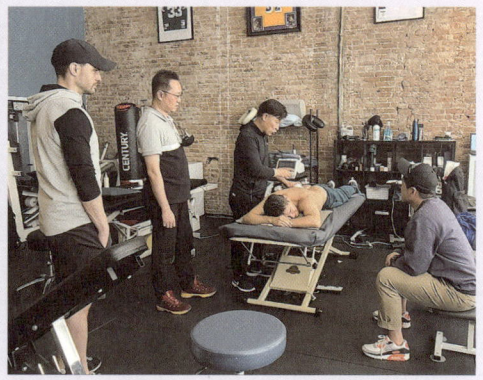
〈 페르난도의 클리닉 〉

체구가 나와 비슷한 물리치료사인 그도 큰 체구의 미국인 치료는 버겁다고 말했다. 그리고, 닥터이투의 그 파워풀함에 연신 원더풀을 연발했다. 왜, 어떻게 이런 기기를 만들게 되었는지? 실제로 사용자들이나 환자들의 반응은 어땠는지 무척 궁금해하였고 나는 통역을 통해 많은 이야기를 전해주었다. 그는 아르헨티나나 멕시코 쪽에도 소개하고 싶다는 말을 해주었다.

아 ~ 닥터이투는 정말 세계 모든 물리치료사에게 전해주어야겠다는 생각을 다시 한번 가슴에 새기는 순간이었다.

그래서, 지금도 강력하게 이야기하는 바이다. 죽기 전에 닥터이투는 구매

안 해도 되니까 꼭 받아보라고. 내가 죽기 전에 말이다.

뉴욕은 참으로 신기한 과거와 현재가 공존하는 멋진 도시였다.

1904년에 지하철이 개통되었고, 뉴욕의 상징 엠파이어스테이트 빌딩을 보며 1931년에 지어졌다는 것이 믿기지 않았다. 해저터널도 그 시대에 완공했다니 도대체 이 나라는 무엇이 우리와 그렇게 다르냐는 생각이 들었다.

쯔양이 다녀갔다고 해서 더 알려진 뉴욕의 Volfgang 레스토랑에서 먹은 최고급 스테이크는 아직도 잊을 수 없는 최고의 맛이었다. 개인적으로 스테이크는 그리 즐겨 하는 음식은 아니었으나 그곳에서 맛본 미국식 스테이크는 정말 잊히지 않는 맛이었다.

직원에게 쯔양을 물어보니 그랬노라고 알려주었다. 4인이 80만 원이 넘는 식사이니 만만치 않은 가격이었으나 한번은 먹어 볼 만하다고 말해주고 싶다.

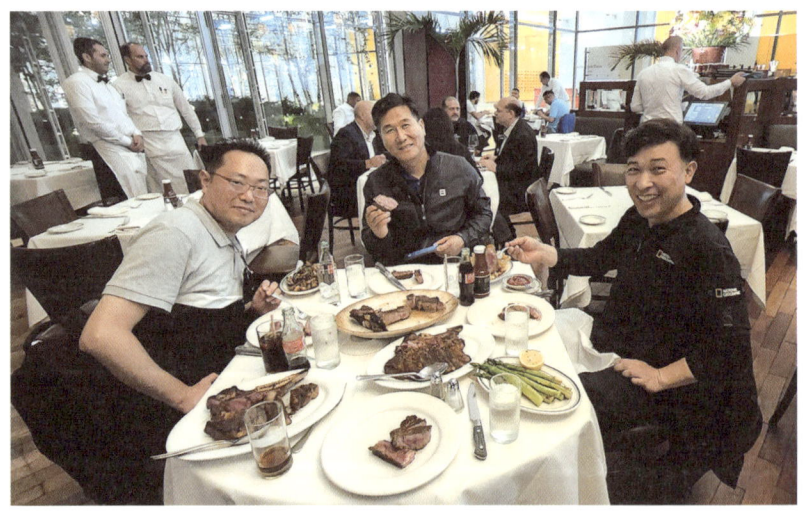

〈 Volfgang 스테이크 하우스에서 〉

뉴욕에서 본 엄청난 스케일의 스타벅스 리저브 로스터리도 인상 깊었다. 커피를 사랑하는 사람들이라면 꼭 한번 방문해 보길 권한다.

그 흔한 커피로 세계를 정복한 미국 비즈니스맨들의 사고도 놀랍고 한국에서 스타벅스를 가본 사람이라면 이만한 규모의 스타벅스는 지나칠 수 없는 곳이다.

맨해튼은 마리화나 냄새로 찌들고, 빈부의 격차가 심한 얼룩진 단면도 있으나 맨해튼의 거리는 늘 활기차고 분주한 아메리카 심장부 그 자체였다.

뉴욕의 명물 쉑쉑버거를 먹으며 사진으로만 보던 자유의 여신상을 배를 타고 돌아보며 여행이 아닌 물리치료사로 일거리를 가지고 뉴욕을 찾게 된 내게 뿌듯함을 느꼈다.

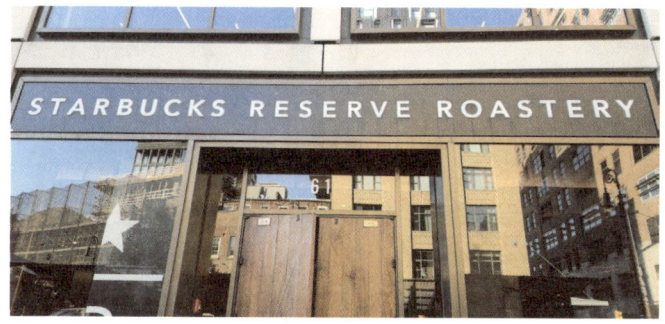

〈 뉴욕의 스타벅스 리저브 〉

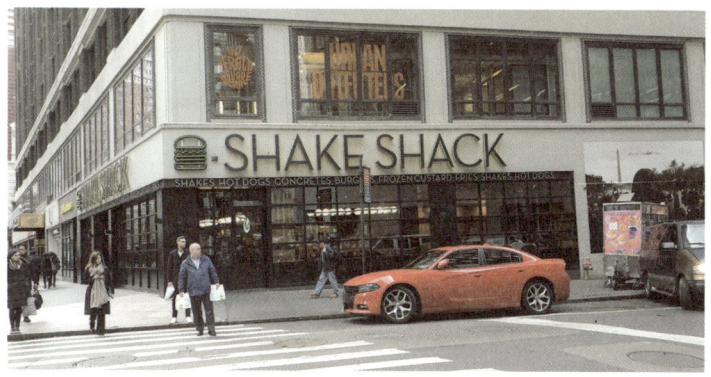

〈 뉴욕의 쉑쉑버거 〉

2022년에 뉴욕을 갔을 때 먼저 찾아간 곳은 LA였다.

facebook과 Instagram으로 내 소식을 들은 물리치료사 몇 분을 만났고 그분들이 이 기기를 구매하게 되었다. 한인으로 이민을 가 있는 한국 물리치료사 조용규 선생님 댁에서 늦은 시간까지 닥터이투에 대한 이야기를 나누었고 저녁 식사 대접을 받고 내 숙소인 Irvine까지 데려다주었다. 차가 없으면 이동이 너무 어려운 미국에서는 이러한 신세를 어쩔 수 없이 져야만 했다. 이투로 이러한 인연들이 국제적으로 이어져서 내게는 너무 소중한 추억이 만들어졌다.

2024년 한국에 박지훈 대표가 와서 인상 깊은 인터뷰를 했다. 닥터이투 사용 시의 장점 두 가지를 말해주었다. 첫 번째는 실력 있는 직원이 들어오면 환자가 늘어서 좋은데 퇴사를 하면 영향을 받을 수 있다, 하지만 닥터이투를 사용하면 실력이 평준화된다. 시스템이 생기는 것이다. 그런 직원이 나가도 큰 영향이 없다는 것이다. 두 번째는 미국도 수기치료사가 보아야 할 환자 수가 많다고 한다. 종일 많은 환자를 보면 누구나 힘들고 피곤해서 처음 같은 퀄리티로 치료서비스를 제공하기 힘들다. 그러나, 닥터이투는 그런 면에서 오전에 보는 환자와 퇴근 무렵 보는 환자에게 차이 없는 치료가 가능하다는 것이다. 직원이 20명 정도 되고 10명 정도를 더 늘릴 계획인 이런 큰 클리닉은 시스템 구축이 무엇보다 중요한 것이다. 국내에도 센터를 운영하는 선생님들은 참고할 이야기이다.

한국에도 1인 센터가 늘어나고 있다. 그 이유는 직원을 구하기가 어려워서다. 혼자서 많은 환자를 돌보고 여러 잡무를 처리하다 보면 환자를 균일한 에너지로 환자들을 돌볼 수는 없을 것이다. 이때 닥터이투는 큰 도움이 될 것이다.

또한, 새로운 직원이 구해져도 기술을 전수하기에 쉬우므로 큰 도움이 될 것임이 틀림없는 것이다.

그리고, 세 번째로 한 이야기가 인상적이었다. 기기를 팔지 말고 시스템을 팔아라 하는 내용이었다. 이투라는 기기가 좋다고 말하기보다 이것을 어떻게 활용하는지에 대한 노하우를 녹이면 기기는 자연스럽게 구매하게 된다는 것이다. 우선순위를 먼저 잡고 가는 마음가짐이 중요하다는 것을 새삼 느끼게 되었다. 그의 이야기를 듣고 베트남 바이어들도 닥터이투와 홈이투를 구매해 갔다. 그렇게 병원에서도, 물리치료사의 센터에서도 시스템을 만들어 가도록 돕는 일을 해야겠다고 생각한다.

책을 마무리할 때쯤, 박지훈 대표가 LA에 MOCEAN 지점을 내었고 직원을 모집하고 있다는 소식을 전해왔다. 그리고, 메이저리그에서 뉴욕을 대표하는 뉴욕메츠 팀에 닥터이투 미국 버전이 협약이 되어 선수들에게 사용된다는 소식을 전해왔다. 4조 원 정도의 구단 가치 책정이 되어있어, 국내 프로야구팀 10개 구단보다도 구단의 가치가 크다고 한다. 그리고, NBA 한 팀에서도 너무 효과가 좋아서 시합 때 큰 도움을 받고 있다는 소식을 전해주었다.

닥터이투가 더 많은 사람에게 알려지는 계기가 될 것이라 흥분이 되었다. 미국에서는 다른 이름으로 나가고 있지만 받아보고 좋은 느낌은 같은 마음일 것이다.

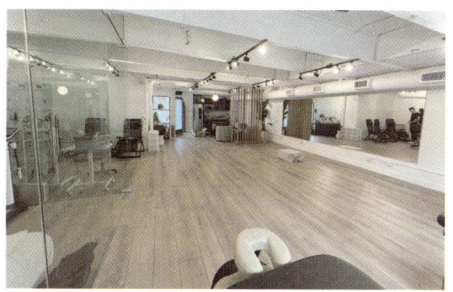

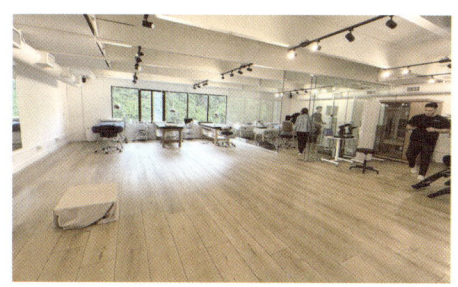

〈 Mocean LA 지점 전경 〉

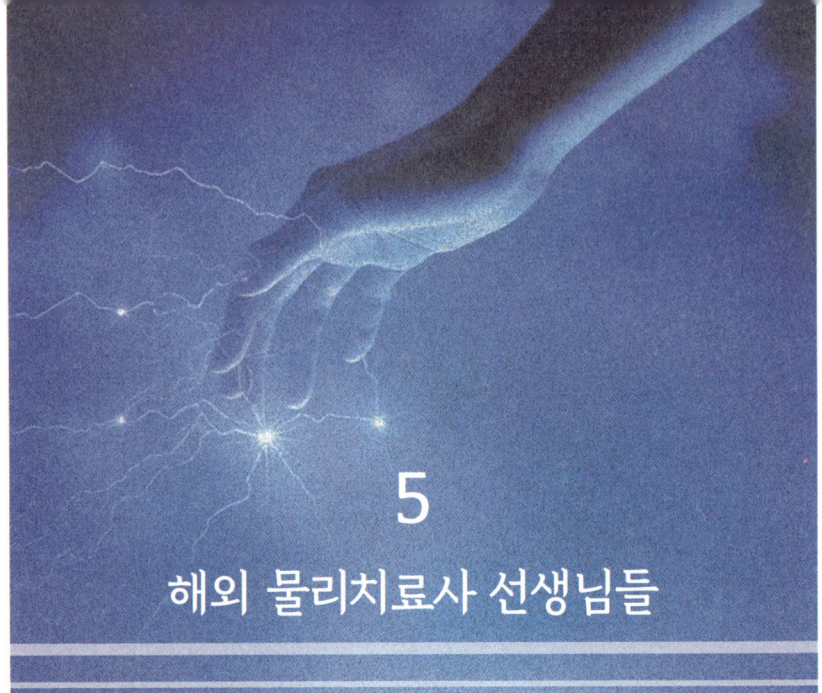

5
해외 물리치료사 선생님들

세계 어느 나라든 각양각색의 사람이 그 형편과 처지가 다르다.

그래서, 좋고 나쁘다를 따질 수는 없다.

어떤 이는 그만두고자 하는 일이

어떤 이에게는 간절히 이루고픈 꿈일 수도 있다.

내가 비즈니스로 인연을 맺고 알고 있는 미국, 일본의 물리치료사와

캐나다의 카이로 DC 선생님에게 각자의 견해와 상황을

부탁한 글을 실어보았으니 참고하기를 바란다.

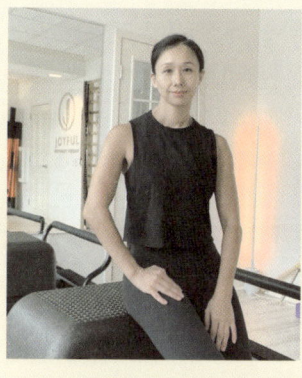

이수진

이화여자대학교 사회체육학과 졸업
워싱턴 의학전문 대학원 물리치료학 박사 졸업
Joy Wellness 대표

☰ 체대 졸업생에서 미국 물리치료사가 되기까지

한국 체대를 졸업하고 고급 멤버십 스포츠센터에서 수영 강사 겸 웨이트 강사로 일하면서, 미국에서 재활운동 공부를 하고 싶다는 막연한 꿈을 품게 되었다. 당시는 유학할 만큼의 경제적 여력이 없었고, 영어도 전혀 할 줄 몰랐기에 실현 불가능한 망상과 같은 꿈이었다. 어쨌든 영어 공부는 살아가는 데 도움이 될 거 같아서 2교대 일을 하면서 영어학원에 다니기 시작했고, 그렇게 어느덧 시간이 흘러 26세 즈음부터 미국 유학에 대한 열망이 조금 더 커지고 구체적으로 준비를 시작했고, 28세에 미국으로 건너와 펜실베이니아주 작은 도시의 커뮤니티 칼리지에 다니며 대학원 준비를 시작했다. 대학원 지원을 위해서 필요한 필수 이수 과목이 있는데, 체대생으로 과학 과목들 및 통계학 같은 과목을 듣지 않기도 하고, 졸업한 지도 오래된 한국 대학의 좋지 못한 학점도 만회하고자 모든 필수 이수 과목을 모조리 커뮤니티 칼리지에서 수강했다. 한국의 학사학위가 있기에 필요한 과목만 저렴한 학비에 수강할 수 있는 커뮤니티 칼리지가 여러모로 나의 상황에 딱 들어맞았다. 커뮤니티 칼리지를 다니며 GRE 시험을 보고, 미국 병원의 물리치료 클리닉에서 자원봉사 시간도 채워갔다. 대학원 원서에는 추천서를 2장 받아야 하는데 그중 하나는 물리치료 자원 봉사한 곳의 물리치료사에게 추천서를 받아야 했다.

2장의 추천서 중 다른 하나는 커뮤니티 칼리지의 교수님에게 부탁을 드렸다. 아마도 미국 랭킹 1위의 의학전문대학원 물리치료 학과에 입학할 수 있었던 건 물리치료사 분과 교수님이 추천서를 너무 훌륭하게 써주신 덕분이 아닐까 생각한다. 그렇게 나는 30살에 물리치료 대학원에서 공부를 시작했다.

나의 다소 부족하고 여건이 받쳐주지 않았던 이야기를 들려드리는 건 나이가 많아서, 한국 대학의 성적이 안 좋아서, 영어를 못해서, 경제 여건이 안되니까 등등의 이유로 망설이거나 포기하는 분들이 용기를 내길 바라는 마음에서이다. 꿈은 스스로 버리지만 않으면 결국 이루어진다고 생각한다. 뜻을 세우니 여기저기 길이 보이고 생기게 되는 것을 경험했다. 사회생활을 하면서 유학 자금을 모으면 된다. 물론 생각보다 길게 모아야 할 수도 있고, 필요한 만큼의 액수를 다 모으지 못할 수도 있다. 그래도 어찌어찌 여기저기 도움으로 한 학기 한 학기 버텨내고 졸업하게 되었다. 영어를 처음부터 잘하는 사람이 어디 있나, 꾸준히 공부하면 조금씩 실력이 늘게 되어있다.

물론 대학원공부는 정말 따라가기 어려웠다. 열심히 공부하고 싶어서 교수님 바로 앞 맨 앞줄에 앉았는데 2~3교시 지나면 꾸벅꾸벅 졸기 일쑤였지만 유일한 유학생이었던 나를 동기들이 정말 잘 도와줬다. 그리고 대학교 학점이 안 좋은 사람도 너무 걱정할 필요가 없다. 대학을 졸업하고 바로 대학원을 지원한 사람과 달리 졸업한 지 한참 되고 사회생활을 한 사람이 다시 대학원에 들어와 물리치료를 공부하고 싶다고 할 때는 그만큼 그 직업에 대한 열정과 하고 싶은 이유가 분명하다고 생각할 수 있기에 미국은 성적으로만 학생을 뽑지 않는다고 생각한다.

미국은 다양성을 중시하는 나라다. 이 학생이 다른 학과 공부를 했고, 사회에서 다른 직업을 가지고 일한 이러한 다양한 경험들이 여러 가지 방식으로 물리치료 공부 과정에 풍부함을 제공하고 다른 학생들에게 도움이 되고 물리치료사로서의 역량 발휘에도 도움이 될 것이라 생각하기 때문이다.

Ξ 두 아이의 엄마이자 물리치료사로서의 나의 선택

치료요양원에서부터 입원 재활 병원, 소규모 개인 클리닉 및 대형병원까지 여러 환경에서 일했었지만, 아이를 키우면서 풀타임으로 일하고 싶은 생각이 없었기에 첫째 아이를 출산하면서 대형 병원의 물리치료사를 그만뒀다. 미국은 어린이집에 아이를 맡기는 비용이 정말 비싸기도 하고. 아기가 나를 필요로 하는 시기에 내가 옆에 있어 주고 싶은 마음에 나중에 복직하더라도 풀타임으로 일하지 않을 거라 결정했다.

물리치료사의 근무형태는 주당 32~40시간 근무하는 풀타임이 있고, 30시간 이하로 정해진 날짜와 시간에 일하는 파트타임 근무, 그리고 클리닉에서 필요로 하는 시간과 내가 가능한 시간이 맞으면 유연하게 근무하는 PRN (pro re nata라고 하는 라틴 용어로 클리닉에서 필요한 시간에 시간제로 가서 일을 해주는 것) 형태의 근무가 있다. 파트타임이나 PRN은 여러 가지 보험이나 연금 보조 혜택이 없기 때문에 시급이 풀타임보다 조금은 높다.

나는 차트 작성에 많은 시간을 쏟아야 하는 물리치료 대신 출산 전에 따두었던 필라테스 자격증을 활용해 필라테스 스튜디오에서 파트타임으로 일을 시작했다. (참고: 필라테스 강사로서의 시급과 물리치료사로서의 시급이 억울하게도 엇비슷한 경우가 많다) 하지만 가족들의 도움 없이 어린 아기를 두고 파트타임으로조차 일하는 게 쉽지 않았고, 부담 없이 집에서 아이가 낮잠 자는 시간이나 남편이 퇴근한 저녁 시간을 활용해 레슨 하는 것으로 바꿨다.

첫째에 이어 둘째까지 어느 정도 커서 어린이집에 가게 되고 나서 파트타임과 PRN을 위주로 물리치료 일을 알아보고 PRN 형태로 근무를 시작했다. 근데 아이가 갑작스레 아픈 일도 많았고, 학교나 어린이집에 오전이나 낮에 행사는 뭐 그리 많은지 그런 일이 있을 때면 일을 취소해야 하는데 그럴 때 환자의 스케줄을 전부 다시 조정해야 하니 눈치를 주지 않아도 스스로 눈치가 보이고 너무 미안했다. 그래서 나는 내 센터를 오픈하기로 선택했다. 정말 감사하게 나의 회원들은 나이가 어느 정도 있으신 여성분들이 많아서 자신도 아이들 키웠던 어려움을 알기에 나의 상황을 잘 이해해 주셔서 스케줄 조정에 있어 일반 클리닉보다는 유연했고, 시간 대비 수입도 병원에서 시급을 받는 것보단 좋은 편이다. 하지만 만약 다시 과거로 돌아간다면 무작정 센터를 오픈할 것이 아니라 운동센터에 방 하나를 렌트하거나 아니면 큰 운동센터 안에 물리치료실에서 일정 수익 이상을 내면 일정 비율을 나누는 방식의 형태로 근무하는 방식이 운영비 부담 없이 육아와 커리어를 함께 해 나가기에 좋을 것 같다.

어쨌든 센터를 오픈했다는 건 비즈니스를 하는 것이기에 나에겐 퇴근이란 없고, 일하지 않는 시간에도 센터에 대한 생각이 항상 내 머릿속 한편에 자리 잡고 있으니 말이다.

참고로 미국은 일반 물리치료사는 Home Health라고 해서 방문 물리치료라는 게 있고, 소아 물리치료사는 Early Intervention이라는 형태의 방문 소아 물리치료가 있는데 치료사가 직접 환자와 스케줄을 잡는 거라 육아를 해야 하는 물리치료사들은 스케줄을 유연하게 조정할 수 있는 방문 물리치료 일을 그런 이유로 선택하기도 한다. 또 학교에서 소아 물리치료사로서 근무하기도 하는데 아무래도 아이들이 학교가 있는 시간에만 일하는 것도 가능해서 이런 세팅을 선호하는 물리치료사도 있다.

Ξ 미국에서 '닥터 이투'의 활용

미국은 생각보다 물리치료 클리닉에 최신 장비를 갖추고 있는 곳이 거의 없다. 아마 미국 물리치료실을 방문해 보면 한국에 비해 많이 소박한(?) 시설에 놀라지 않을까 싶다. 보험의 수가가 점점 낮아지고 있고, 보험회사가 reimbursement를 해주는 데 있어서 까다롭기 때문에 보험을 받았을 때 발생하는 골치 아픈 일을 줄이고, 좀 더 자율성을 가지고 최고의 치료서비스를 제공하기 위해 점점 보험을 받지 않는 cash-based clinic들이 늘어나는 추세고 나의 센터 또한 보험을 받지 않는 클리닉이다. 보험을 받는 클리닉과의 경쟁에서 살아남기 위해선 결국 좀 더 빠르게 치료의 효과를 내고 치료의 기간을 단축하는 것이 중요한 상황에서 닥터이투의 활용은 나에게 많은 도움이 되었다. 단순히 일시적인 통증 감소가 아닌 통증 재발 예방과 기능성 움직임의 향상을 목표로 하고 있기에 닥터이투를 활용해 빠르게 통증을 감소시키고 뭉친 근육을 풀어주어 가동성을 늘리는데 유리한 환경을 만들고 난 후 재활 운동하는 이 조합은 아주 강력한 무기가 되었다.

성공사례 중 하나를 소개하자면 척추 측만으로 인해 허리 수술 3번, 왼쪽 고관절 절취 치환술 후 오른쪽 고관절 통증과 고관절 퇴행성 관절염 진행으로 힘들어 하던 중년여성 회원이 있었다. 의사가 스테로이드 주사를 권유했고, 수술 예약도 잡혀 있었다. 닥터 이투와 함께 척추 정렬에 집중해 재활운동을 진행하였다.

신기하게도 재활운동만 할 때보다 닥터이투 장비를 사용한 치료를 병행하였을 때 통증 감소 및 관절 가동성을 늘리고 척추 정렬을 잡는데 더 효과가 빠르고 좋았다. 결국 그 회원은 스테로이드 주사도 맞지 않고 수술도 취소하는 만족스러운 결과를 얻었다.

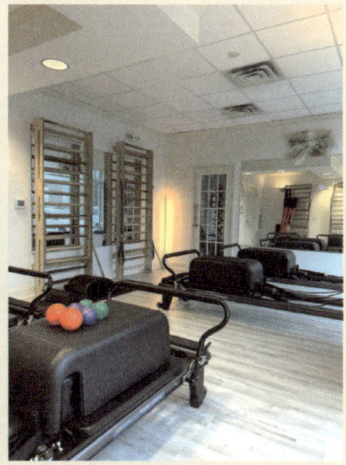

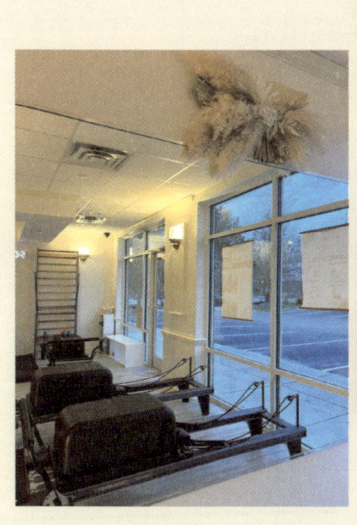

Ξ 물리치료사로서 단독개원. 단독개원! 정말 좋기만 할까?

　미국은 물리치료클리닉이 독립적으로 운영될 수 있다. 그런데 물리치료 클리닉을 꼭 물리치료사만 개원할 수 있는 건 아니다. 물리치료사가 운영하는 물리치료클리닉도 있고, 의사가 물리치료클리닉을 소유할 수도 있고, 큰 프랜차이즈 운동센터에도 물리치료클리닉을 운영할 수 있다. 스파나 필라테스 요가 센터에서도 물리치료실을 운영할 수 있다. 꼭 물리치료사만 개원할 수 있는 것이 아니다. 물리치료사가 클리닉에 일하면 되는 것이다. 즉 물리치료사는 결국 월급쟁이로 다양한 환경의 물리치료실에서 일하는 것이다. 반대로 보면 물리치료 클리닉을 개원해서 운영하는 물리치료사는 이러한 다양한 경쟁 속에서 살아남아야 한다.

　각 주의 법규에 따라 어느 주는 환자가 의사를 보지 않고 바로 물리치료사에게 진료 및 치료를 제약 없이 받을 수 있는 곳도 있고, 어느 주는 의사의 referral이 있어야 한다. 물리치료실을 소유한 의사는 자신이 운영하는 물리치료클리닉으로 환자를 보낸다. 그런 면에서 의사는 환자 유치에 있어 조금 더 유리한 위치에 있다.

Ξ 미국 물리치료사와 한국 물리치료사의 다른 점

　물리치료클리닉의 단독개원과 함께 미국의 물리치료사가 한국의 물리치료사와 다른 점은 환자를 진찰하고 처방할 수 있는 권한이 있다는 것과 dry needling이라고 하는 침 치료를 할 수 있다는 것이다. 침을 놓는 원리는 한의학에서의 경락을 따라 기의 흐름을 균형 있게 조절하는 것과는 달리 물리치료사가 하는 침 치료는 근육의 통증 유발점이나, 건, 인대나 관절에 직접 침을 놓아 통증을 감소시키고 움직임을 향상하는 데 도움을 준다.

Ξ 물리치료사의 수입

　시급만을 보았을 때는 필라테스 강사나 큰 운동센터의 트레이너들이 물리치료사의 월급보다 많은 경우를 심심치 않게 볼 수 있고, 마사지사는 팁을 받기에 마사지사들의 시급이 높을 수도 있다. 요즘은 보험을 받지 않는 물리치료실이 좀 더 많아지고 있는 추세인데, 이런 곳에서는 물리치료사의 시급이 일반 클리닉보다 조금 더 좋은 경우도 있다. 또 대형 병원이라고 항상 물리치료사의 연봉이 높거나 복지가 더 좋지는 않다. 물리치료사의 수입도 어느 세팅에서 일하느냐에 따라서도 다르고, 센터를 오픈하게 되면 그때는 비즈니스 역량에 따라 수입이 달라지기 때문에 비교하는 게 큰 의미는 없다.

일반 물리치료사의 평균 연봉은 7천만 원~1억 사이인데, 단순히 숫자로 보면 큰 금액 같지만, 미국에서 세금 및 생활비 등 기본적으로 들어가는 비용이 많이 들고, 물리치료사가 되기 위해 들인 시간과 돈을 비교했을 때 그리고 다른 의료계 종사들의 평균 연봉과 비교했을 때 그다지 높은 연봉에 속하진 않는다.

2 일본에서 꿈을 이룬 물리치료사

일본에서 꿈을 이루어가는 물리치료사, 김현호 선생님의 이야기

프로필

김현호

- 안산대학교 전체학과 수석 입학
- 미국 미네소타주 The College of St. Scholastica 물리치료학
  박사 과정(DPT) 최단 2학기 졸업
- 일본 상석 공무원
- 일본 후생노동성 국립건강위기관리연구기구 근무
- Ken's Osteopathy Clinic 원장

면허 및 자격

- 한국 물리치료사 면허
- 뉴욕주 물리치료사 면허
- 일본 제1호 특례 물리치료사 면허
- Kaltenborn OMPT
- PNF Level 5
- Bobath Advanced 과정 수료
- 일본 암 재활 전문 물리치료사
- 일본 로봇 재활 전문 물리치료사
- 일본 응급실 전문 물리치료사
- 미국 심폐 재활 치료사

☰ 해외에서 일하고 싶다고 느낀 계기

대학 시절, 교육부에서 주최한 해외 인턴십을 통해 호주 멜버른의 라트로브대학교에서 물리치료를 접하며 해외에서 일하고 싶다는 꿈을 품게 되었습니다.

이후 미국 물리치료사 면허를 취득하기 위해 필리핀 세부닥터스대학교에서 한 학기 재학한 후, 한국에서 일하며 미국 물리치료사 면허시험을 준비하였습니다.

☰ 일본에서 물리치료사로서 일하게 된 계기

당시 일본인 여자친구와 결혼을 전제로 교제하면서 일본을 자주 방문하였고, 자연스럽게 일본어를 배우기 시작했습니다. 일본이 나와 잘 맞는다는 느낌이 들었고, 일본어 능력 시험 1급, 뉴욕주 물리치료사 면허, 일본 물리치료사 면허를 같은 해에 취득했습니다. 미국과 일본 사이에서 고민하다가 최종적으로 일본에서 물리치료사로 근무하기로 결정했습니다.

三 일본에서 물리치료사로 살아가기

처음에는 간단한 일본어조차 능숙하지 않아 취업 에이전트에서도 난색을 보이며 거절당하기 일쑤였습니다. 이에 직접 50곳 이상의 병원에 연락했고, 몇몇 병원과 면접을 본 끝에 지방의 한 클리닉에 취업하게 되었습니다.

입사 후, 병원의 재활과장은 6개월 만에 퇴사했고, 남아있는 직원들은 대부분 3년 이하의 경력자였습니다. 결국 저는 암묵적으로 책임자가 되어 서류 관리, 환자 관리, 직원 교육을 맡게 되었고, 입사 1년 만에 재활 실장으로 승진했습니다.

재활실장이 되고 가장 먼저 한 일은 병원 강당에서 지역 노인들을 위한 무료 강의를 개최하는 것이었습니다. 그 결과 병원의 외래 물리치료 수입이 3배 이상 증가했고, 이를 계기로 종합병원의 중간관리자로 스카우트되어 이직했습니다.

종합병원 근무 당시에는 환자들이 선정한 '최고의 직원'으로 선정되었으며, 병원 그룹의 공식 홈페이지 메인 화면에서 의사들과 함께 재활 치료를 홍보하는 역할도 맡았습니다. 하지만 병원 규정상 개인적인 방문 재활 의뢰는 받을 수 없어 모두 거절해야 했습니다.

三 물리치료사에서 상석 공무원이 되기까지

어느 날 집으로 배달된 지역신문에서 일본 지방 상급공무원을 모집한다는 공고를 보았습니다. 일본인 아내는 "일본인 대학 졸업자도 붙기 어려운 시험인데, 한국인이 합격할 수 있을까?"라며 회의적인 반응을 보였지만, 저는 취미 삼아 하루에 한두 시간씩 공부하며 5년 정도 도전해 보기로 마음먹었습니다.

첫 시험에서는 낙방했지만, 예상보다 높은 점수를 받았습니다. 시험 과목은 국어, 영어, 사회, 일반상식, 수학으로 구성되었는데, 특히 일본의 일반상식 과목이 까다로웠습니다. 주말에는 새벽부터 밤까지 공부하며 집중했고, 아내도 육아로 힘든 와중에도 응원해 주었습니다.

그 결과 1년 만에 일본 지방 상급공무원 시험에 합격하였고, 의료 및 해외 도시 간 자매결연과 같은 국제 업무를 맡으면서 승진을 거듭해 상석 공무원이 되었습니다. 이후 미국에서 물리치료학 박사 학위를 취득한 후, 일본 후생노동성 산하 국립국제의료연구센터로 발령받아 응급 재활 의료 시스템 및 연구 효율성을 담당하게 되었습니다.

Ξ 나만의 클리닉을 운영하기까지

공무원으로 근무하면서도 항상 마음 한편에 남아있던 것은 환자들이었습니다. 시간이 지나도 저에게 치료를 받고 싶어 하는 환자들이 꾸준히 연락을 해왔고, 이를 외면하는 것이 힘들었습니다.

일본 공무원 규정상 공익 목적의 부업은 허용되었기 때문에, 환자들의 청원서와 서명을 받아 제출한 끝에 Ken's Osteopathy Clinic을 오픈할 수 있었습니다. 뜻이 맞는 환자분 중 한 분이 쇼핑몰을 운영하고 있었고, 10평 규모의 점포를 무상으로 제공해 주셔서 지금의 클리닉이 탄생할 수 있었습니다.

Ξ 내가 되고 싶은 물리치료사

나는 '나만이 할 수 있는 치료'를 끊임없이 연구하고 발전시키는 물리치료사가 되고 싶습니다. 모든 환자는 각기 다른 질병과 신체적 특성이 있으며, 그에 맞는 맞춤형 치료를 제공하는 것이 진정한 물리치료사의 역할이라고 생각합니다.

집에서 공부하는 모습을 본 딸들은 가끔 다가와 묻습니다.

"아빠, 이 근육은 왜 이렇게 생겼어?"

"뼈가 부러지면 왜 아파?"

"원숭이도 걷는데 왜 사람만 직립 보행을 할 수 있어?"

아이들의 호기심이 나의 공부를 방해할 때도 있지만, 그들이 나를 보고 의학에 관심을 두고 어린이용 인체 해부학책을 읽는 모습을 보면 행복합니다.

아내는 가끔 말합니다.

"내가 받아본 물리치료 중에 당신이 최고야. 당신은 물리치료사가 천직이야."

립서비스일 수도 있지만, 가끔은 저도 그렇게 생각합니다.
물리치료사가 되어 다행이라고, 그리고 행복하다고.

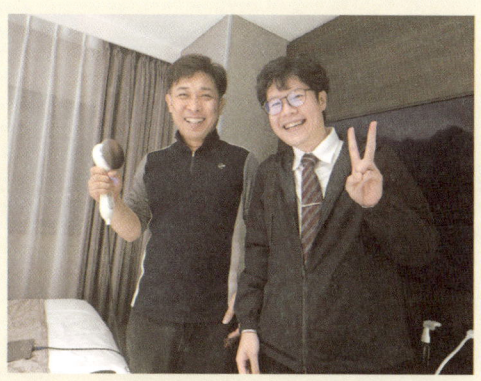

〈 동경호텔에서 김현호 선생님과 함께 〉

Ξ 일본 물리치료사의 연봉 및 정년

일본에서 물리치료사의 연봉은 근무하는 기관과 경력에 따라 차이가 있습니다.
신입부터 중간관리자까지의 연봉 범위를 정리하면 다음과 같습니다.

근무 기관	연봉 (만 엔)	정년
요양원	300 ~ 550	60 ~ 65세
개인 클리닉	350 ~ 600	60 ~ 65세
재활병원	350 ~ 700	60 ~ 65세
준종합병원	350 ~ 700	60 ~ 65세
종합병원	350 ~ 800	60 ~ 65세
대학병원	400 ~ 800	60 ~ 65세
공립병원	350 ~ 900	65 ~ 70세

※ 정년 및 연장 가능성

일본에서는 기본적으로 정년이 60세지만, 정년을 채운 후에도 문제가 없다면 5년 연장(65세까지 근무 가능)할 수 있습니다.

또한, 현재 공무원의 정년이 60세에서 65세로 연장되는 법안이 통과되었기 때문에, 향후 일반 병원의 정년도 65세로 늘어날 가능성이 높습니다.

三 일본 물리치료사의 장점과 단점

[장점]

정년까지 안정적으로 근무 가능

- 일본에서는 물리치료사가 전문직으로 인정받기 때문에 정년까지 안정적으로 근무할 수 있습니다.
- 정년이 지난 후에도 계약직이나 파트타임으로 일하는 경우가 많아 오랜 기간 근무할 수 있습니다.

낮은 금리로 주택 구매 가능

- 물리치료사는 신용도가 높은 직업군으로 분류되어, 주택을 구매할 때 낮은 금리(1% 이하)의 대출을 받을 수 있습니다.
- 덕분에 비교적 쉽게 내 집을 마련할 수 있습니다.

의료수가(진료 보수)가 한국보다 높음

- 일본은 건강보험 체계 내에서 물리치료의 단가(진료 보수)가 한국보다 높기 때문에, 수익에 대한 압박이 한국보다 적습니다.
- 따라서 의료진이 치료의 질을 우선으로 고려할 수 있는 환경이 조성되어 있습니다.

외국인도 의료기관에서 경력을 쌓으며 중간관리자로 성장 가능

- 외국인이 병원에서 고위직까지 승진하는 것은 어려운 편이지만, 경력이 쌓이면 중간관리자급(재활 주임, 재활팀장)으로 성장할 기회는 충분히 존재합니다.

[단점]

연봉 상한선이 정해져 있음
- 일본은 의료수가가 정해져 있기 때문에, 병원의 규모와 직급에 따라 연봉이 일정 범위 내에서 제한됩니다.
- 물리치료사로서 고소득을 올리는 것이 어려운 구조입니다.

물리치료사가 단독으로 개업할 수 없음
- 일본에서는 물리치료사가 단독으로 개업할 수 없으며, 반드시 의사 또는 특정 의료기관의 허가를 받아야 합니다.
- 실비 도수치료(보험 적용이 안 되는 치료) 개념이 없기 때문에, 한국처럼 도수치료 인센티브를 통해 연봉을 올리기 어려운 환경입니다.

외국인이 병원 내 최고 관리자(재활책임자)까지 승진하는 것은 어려움
- 일본의 의료기관에서는 외국인이 책임자까지 승진하는 경우는 거의 없습니다.
- 중간관리자급(재활실장, 팀장)까지는 승진할 기회가 있지만, 그 이상으로 올라가기는 현실적으로 어렵습니다.

☰ 일본에서 물리치료사로 취업하기

① 특례 면허 제도를 이용하는 방법
- 일본어 능력 시험 1급
- 한국 물리치료사 면허
- 병원 근무 경력

➤ 위 조건을 충족하면 일본 국가시험 없이 면허를 취득할 수 있습니다.
➤ 단, 한국 대학의 교육 과정이 일본과 다를 경우, 심사에서 탈락할 수도 있습니다.
➤ 자세한 사항은 일본 후생노동성 면허과에 직접 문의해야 합니다.

② 일본 국가시험을 통과하는 방법
특례 면허 심사가 통과되지 않을 경우, 일본어 능력 시험 1급을 취득한 후 일본 국가시험(물리치료사 면허시험)을 응시해야 합니다.

Ξ 일본에서 물리치료사로 취업하기

기본적으로 일본어가 부족하다면, 물리치료사 전문 취업 에이전트를 이용하는 것도 하나의 방법입니다. 에이전트에서는 이력서 작성, 면접 준비, 연봉 협상 등을 도와줍니다.

일본 내 물리치료사 전문 취업 에이전트 추천

- PTOTST 워커
- PTOT 인재뱅크

대학병원 및 공립병원과 같은 인기 있는 의료기관은 취업 에이전트를 통한 지원이 불가능하며, 본인이 직접 지원해야 합니다.

Ξ 해외 물리치료사를 꿈꾸는 분들에게

일본은 물리치료사가 전문직으로 안정적인 대우를 받으며 정년까지 근무할 수 있는 환경을 제공합니다. 해외에서 물리치료사로 일하고 싶은 선생님들께 일본 취업도 좋은 선택이 될 수 있습니다.

제가 일본에서 면허를 취득하고 취업하는 과정에서 겪었던 경험을 바탕으로 도움이 필요하신 분들에게 상담도 가능합니다.

단, 면허 취득 절차 및 서류 관련 문의는 일본 후생노동성에서 직접 안내를 받아야 하므로, 개인적으로 대응해 드리기는 어렵습니다.

Ξ 연락처

E-mail: ykhh2000@naver.com

대구라고 하면서 치료사 한 분이 전화가 왔다. 닥터이투를 구매하고 싶다는 것이었다. 일정을 잡고 양재 센터로 미팅 일정을 잡았다.

만나서 이런저런 이야기를 나누다가 50세 물리치료사의 스토리에 급 관심이 쏠렸다. 이 선생님이 미국 물리치료사 시험에 패스한 것이다. 외국을 가려고 준비하다가 닥터이투가 필요할 거란 생각에 유튜브를 보다가 나를 만나게 된 것이다. 예상대로 닥터이투의 파워에 놀라면서 바로 구매를 하였다. 며칠 후에 이분의 스토리가 궁금해서 간단히 부탁을 드렸더니 이 글을 보내주었다.

[대구 물리치료사 유기현]

아마도 제가 최고령 (현재 50대 초반입니다) 합격자가 아닐까 조심스럽게 생각해 봅니다. 저는 미국 물리치료사(PT)와 물리치료 보조사(PTA) 모두 합격하여 면허를 취득하였습니다.

저는 3년제 물리치료과를 졸업하고 10년 정도 임상에서 일하다가 물리치료사 생활이 별다른 비전이 없어서 2006년도 병원 일을 하면서 저녁에 미용학원에 다니면서 종합미용사를 취득했습니다. 단독 개업이 되지 않는 물리치료사가 피부관리실이나 통증 체형관리실은 오픈할 수 있기 때문이었죠.

그러나 그쪽 시장도 만만한 시장이 아니고 오히려 그쪽 분야는 여성이 일하기가 더 좋다고 판단하였습니다. 병원에서 계속 일하다가 저의 동기가 2004년도 졸업 후 바로 필리핀 사우스웨스턴 물리치료 학과에 편입하여 응시 자격을 갖춘 후 미국 물리치료사 시험(NPTE)에 합격하여 뉴욕 물리치료사가 된 것을 생각하고, 저도 학점은행을 통해 물리치료학사 학위를 받고 서울 삼육대학원 물리치료 석사 과정을 수료하여 석사학위를 받았습니다.

미국 물리치료사 성적 평가 기관 FCCPT를 통해 뉴욕주와 텍사스주에 성적 평가를 하여 통과되었고 NPTE 시험은 뉴욕 주로 응시하였습니다.

여러 번의 시험 도전 끝에 8회 차만에 합격하게 되었습니다. 그동안의 시험 점수는 항상 합격선 언저리에서 못 넘고 있었습니다. 미국은 보이지 않는 상대평가로 합격자 수를 조절한다는 강한 의심이 들게 했습니다. 더미 문제라는 점수에 들어가지 않는 50문제가 있기 때문입니다. 아무튼 합격하려면 시험을 보고 호텔에 돌아와서 침대에 누워 복기했을 때 틀린 문제가 생각이 나지 않아야 합격합니다. 제가 변환점수 75점이 합격인데 거의 매번 74점이 대부분이었습니다.

공부는 골고루 전체적으로 다 보아야 합격합니다. 정말 구석에서도 문제가 나옵니다. 기존에 알고 있던 것을 상황 지문에 변형시켜서 시나리오 형태로 풀어가야 하므로 정확하게 알고 있어야 합니다.

(1) 미국 시험을 도전하는 이유

미국과 한국은 물리치료사라는 직업 명칭은 같습니다. 그러나 전혀 다른 직업의 위치를 지키고 있습니다. 한국 PT (physical therapist)는 미국 물리치료 보조사보다도 업무영역이 좁고 보수도 적습니다. 미국은 PTA도 개인 법인 사업자입니다. 홈 헬스 업체를 통해 환자를 골라서 일을 할 수 있습니다.

그에 비해 한국은 우선 홈 헬스도 합법적으로 할 수 없습니다. 한국은 의료인이 아닌 의료기사라는 이상한 분류에 속합니다. 이것은 말 그대로 의료인을 돕는 단순 테크니션으로 분류되어 있습니다. 그리고 졸업 후 10년이 지나면 갈 곳이 거의 없어집니다. 연차 제한, 성별 제한, 실장보다 연차 많으면 거의 고용이 안 됩니다.

(2) 해야 할 공부

NPTE도 어차피 시험이므로 이 시험의 출제방식에 적응이 되어야 합니다. 오답을 만들어 내는 방식이, 어느 것이 매력적인 오답인지는 시험을 직접 쳐봐야 알 수 있습니다. 일단 문제집의 모든 문제는 3천 문제 이상 됩니다. 다 풀어보시는 것은 기본입니다. 책은 문제에서 언급되는 부분은 찾아보시거나 구글에서 찾아보면 됩니다. 가장 주요한 스킬은 정답을 골라내는 감각입니다. 어차피 주어진 지문 안에 키워드가 들어있고 선택하는 문항 중에 답을 고르는 방식이기 때문에 내가 문제에 대한 지식이 있을 때와 잘 모를 때도 정답을 골라내는 스킬이 있어야 오답을 찍을 확률이 줄어듭니다. 거의 항상 2개 중에 고민하게 만들어 놓습니다. 총 5교시까지 시험이 5시간 있고, 2교시 이후 쉬는 시간이 15분이 있습니다.

각 교시마다 약간 비슷한 주제의 문제를 다르게 묻는 질문이 존재합니다. 그것을 명확히 풀어내지 못할 경우 합격하지 못합니다. 그리고 쉬운 기본문제를 틀릴 경우 상대평가이기 때문에 역시 합격할 수 없습니다.

그리고 매번 시험의 출제 양상이 다릅니다. 묻는 부분이 다르다는 말입니다. 물론 공통된 중요한 부분은 있으나 창의적으로 물어보게 되므로 문제를 잘 읽고 선택지와 문제를 잘 보면서 판단해야 합니다. 선택지는 단순히 다르지 않고 정말 비슷하게 하나씩만 바꾸어 놓고 묻는 경우가 많습니다. 확실히 모르면 오답을 더 찍게 됩니다.

(3) 앞으로의 갈 길

미국 물리치료사 면허는 합격하였으나 그다음 신분 문제가 가장 중요합니다. 이것이 없으면 입국조차 할 수 없는 곳이 미국입니다.

예전에는 학생비자, 관광비자로 입국하는 경우도 많았으나 요즘은 점점 어려워지고 있습니다. 미국이 민주당이냐 공화당이냐도 영향을 크게 줍니다. 심지어 시험의 합격률에도 영향을 줍니다. 당장 제가 붙은 10월 시험도 합격자는 한국인인 저와 한 명이었으니까요. 난이도는 사람마다 느끼는 게 좀 다릅니다.

일단 비자 스크린 준비하고 몬태나 주립대 물리치료 박사 과정도 논문을 남겨두고 있고 미국 생물학 학사과정도 졸업을 앞두고 있습니다.

삼육 물리치료 대학원을 다닐 때는 서울 디지털 상담심리학과도 다니고 있었습니다. 대학원과 학사는 병행할 수 있습니다. 둘 다 국가장학금도 꽤 받아서 큰 부담은 없었습니다.

물리치료사와 간호사는 비자 스크린을 통과하면 미국과 동등한 학력을 가지고 있다고 인정해 주고 영주권 과정에서 부족 직업군 스케줄 카테고리 A에 속하는 부족 직업군으로 지정되어 있어서 영주권 진행 과정에서 노동 심의가 면제되어 빠르게 영주권을 취득할 수 있습니다.

미국을 가게 되면 저는 또 다른 닥터 학위로 투잡을 도전할 계획을 하고 있습니다. 일하면서 할 수 있다면 도전을 할 겁니다. 제 나이 벌써 오십인데 지금 미친 듯이 살지 않으면 언제 기회가 또 있을까요? 영어를 못 해서 미국에 못 가신다고요? 언어는, 기본 회화만 하고 가면 됩니다. 언어는 그 문화 속에서 부딪히면서 배우는 겁니다. 완벽히 하고 가는 것은 욕심입니다. 저는 20년 뒤에는 생물학적인 이유로 도전하고 싶어도 못하기 때문입니다. 그냥 인생 마라톤 끝까지 달리다 행복하게 죽을 생각입니다. 전문직 닥터 학위 3개가 목표입니다. 저는 제 아이들과 가족병원을 운영하는 게 꿈입니다.

인생은 그 자체가 마라톤이기 때문에 포기만 하지 않으면 언젠가 기회는 옵니다. 믿으시고 노력을 하세요. 하다 보면 조금씩 더 보이고 나아집니다. 해보지 않은 사람과 미국에 있으면서 미국 안 좋다고 오지 말라는 사람들의 말은 믿지 마십시오. 모든 건 본인이 느끼고 결정하시는 겁니다. 어차피 미국 가면 피티는 서로 적입니다. 나는 나고 너는 너일 뿐입니다. 인생은 아름다운 전쟁터라는 것을 잊지 마십시오.

"세상은 나에게 기회의 땅이었다 – 글로벌 헬스케어 전문가로 성장한 여정" (박세환)

박세환 (Dr. Chris Park)

Founder & CEO, Evergreen Rehab & WellnessOperating 5 multidisciplinary clinics in British Columbia, CanadaWorking with over 85 licensed healthcare professionals across multiple disciplines

Professional Qualifications:

· Doctor of Chiropractic, Southern California University of Health Sciences (Dean's Honours List)

· Honours Double Major in Biology and Medical Sciences, University of Western Ontario

· Licensed Doctor of Chiropractic in Canada and USA

· Osteopathic Manual Practitioner (DOMP), National Academy of Osteopathy, 2024

· Member of the British Columbia Association of Osteopathic Manual Practitioners (BCAOMP) since 2024

나는 경상남도 창원에서 유년 시절을 보냈다. 산부인과 전문의이자 개인병원을 운영하셨던 아버지 덕분에 자연스럽게 의료와 병원운영이라는 환경 속에서 자라왔다. 그 시절 창원은 계획도시로 경남에서 가장 빠르게 발전하고 있었고, 영남권은 물론 호남권, 심지어 서울에서도 수많은 의료인이 창원으로 내려와 개원하던 시기였다. 자연스럽게 내 주변의 친구 아버지들, 아버지의 친구분들 대부분이 병원 개원의였고, 나는 어린 나이부터 수많은 개인병원을 보고 자랄 수 있는 환경에 있었다. 어떤 병원은 성공했고, 어떤 병원은 문을 닫았다. 그 안에서 병원의 운영 방식과 변화, 그리고 의료 현장의 다양한 흐름을 자연스럽게 접하며 자라왔다. 지금 돌이켜보면, 이런 경험들은 단순히 의료인으로서의 시각을 넘어서, 의료 서비스를 조직하고 운영하는 일에 대한 관심과 이해로 이어졌다.

자연스럽게 나 역시 의료인의 길을 꿈꿨고, 학부에서는 의학과 생명과학에 대한 흥미를 바탕으로 진로를 준비하게 됐다. 나는 캐나다 동부 런던(London)에 위치한 University of Western Ontario (현 Western University)에 진학해 Biology와 Medical Sciences 복수 심화 전공(Dual Honours Specialization in Biology & Medical Sciences)을 이수했다. 이 과정은 내게 의학적 기초를 다질 기회였고, 그 시기 나는 자연스럽게 전문 대학원 진학을 고민하기 시작했다. 북미의 시스템상 다양한 진로 가능성이 있었기에 여러 분야를 탐색해 보며 나에게 가장 잘 맞는 방향을 찾기 위해 시야를 넓히는 시간을 가졌다.

그 과정에서 Chiropractic Doctor(카이로프랙틱 닥터)라는 직업을 접하게 되었다. 단순한 수기치료 기술이 아닌, 사람의 구조와 기능을 통합적으로 다루는 이 분야는, 내가 중요하게 생각해 온 손기술, 환자 중심 치료 철학, 그리고 장기적인 회복과 웰니스의 가치를 모두 아우르고 있었다. 처음부터 계획했던 길은 아니었지만, 이 분야가 가진 접근 방식과 철학에 큰 매력을 느끼면서 자연스럽게 진로를 정하게 됐다.

카이로프랙틱은 아직 한국에서는 단순한 테크닉이나 보완적 기술로 인식되는 경우가 많지만, 미국과 캐나다에서는 독립된 의료 전문가로 분류되는 정식 라이선스 체계다. 현대의 카이로프랙틱은 과학적인 진단 기반과 근거 중심 치료

(Evidence-Based Practice)를 중심으로 발전해 온 분야야. 척추 교정(Spinal Manipulation)을 기반으로 한 치료는 전 세계적으로 널리 사용되고 있고, 한국에서도 도수치료가 보편화하면서 카이로프랙틱 테크닉에 대한 관심도 꾸준히 높아지고 있다.

처음에는 캐나다에 있는 CMCC(Canadian Memorial Chiropractic College) 진학을 고려했었지만, 당시 미국 경제가 침체하여 있던 상황이라 미국 대학원들이 캐나다 학생 유치를 위해 장학금 혜택을 확대하고 있었다. 미국 대학원에 진학하면 성적을 일정 수준 이상 유지하면 매 학기 부분 장학금을 받을 수 있었고, 실제로 캐나다보다 학비도 더 저렴한 편이었다. 이런 조건 속에서 자연스럽게 남 캘리포니아 LA 근교에 위치한 Southern California University of Health Sciences(SCUHS)에 진학하게 됐고, 내게 또 다른 기회가 열렸다.

무엇보다 LA로 향하게 된 데는 두 가지 큰 계기가 있었다. 하나는, 한국의 자생한방병원이 미국 플러튼(Fullerton)에 첫 분점을 연다는 소식이었다. 한의학과 척추·관절 치료의 융합이라는, 나로선 매우 독특하고 인상 깊은 환경에서 인턴십을 할 수 있다는 점이 매력적이었다. 다른 하나는, 미국의 퇴역군인 병원(Veterans Affairs Hospital)에서 카이로프랙틱 인턴십 프로그램을 새롭게 운영한다는 소식이었다. 이 병원은 미국 전역에 걸쳐 있는 국가 의료 시스템이고, 그 안에서 일하는 닥터들은 공공의료 전문가로서 안정성과 전문성을 동시에 갖춘 존재다. 이 두 환경에서 동시에 인턴십을 할 수 있었던 경험은 임상적인 실무 능력을 키우는 데 큰 기반이 됐다.

캐나다로 돌아온 이후, 나는 Evergreen Rehab & Wellness라는 이름으로 첫 클리닉을 개원했다. 정말 작은 공간에서 혼자 시작했지만, 진심을 담은 진료와 동료들과의 협업을 통해 지금은 총 5개의 지점, 85명 이상의 전문 라이선스를 가진 치료사 및 닥터들과 함께하는 팀으로 성장하게 됐다.

우리는 Multidisciplinary Clinic, 즉 서로 다른 전문 직군들이 한 공간 안에서 협업하는 구조를 지향한다. 이 구조는 한국에서는 아직 생소할 수 있지만, 북미에서는 다양한 직역의 독립성을 보장하면서도 함께 시너지를 낼 수 있는 중요한 시스템이다. 각자의 고유한 전문성을 존중하면서도 하나의 목표를 향해 함께 움직이는 이 구조는 단순한 운영을 넘어서 감각과 센스를 필요로 하는 일이다.

그래서 나는 자신을 스스로 단순한 치료자라기보다는, 헬스케어 사업가의 DNA를 가진 사람, 그리고 '2세대 헬스케어 엔터프러너(Second Generation Healthcare Entrepreneur)'라고 생각한다. 브랜드를 만들고, 공간을 기획하고, 함께 일하는 전문가와 환자에게 새로운 경험을 설계하는 이 일이 내가 가장 열정을 느끼는 분야다. 그리고 그 중심에는 늘 내 뿌리에 대한 자부심이 있다. 의료와 교육에 대한 열정은 자연스럽게 내 뿌리에서부터 시작된 가치다. 아버지를 통해 의료인의 정신을 배웠고, 대학에서 교편을 잡으셨던 어머니의 모습을 보며 지식과 경험을 나누는 삶의 가치를 자연스럽게 배웠다. 지금 내가 하는 일 역시 그 두 흐름의 연장선에 있다고 생각한다.

나는 교육의 가치를 중요하게 생각한다. 지금도 여러 멘토링 단체에서 활동하고 있고, 우리 클리닉에서 함께 일하는 치료사 중 다수가 처음엔 멘티로 만나 함께 성장한 소중한 동료들이다. 더 나은 리더가 되기 위해 지금도 다양한 세미나와 코스를 통해 계속 배우고 있다.

그 과정에서 2022년, 한국의 이투테라피 대표이자 물리치료사인 나영근 대표와 인연을 맺게 되었다. 평소에 좋은 재활 기기와 치료 프로그램에 관심이 많았던 나는 이투 프로그램에 큰 매력을 느꼈고, 한국을 직접 방문해 직접 치료를 받아보기도 했다. 이번에는 캐나다로 홈이투 기기를 도입해 함께 써보고 있고, 이 프로그램의 현지화 및 북미 활용 가능성에 대해서도 함께 고민하고 있다. 나영근 대표의 끊임없는 열정과 노력이 큰 자극이 되었고, 이렇게 한국의 우수한 임상 시스템과 기술이 해외로 뻗어 나가고 있다는 점은 매우 고무적이다. 앞으로도 이런 기회는 더 많아질 것이고, 나 역시 이 흐름 안에서 계속 배우고 싶다.

요즘은 한국에서 활동하는 많은 물리치료사가 해외 진출을 꿈꾸고 있다. 한국에서는 시스템상 할 수 있는 역할에 제한이 있지만, 해외에서는 단독 의료행위가 가능하고 실제로 본인의 이름으로 개원까지 할 수 있기 때문에 그 차이를 매력적으로 느끼는 분들이 많다. 특히 최근엔 캐나다 물리치료사 성적 평가 기관(CAPR)에서 요구하는 실습 기준이 한국 물리치료사들에게 유리하게 조정되면서, 좋은 기회를 맞이한 시기이기도 하다. 그래서 지금도 많은 분이 우리 Evergreen Rehab & Wellness에 지원하고, 함께 일해보고 싶다는 연락을 주고 있다.

하지만 해외는 해외만의 구조와 현실이 있다. 각 나라, 각 주마다 의료 시스템과 보험 구조, 라이선스 체계가 전혀 다르다. 이걸 충분히 이해하지 못한 채 뛰어들게 되면, 한국에서 기대했던 자유와 낭만은 현실과는 다를 수 있다. 그래서 가장 중요한 건, 나에게 맞는 시스템과 문화, 환경을 잘 파악하고 선택하는 일이다. 그래야 비로소 본인의 철학과 비전을 제대로 펼칠 수 있다.

Evergreen Rehab & Wellness에서는 지금까지 20명이 넘는 해외에서 온 의료 전문인들이 캐나다에서 안정적으로 라이선스를 변경하고 정착할 수 있도록 실질적인 도움을 제공해왔다. 앞으로도 계속해서 더 많은 전문가와 함께 일하며, 각자의 전문성을 북미 의료 환경 속에서 펼쳐갈 수 있도록 함께할 계획이다. 함께 성장하고, 더 넓은 세상에서 더 큰 가치를 만들어 가고 싶다.

➜ **연락처**: dr.park23@gmail.com
➜ **클리닉 웹사이트**: www.evergreenclinic.ca

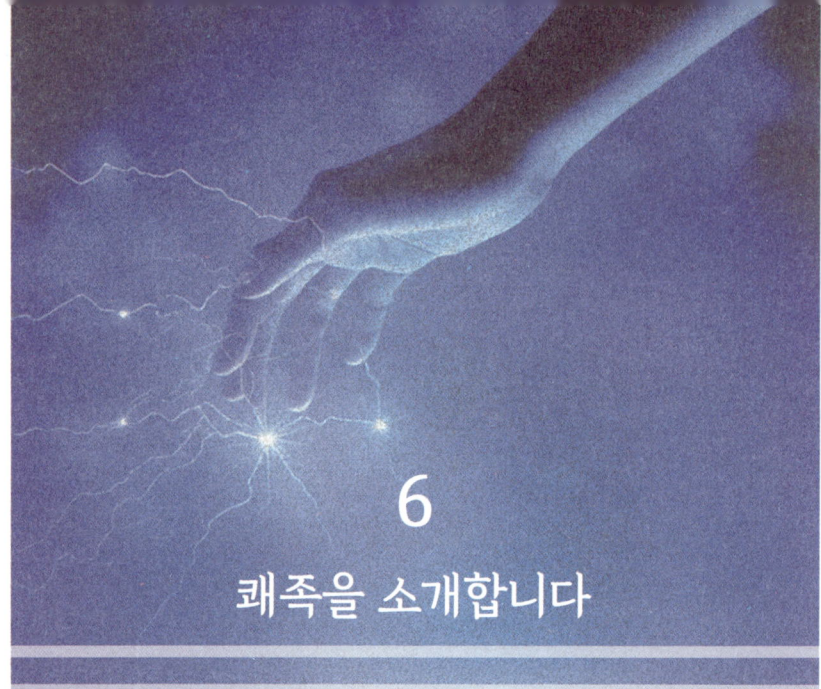

6

쾌족을 소개합니다

1) 치료를 발로 한다고요?

가장 오해가 많은 멋진 테크닉, 쾌족

쾌족에 대해서는 하고 싶은 말이 참 많다.

나는 2025년 현재 가락동 연세이김통증클리닉의 치료부장으로 15년째 근무 중이다. 3년째 근무할 때, 면접을 보러 온 물리치료사가 내가 발로 환자를 치료하는 것을 보고 이상한 곳이라 생각해 다른 곳으로 가려고 했었다. 지금 그 선생님은 마니아가 되어 강사의 자격으로 쾌족 수업을 같이하고 있다.

나도 처음 발로 하는 테크닉을 선배님께 배울 때 이것을 실제 적용할 수 있을까? 이것을 환자들이 욕하지 않고 받아들일까? 하는 생각을 했다. 처음 보는 치료사들의 공통된 질문이다. 그런데, 실제 적용해 보니 반응이 나쁘지 않았다. 다양한 방법으로 적용 범위를 넓혀가며 내가 편한 스타일로 바꾸어갔다. 처음 함께 수업받은 물리치료사 윤해성 선생님이 몇 년 후에 내 쾌족 수업을 들어보고는 "배운 대로 안 하고 다 바꿨네요. 그런데 더 좋네요"라고 말해주었다.

"쾌족(快足)" 말 그대로 상쾌하고 기분 좋은 발이다.

국내에만도 발로 하는 요법이 열 가지가 넘는 것으로 알고 있다. 그리고, 세계 어느 나라에도 발로 하는 요법이 없는 나라가 없다. 그러나, 그중에서도 쾌족은 가장 편하고 정교하고 골반교정에 특화되어 있다. 중국식 발 테크닉이나 국내에서도 사람 몸에 올라서서 힘들게 하고, 아프게 하는 테크닉들이 있지만 쾌족은 9개월 만삭의 산모나 80대 노인에게도 편안히 적용할 수 있는 강력한 방법이다. 2011년 가락동 연세이김통증 클리닉에 처음 입사하고 얼마 후에, 두 분의 원장님께 쾌족에 대해 말씀을 드리고 시연을 해 드렸다. 다행히 대체요법에도 큰 거부감이 없으셔서 좋은 방법이라고 말씀은 해 주셨으나 정작 병원에서 적용하는 문제에는 이견을 보이셨다. 그래서, 2주간만 시행해 보고 환자의 반응을 보자고 하셨다.

마취통증의학과는 시술과 주사가 전문인 통증 치료 전문 병원이다.

주사 이후에 마땅한 것이 없을까 찾으시던 중에 내가 사용하던 금환과 쾌족이 나타난 것이다. 2주간의 환자분들의 반응이 성공적이어서 그 후로 현재까지 쾌족은 사랑받고 있는 치료 테크닉이 되었다.

낯선 테크닉을 받아주신 두 분의 원장님께 진심으로 감사하는 바이다. 쾌족과 금환만으로 치료가 마쳐지는 것은 아니다. 50~60%를 시행하고 수기 테크닉을 적절히 적용해야 한다.

쾌족이나 금환테라피 후에 적용하는 도수치료는 치료사도 편하고 관절의 가동 범위나 근막의 이완에 정말 큰 효과를 발휘한다. 나영근 하면 이투테라피, 그리고 쾌족에 대해서 인정을 해주는 편이다. 나는 이 두 가지 테크닉에 관한 한 누구보다도 자신이 있으며 지도하는 면에서도 부끄러움이 없고, 해외 어느 나라 환자나 치료사를 만나든 당당하게 선보일 수 있다고 자부한다.

쾌족은 2015년에 상표등록을 마쳤고 수기치료아카데미를 통해서 2024년 700여 명의 수강생을 배출하고 있다.

초기에는 물리치료사들에게 비난을 받기도 했다. 무식하게 사람을 발로 밟는 것도 치료라고 한다고. 가장 오해가 많은 테크닉이 쾌족이기도 하다.

그러나, 체험을 받아보고는 많은 치료사가 배우게 되었다. 누구나 쾌족을 받으면 그 시원한 쾌감에 머리를 숙이게 된다. 5년 차 ~ 7년 차 밖에 안 되는 치료사들이 손가락이나 어깨가 아파서 고생하는 것을 보면 왜 이투와 쾌족이 사용자들에게 극찬을 받는지 생각해 봐야 할 것이다.

대학 시절, 힘이라면 장사였던 같은 과의 친구 녀석도 치료를 많이 해서 어깨가 아파 옷을 입기 불편해하는 모습을 본 적이 있었다. 그 정도로 열심히 치료에 매진했었는데 내 몸이 아프면 다 부질없게 느껴진다. 누구를 위해 일하는가?

매년 동남아의 해외 선교지를 방문하여 현지 분들에게 쾌족과 이투로 봉사를 해왔었다. 많은 사람을 손으로만 해 줄 수는 없는 노릇이다. 이럴 때 쾌족은 빛을 발한다.

보기보다 디테일하며 생각보다 강력하다. 배우면 누구든 알게 된다,

발이 손보다 위대한 면이 많다는 것을.

배구는 실내에서 하지만 축구는 실외에서 한다. 발로 찬다면 손으로 던지는 것보다 멀리 나가는 것은 당연한 것 아닌가. 발과 손의 차이는 엄청나다.

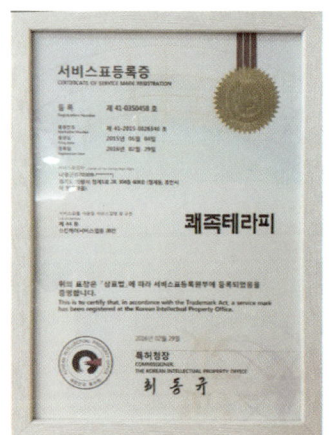

일반인들도 부부가 함께 와서 배우기도 하고 물리치료사, 스포츠 트레이너, 피부 관리사들도 실전에 많이 사용하고 있다.

국민 프로젝트, 쾌족을 배우자.

관련 동영상 URL & QR 코드

https://youtu.be/gXHeCXCSPHU?
si=H2CvY9VNpGAG7tnx

옆의 QR 코드를 휴대폰 카메라로 촬영하면,
해당 동영상으로 연결됩니다.

2) 발로 하는 마사지의 역사

다리로 하는 마사지는 주로 아시아에서 기원한 발 마사지의 전통과 깊은 연관이 있다. 이 방법은 주로 발이나 다리를 이용해 신체의 넓은 부위에 압력을 가하거나 자극을 주는 방식으로 발전해 왔는데, 여러 문화에서 독특한 형태로 발전한 것으로 보인다.

고대 인도와 중국의 발 마사지 기법

인도의 경우, 전통 의학인 아유르베다에서 발이나 다리로 신체를 자극하는 방법이 소개되었는데, 이 방법은 발의 넓은 표면을 사용해 압력을 부드럽게 가하는 것으로, 신체의 균형과 에너지 흐름을 유지하는 데 중점을 두었다.

또한, 고대 중국에서는 발과 다리를 사용한 마사지를 통해 기(氣)의 흐름을 조절하고, 이를 통해 신체 전반의 건강을 유지했다. 발 반사 요법과 지압 마사지가 중국에서 발전했으며, 다리로 근육과 경락을 자극하여 신체의 에너지를 조절했다.

태국의 전통 마사지 (타이 마사지)

타이 마사지는 다리와 발을 사용하는 대표적인 마사지 기법의 하나다. 이는 주로 압박, 스트레칭, 그리고 지압을 통해 신체의 균형을 맞추는 방식으로 발전했는데 발로 하는 압박은 타이 마사지에서 중요한 역할을 하며, 특히 넓은 근육층이나 등 부위에 깊은 압력을 가하는 데 효과적이다.

태국에서는 발을 사용한 마사지가 경락을 자극하여 혈액순환을 촉진하고, 근육 이완과 통증 완화에 도움을 준다고 믿는다.

서양으로의 전파

20세기 초반, 서양에서도 이 발과 다리로 하는 마사지의 장점이 알려졌다. 특히 물리치료 및 스포츠 치료 분야에서, 손보다 발을 사용해 넓은 근육층에 깊은 자극을 줄 수 있는 장점이 인정되었다.

그리고 현대의 스포츠 마사지와 심부 조직 마사지로도 발전하여, 운동선수들의 근육 회복과 피로 해소를 위해 사용하는 중요한 방법으로 자리 잡았다.

현대적 발전

오늘날, 발로 하는 마사지는 다양한 형태로 제공되고 있다. 특히 현대의 스파와 웰빙 산업에서 이 마사지 기법은 전신 이완과 스트레스 해소를 위한 필수 프로그램 중 하나로 자리 잡고 있다고 봐야 할 것이다.

3) 물리치료에의 도입

  발로 하는 마사지가 물리치료에 도입된 역사는, 주로 아시아의 전통 마사지 기법들이 서양의 물리치료 기법과 결합하면서 발전해 온 과정에서 시작되었다. 이 기법은 특정한 근육과 조직에 깊은 자극을 가해 근육 이완과 통증 완화에 효과적이라는 것이 알려지면서, 다양한 치료 분야에서 사용되기 시작한 것이다.

타이 마사지의 영향

  타이 마사지는 서양 물리치료에 큰 영향을 미쳤다. 태국 전통 마사지에서 다리와 발을 사용해 환자의 근육과 경락을 자극하는 기법이 널리 사용되었는데 손보다 발을 사용하면 더 큰 면적에 더 깊은 자극을 줄 수 있다는 점에서 물리치료 분야에 유용하게 도입되었다.

서양 물리치료에서의 수용

  20세기 초부터 타이 마사지와 같은 동양의 전통 기법들이 서양으로 전파되면서, 서양의 물리치료사들이 이러한 기법들을 연구하고, 현대적 치료 방법에 통합하기 시작했다. 특히, 운동선수들이나 만성 통증 환자들의 근육 회복을 돕는 방법으로 심부 조직 마사지와 같은 형태로 발전되었다.

  물리치료 분야에서 손보다는 발을 이용해 더 깊은 조직까지 자극을 줄 수 있는 기법이 유용하게 받아들여졌으며, 특히 근육 경직이나 긴장성 통증을 완화하는 데 효과적인 것으로 받아들여지고 있다.

스포츠 물리치료에서의 활용

다리로 하는, 발과 무릎으로 하는 마사지 기법은 특히 스포츠 물리치료에서 널리 사용되기 시작했다. 운동선수들의 심부 근육의 피로를 풀어주거나 운동 후 회복을 촉진하기 위해 다리로 하는 마사지가 효과적이라는 것이 입증되었기 때문이다. 넓은 부위를 한 번에 다룰 수 있고, 더 깊이 있는 근육까지 자극을 줄 수 있어 운동 후의 회복 과정에 중요한 역할을 하게 된 것이다.

심부 조직 마사지의 발전

심부 조직 마사지는 물리치료에서 발로 하는 마사지를 적용한 대표적인 사례이다. 이 기법은 주로 만성적인 근육 통증이나 긴장성 통증을 완화하는 데 사용되며, 손보다 발을 사용하여 더 넓고 강한 압력을 가할 수 있어서 효과적인 치료법으로 자리 잡았다.

4) 발로 하는 마사지의 장점

발로 하는 마사지는 여러 가지 신체적, 심리적 장점을 제공하는 마사지 기법으로, 이 방법은 손이 아닌 발을 사용하기 때문에 큰 압력을 고르게 전달할 수 있으며, 특히 허리와 골반, 다리 같은 넓은 부위에 유용하다. 주요 장점은 다음과 같다.

첫째, 더 큰 압력과 깊은 자극을 줄 수 있다.

발은 손보다 넓고 무게를 더 쉽게 전달할 수 있어, 더 깊은 근육층에 효과적으로 자극을 줄 수 있다. 이는 근육 긴장을 완화하거나 만성 통증을 해결하는 데 유리하다.

둘째, 혈액순환 개선에 효과적이다.

발을 이용한 마사지는 다리와 허리, 등 근육을 강하게 눌러줌으로써, 혈액이 신체의 각 부위로 더 잘 흐르도록 돕는다. 이는 독소 배출과 세포 재생을 촉진하는 효과도 있다.

셋째, 긴장 해소와 근육 이완을 기대할 수 있다는 점을 들 수 있겠다.

발로 하는 마사지는 근육을 깊고 부드럽게 이완시켜 전신의 긴장을 완화할 수 있다. 특히 근육에 강한 압력을 주어 스트레스 해소와 심리적 안정을 유도할 수 있으며, 특히 피로가 많이 쌓인 근육을 풀어주는 데 효과적이다.

넷째, 큰 근육에 효과적이다.

발을 이용한 마사지는 허리, 엉덩이, 대퇴부와 같은 큰 근육군에 이상적이다. 손을 사용할 때보다 더 넓은 범위를 한 번에 마사지할 수 있어, 장시간 앉아 있거나 운동 후의 피로 해소에도 적합하다.

다섯째, 골반교정과 체형교정에 큰 효과가 있다.

구조적인 부분을 해결하기 위해서는 반드시 쾌족이 필요하다고 본다.

마지막으로 발을 사용하면 손과 팔의 피로가 줄어들기 때문에 시술자의 체력 소모가 덜하다는 점을 들 수 있다. 이 기법은 더 오랜 시간 동안 일정한 압력으로 효과적인 마사지를 할 수 있도록 도와준다.

5) 그 외의 발로 하는 마사지와의 차이점

국내에도 발로 하는 마사지 방법이 10여 가지 정도 있는 것으로 알고 있다.

손으로 하는 테크닉도 다르듯이 발로 하는 테라피도 다 다르다. 발로 흔드는 기법에서부터 사람 몸에 올라가서 밟는 방법이나 의자에 앉아서 하기도 하고 통쾌법이나 체교, 각체, 상생 약발, 족도법, 족기법 등등 다양한 이름으로 불린다. 쾌족의 특징이라면 골반 교정에 특화 돼 있다는 것과 강한 압력을 사용하지만 아프지 않고 시원해서 단 5분이면 쾌족에 매료되게끔 할 수 있는 파워가 있다는 것이다. 전신을 다 적용하기도 하고 부분만도 가능하다.

물리치료사로서 타인의 몸을 만지는 사람들이라면 반드시 경험해 보고 습득해 놓으면 좋겠다.

6) 나는 대한민국 최고의 마사지가 가능하다

　지방의 어느 스포츠 마사지 센터의 원장님이 전화가 왔었다.

　본인 센터에 와서 쾌족에 대해 시연을 해 줄 수 있는지 물었다. 6명의 마사지 선생님들이 있다고 했다. 그래서 약속하고는 내려갔다.

　마사지 선생님들에게 쾌족을 보여준다는 것에 설렘도 생기고 도전의식도 들었다. 어떻게 받아들일지 궁금했다.

　그 마사지센터는 터미널 근처라 지역에서는 나름 자리 잡은 인지도가 있는 곳이었다.

　업무가 끝나고 다 모였을 때 인사를 나누고 나의 첫마디는

　"저는 대한민국에서 가장 마사지를 잘합니다."

　라고 좀 도전적인 메시지를 전했다. 사실 나는 마사지 샵에서 일해본 적도 없다. 스포츠 마사지를 배우기는 했지만 마사지 영업점에서의 실전은 없다. 하지만 내겐 발이 있다.

　"여러분 손으로 마사지하시지요? 하지만 저는 발로 합니다"라고 했다.

　3년 차부터 20년 차의 경력인 선생님들이 약간 자존심에 상처를 받았을 것이다.

　"한 분씩 나오세요, 쾌족을 해드리겠습니다"

　하고는 한 사람씩 그야말로 쾌족으로 녹여주었다. 결론적으로 그다음 주부터 3주간 쾌족 수업을 그곳의 스포츠 마사지 센터에서 진행하게 되었다. 그럴 수밖에 없는 것이 마사지 선생님들이 모두가 어깨관절이 정상 ROM이 나오지 않았다. 이대로 또 5년~10년이 지나면 어떻게 될지 모를 일이다.

　쾌족이 아니라면 몸은 더 굳어가고 결국 통증에 시달릴 것이다.

　아무리 장정이라도 팔과 어깨를 수년간 사용하면 고장이 나게 되어있다.

힘들게 일해서 번 돈을 본인 몸 고치는 데 써야 할 판이다.

　내가 발로 쾌족을 하는데 손으로 이길 장사는 없다.

　물리치료사 박재성 선생님이 교육 후기로 적어준 것 중 쾌족의 장점인데 인상 깊어서 퍼왔다.

쾌족의 장점은

1. 발로 하니 체력 소모가 적다.

2. 받는 분들의 반응이 시원하다가 제일 많다.

3. 손이나 엘보로 풀기 힘든 근육을 힘 안 들이고 풀 수 있다.

4. 발을 사용해서 위험할 것 같은 선입견이 있는데 절대 그렇지 않고 원칙만 지키면 안전하다.

5. 나이 들어도 얼마든지 할 수 있다.

6. 손으로 낼 수 없는 깊은 맛이 있다.

7. 몸이 힘들면 또 받고 싶은 생각이 든다.

8. 나영근 대표님께서 잘 가르쳐 주셔서 배우기가 어렵지 않다.

9. 남녀노소 임산부까지 누구에게나 쾌족 관리를 할 수 있다.

10. 재수강이 무료다.

11. 나라마다 발로 하는 마사지 테크닉이 한두 가지씩 있고 우리나라에도 10여 가지 발 테크닉이 있는데 그중에 최상급이다.

12. 발 테크닉 중 쾌족이 가성비 최고다.

　김밥을 썰어주는 자동기기가 나온 지가 수년 정도 되었다. 내용물을 넣고 말은 김밥을 넣으면 수초 안에 바로 썰어서 나온다. 한번은, 김밥가게에서 자동으로 썰어주는 기기를 보고 "김밥 써는 것도 힘든가 봅니다."라고 말했더니 아주머니께서 몇 년을 일했더니 어깨가 다 고장 났다고 하셨다.

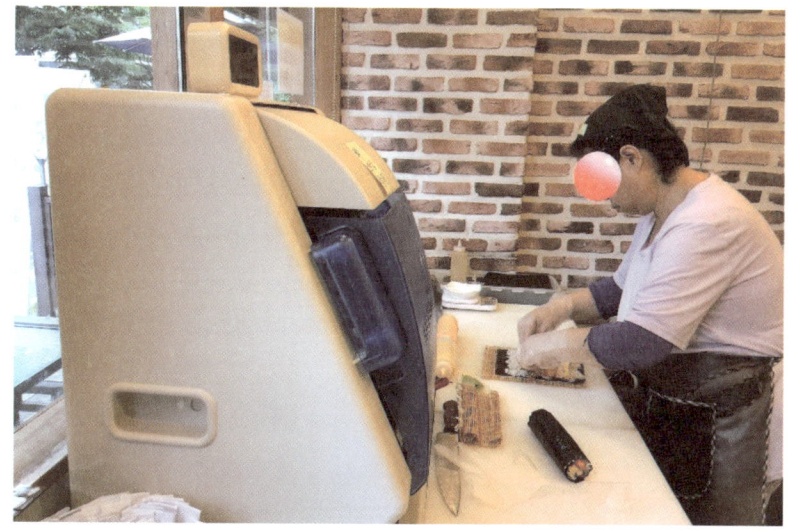

〈 김밥 써는 기기 〉

　반복적인 동작은 우리의 근골격계를 힘들게 한다.

　어머니가 사시던 용인에 수타자장면 집이 있었다.

　주인 아저씨가 유리문 안에서 수타라는 말 그대로 밀가루 반죽을 크게 돌리면서 내리치고 하는 동작을 반복하며 볼 만한 거리를 제공해 주어서 인기가 있었다. 두꺼운 밀가루 반죽이 점점 얇아지면서 면발이 가늘어지는 광경이 신기해 보이기도 했다. 자장면도 맛이 있어서 동네에 제법 명물로 자리 잡아가는 분위기였고 어머니 댁을 방문하면 종종 들르곤 했다. 일 년쯤 후에 그 수타자장면 집을 다시 찾았을 때 그 아저씨가 보이지 않았다.

　그리고, 가격을 500원 내리고 기계식 밀가루 반죽으로 바꾸었다는 안내문이 붙어 있었다. 주인분께 사연을 물으니 주방 아저씨가 어깨가 고장 나서(회전근개 파열) 더 이상 수타를 할 수가 없다는 대답을 하셨다. 간판은 수타자장면인데 수타를 할 수가 없게 된 것이다. 운동선수가 통증에 시달리지 않는 선수가 있을까? 김밥을 써는 것도, 수타자장면 만드는 분도, 마사지사도, 물리치료사도 반복적인 사용에는 어깨 질환에서 벗어날 수 없다.

양재 센터에서도 인상적인 만남이 있었다. 13년 차 마사지 선생님이었는데 한국에서 청담동 ㅇㅇ마사지라 하면 다 알만한 곳에서 5년간 수련을 받고 개인 마사지 센터를 10년간 운영하는 분이었다. 그곳 마사지 가격이 꽤 비싸다. 그래도 인기가 있다. TV에도 몇 번 출연하고 연예인들 마사지로도 홍보가 잘되어서 유명세를 치르고는 가격도 많이 세졌다.

이투테라피가 좋다는 소문을 듣고 나를 찾아온 것이다.
닥터이투를 체험시켜 주었더니 신세계라고 놀라워했다. 마사지사 입장에서도 큰 힘을 안 들이는 시원한 전기에너지 마사지로 이러한 느낌은 너무 좋았다고 했다.
그리고, 쾌족 테라피를 체험시켜 주었다. 정말 제대로 전신을 해 주었다. 쾌족을 배우게 할 생각이 들거나 유사한 업종에 있다면 더 세심히 해주게 된다. 받는 내내 감탄사를 연발하며 받는 중간중간 내 발이 어디에 가 있는지, 어느 부분으로 밟고 있는지 본인 손으로 내 발을 신기해하며 만져보곤 했다. 마사지하는 사람이지만 받기도 좋아한다는 이 선생님이 하는 말은 살면서 받아본 마사지 중에 최고라고 했다. 유튜브에서 보기는 했는데 이 정도일 줄 몰랐다고 했다. 며칠 후 마사지 동기생인 여자 선생님을 초대해서 그분도 체험을 받게 했다. 결국 두 분이 함께 쾌족 테라피 74기로 수강을 했었다. 그리고 이렇게 말해주었다.

"발은 신세계입니다"

나는 수강생들에게 늘 이렇게 말한다.

"엄지는 가족을 위해서만 써라"

나는 그분들께 앞으로 엄지손가락은 쓰지 말라고 했고 엘보우도 사용을 줄이라고 권했다. 엄지는 가족을 위해서만 쓰라고 했다. 엄지의 지문이 닳으면 중병에 걸린다는 글을 본 기억이 있다.

엄지가 고장 난다는 것은 어깨관절에도 영향을 주는 것이다. 청담동 마사지 샵에서는 엉덩이도 엄지로 해야 한다고 배웠단다. 그것이 그 마사지의 자존심이라고. 제 몸이 망가지는데 자존심이라니. 나는 반대하는 입장이다.

내 몸이 살아야 타인의 몸을 고치는 것이다. 발은 손보다 위대한 면이 있다. 4~5배 더 강력하게 편안하며 더 시원하다. 손가락이 자신의 발보다 더 큰 사람은 없을 것이다. 많은 마사지업에 종사하는 분들에게, 치료하는 모든 선생님에게 발의 신세계를 알려드리고 싶다. 마사지가 성행하는 태국과 필리핀에도 쾌족을 전수하고 싶다.

베트남에 여행 갔을 때 마사지 샵에 간 일이 있다. 동남아의 작은 체구의 아가씨들이 남자인 내 몸을 얼마나 시원하게 할 수 있을까? 키가 165센티로 작은 편인 나야 그렇다 치더라도 180cm에 80kg 나가는 남성은 이런 마사지로 인해 시원함을 느낄 수 있을까? 하는 생각이 든다. 실제로 베트남 여성들의 마사지를 받아보면서 쾌족에 대한 생각을 지울 수가 없었다. 쉽지 않은 일이지만 내 상상의 나래는 이곳에도 제대로 발을 쓰는 전문인들이 자리 잡기를 소망해 본다.

쾌족! 이 발아래 수 만 명이 다녀갔고 그 만족감은 최상이라고 자부한다. 나는 손으로 하는 모든 마사지 보다 더 강력하고, 깊고 시원할 수 있다고 자부한다. 그것이 쾌족이다.

엘보우로 하는 치료 좀 줄입시다.

지방에 어느 치료실에 강의하러 간 적이 있었다. 7~8명 정도 치료사들이 도수치료를 하고 있었는데 그중 3명의 여성 치료사들이 엘보우로 환자의 어깨와 허리를 눌러가면서 치료하는 모습을 보았다. 마음이 짠했다.

사실, 나도 그렇게 배웠고 도구를 이용하지 않으면 내 팔로 치료하는 것이 당연할지도 모르겠다. 하지만, 근력이 남성보다 약한 여선생님들이 얼마나 견뎌낼 수 있을까? 왜 물리치료사가 꼭 도수치료에 손이나 엘보우로 해야만 하는지 묻고 싶다.

체구가 건장한 헬스 트레이너들도 어깨로 마사지를 많이 하다가 어깨가 고장 나는 경우를 여러 번 보았다.

여성 치료사는 여성들만의 도수치료를 하는 것이 좋다. 건장한 남자 환자를 여성 치료사가 꼭 그렇게 엘보우로 해야만 근육이 풀린다는 것인가?

내 양재 센터를 찾는 물리치료사 대부분도 그렇게 카이로를 하거나 엘보우로 치료하거나 운동 치료를 시키는 분들이다. 내게 와서 닥터이투와 쾌족을 받으면 생각이 달라져 간다. 나는 왜 이렇게 힘들게 치료를 했을까? 현타가 온다고들 한다.

손이나 엘보우는 20% 정도만 쓰는 것이 좋다. 20, 30년 일을 했지만 나는 아직 괜찮소 하는 선임 치료사들도 있겠지만 모두가 그런 것이 아니라면 어찌할 것인가?

피로도 누적되고 어깨나 팔을 많이 쓰다 보면 목이 굳어간다. 몸 상태가 안 좋은 치료사가 너무 많다. 특히, 손가락으로 자꾸 근막 이완을 시키다 보면 결국 본인이 먼저 환자가 된다.

언젠가 피부관리사 교육을 하러 갔었는데 딥티슈 마사지를 시연하는 강의였다. 본인 손으로 근육 하나하나를 깊게 눌러서 마사지하는데 말 그대로 딥티슈가 잡히기는 하겠다는 생각은 들었다. 사실 이미 아는 바이기도 하다. 하지만, 손가락으로 하는 테크닉은 웬만하면 하지 말라고 하고 싶다. 20~30% 정도에서 근막 이완하고 운동요법하고 나머지는 도구를 사용했으면 좋겠다. 오래가려면 말이다.

교육도 많이 하고 인스타와 유튜브에서도 왕성한 활동을 하는 물리치료사를 치료해 준 적 있다. 온통 손과 엘보우로 치료하는 그의 스타일 대로 온 몸이 만신창이였다. 너무 굳어서 안 아픈 것이 이상했다. 씁쓸했다. 사람들은 모를 것이다. 그 몸이 그리 굳어있는 줄은.

나는 내 치료 방법의 선택에 후회가 없다.

7) 쾌족을 알자

쾌족 요법의 준비

➤ 준비물 : 쾌족 전용 양말, 발판, 매트(담요)

쾌족 양말은 미끄러지지 않고 여간해선 잘 돌아가지 않아서, 쾌족 시에 파워를 실어줄 수 있는 특수 제작된 쾌족 전용 양말을 사용한다. 초기에는 발가락 양말을 사용했었는데 두께가 얇고 힘이 덜 실려서 두툼하고 발을 딱 잡아주어 효과를 극대화할 수 있는 전용 양말을 특별히 제작하게 되었다.

초기에 양말공장 여러 곳을 섭외했지만 이런 양말을 제작하는 곳을 찾기가 쉽지 않았다. 발을 사용하는 치료이니만큼 청결한 이미지를 주기 위해서라도 전용 양말이 필요하다.

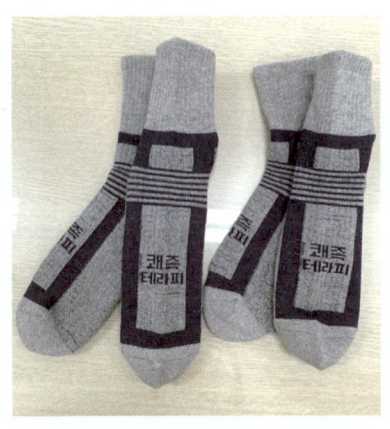

〈 쾌족 전용 양말 〉

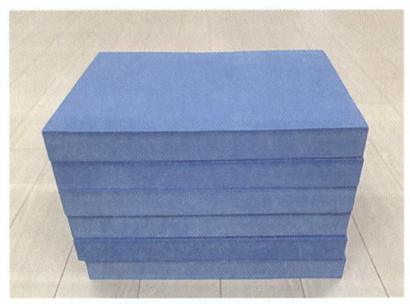

〈 쾌족 발판 〉

한번 제작할 때 1000족씩 주문해야 해서 2024년 현재 다섯 번째, 5천 개가 사용되고 있다. 꽉 잡아주는 맛이 있어 일반인들도 구매하려고 하는데 수강생들에게만 제공하고 있다. 쾌족 양말을 신고 하다가 일반 양말을 신으면 제대로 할 수 없게 된다는 것을 알게 된다.

발판은 상대의 몸통 두께만큼 높이를 쌓으면 체중을 다리로 옮겨가며 밟기만 해도 밟는 압력의 조절이 가능하므로 체력 소모가 덜하고 무릎을 굽히지 않고 쾌족을 할 수 있어 편하다. 무릎이 굽어지면 체력 소모가 더해지고 시술자의 골반도 변형이 오기 쉽다.

받는 사람의 몸집에 따라 다르지만 평균적으로 6~7개 정도를 사용하며, 밟는 부위의 두께에 따라 발판의 개수를 조절하여 사용하는 것이 좋다. 발판의 높이와 피시술자 간의 발판 거리가 중요하다.

맨바닥에서 하면 받는 사람의 골격 구조나 살집에 따라 딱딱한 바닥에 눌려 아플 수 있으므로 요가 매트처럼 쿠션감이 있는 매트를 깔고 하면 좋고 매트가 없는 경우에는 바닥에 까는 이불이나 담요 같은 것도 상관없다.

남을 비방하면서 쾌족을 자랑하고 싶지 않지만, 발로 밟는 요법을 하면서 이런 발판을 사용하지 않고 한쪽 무릎이 구부려지면서 발을 사용하는 것은 어리석은 일이다. 또한, 한 발로 천골 부위를 밟고 다른 한 발로 상체를 밟는 방법은, 받는 이가 호흡이 힘들고 몸에 긴장감이 강하게 들기 때문에 사고의 위험도 크고 해서 쾌족에서는 절대 권하지 않는다.

"편하게, 강력하게"
이것이 나의 치료의 모토이자 쾌족, 이투테라피 치료의 신조이기도 하다. "편하게"의 의미는 시술자도 피시술자도 편하자는 의미이다.

쾌족 시작 전 진단 평가방법

쾌족을 시작할 때 골반과 몸의 상태가 어떤지 파악하는 일이 가장 기본이다.

세 가지 검사법을 표준으로 삼는데 간단해 보이기는 하나 이 테스트에서 하나라도 문제를 보인다면 임상 경험상 70% 이상에서 교정이 필요한 몸, 요통에 시달릴 가능성이 70% 이상의 상태라고 본다. 교정은 이 상태를 정상으로 돌려놓는 것이고 그것만으로도 허리나 무릎에서 발생하는 통증을 상당히 개선할 수 있다. 검사에서 문제가 발견되었음에도 생활하는데 불편함이 없고 통증이 없는 30%의 경우는 문제가 있는 부분의 기능을 대신할 수 있는 보상 근육이 잘 발달하여서 틀어져 있음에도 통증이 없을 수 있다.

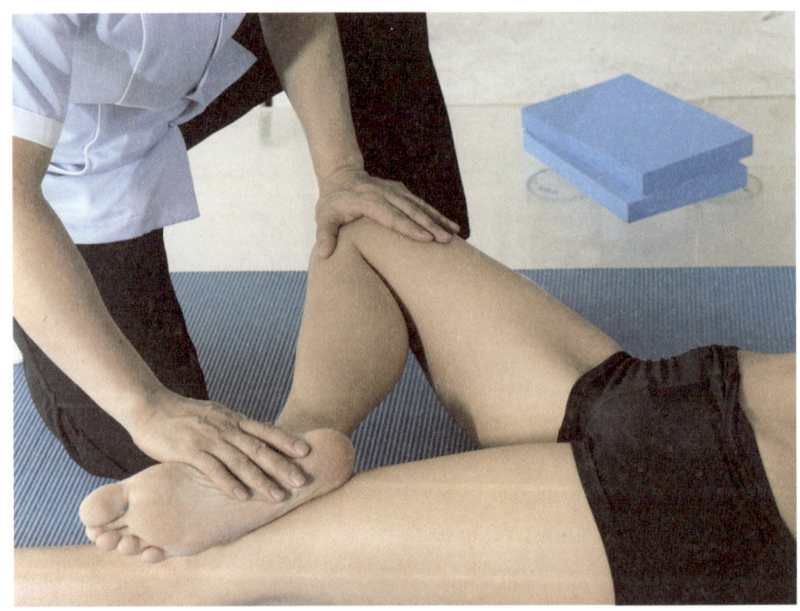

⟨ faber test ⟩

① **첫 번째**, 천정을 바라보고 바닥에 등을 대고 누운 자세에서 한쪽 다리를 4자 모양으로 무릎을 구부리고 그대로 바닥 쪽으로 밀어내려 본다. (검사 방법은 양쪽 모두 다 자세와 힘을 동일하게 시행한다.)

4자 모양으로 만든 다리의 무릎 부분을 바닥으로 내려볼 때, 반대편 골반이 어느 정도 따라오며 바닥에서부터 들리는지를 본다. (원래 치료사들이 평가할 때는 반대편 골반을 고정하고 정확하게 검사하지만, 일반인들에게 보다 쉽게 접근하도록 이 정도로만 해도 무관하다)

들려지는 정도를 상, 중, 하 정도로 판단해 본다. 화베르 테스트(Faber test) 또는 패트릭 테스트(patric test)라고도 한다. 천장관절과 고관절, 서혜부의 문제가 있는지 테스트하는 방법이며 쉽게 말해 허벅지를 안으로 모으는 근육(대퇴내전근)과 바깥쪽으로 벌리는 근육의 단축으로 테스트할 때 사람마다 자세의 차이가 나게 되는데 관절 주변 근육의 상태변화로 골반의 모양에서도 변형이 오게 됨을 알 수 있다.

② **두 번째**, 누운 상태에서 무릎을 구부려 발을 엉덩이 뒤로 넣어 본다.
무릎 접기 테스트 (Knee flexion test) (양쪽 다 검사해 본다.)

이때 엉덩이와 허리 부분이, 또는 흉추가 바닥으로부터 뜨는지 본다. 허벅지 앞 근육(대퇴사두근)이 유연하지 못하고 짧아져 있으면 이 자세를 만들 수 없고 골반까지도 부담을 줄 수 있다. 이 자세가 안 나오면 허리나 등이 들리게 되는데 대퇴근의 보상 근육의 단축 상황을 볼 수 있다. 흉요추도 쾌족과 스트레칭이 필요한 상황임을 알 수 있다.

실제로 이 스트레칭 동작은 요통이 있는 환자들에게 가정에서 수시로 해 볼 것을 권했었는데 잘 안되던 이 동작을 반복적으로 시도하다 보면 요통에 도움이 되는 경우가 많았다.

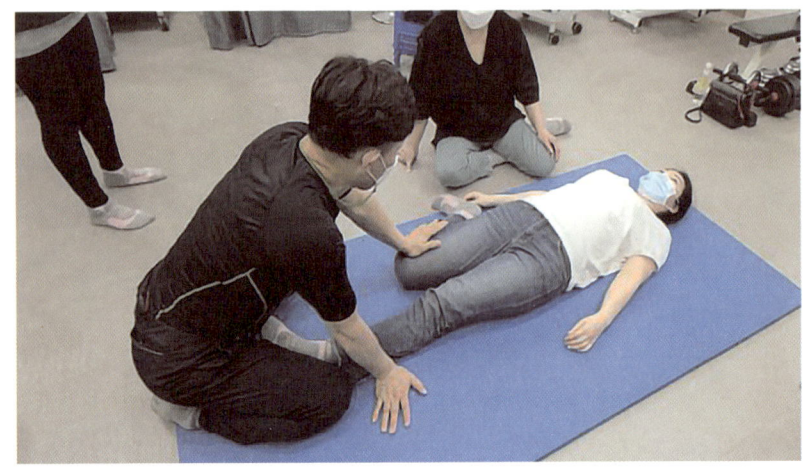

〈 무릎 접기 테스트 〉

요통이 워낙 다양해서 모든 요통 환자들에게 적용이 되는 것은 아니지만 그래도 이 방법을 시도해보았을 때, 많은 증상이 좋아질 수 있었다.

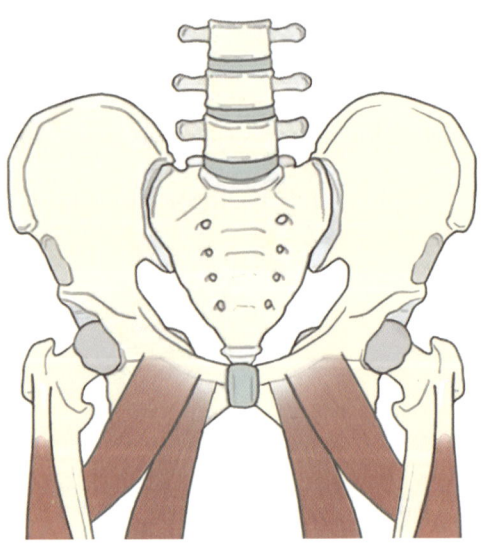

〈 골반 〉

위의 그림은 골반 전체를 보여주고 있다. 귀 모양의 양쪽 장골을 연결해주는 세모 모양의 뼈를 천골이라고 한다. 아래쪽으로는 우리가 앉을 때 바닥에 닿는 좌골이라는 뼈도 있다. 골반은 한 개의 뼈가 아닌 여러 개의 뼈의 결합이다.

골반에 붙는 근육 중에 허벅지 앞쪽에 위치하는 대퇴사두근이라는 근육은 대퇴직근, 내측광근, 중간광근, 외측광근 등 4개로 이루어진 인체에서 가장 크고 강한 근육이다. 이 근육은 장골의 튀어나온 뼈 부분(하전장골극)에서 시작하여 고관절을 가로지르며 허벅지 앞면을 가로질러 무릎 쪽으로 내려간다. 대퇴직근은 다른 3개의 근육과 머리가 합해져서 강한 힘줄이 되어 무릎의 앞면에 붙게 된다.

이 힘줄은 무릎에 붙어 있는 만지면 움직이는 뼈인 슬개골을 감싸고 있다.

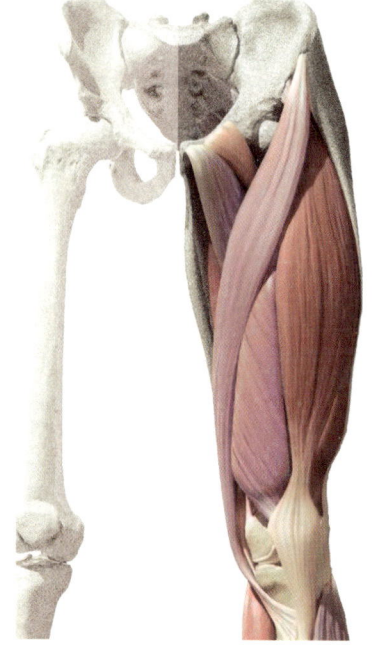

이 테스트에서 정상적인 범위가 나오지 않는 경우, 무릎과 허리 통증을 함께 가진 분이 많았다. 허벅지 앞부분 근육은 무릎과 골반에 연결되어 있기 때문에 이 검사 하나로 골반과 무릎의 통증의 원인을 여기에서 찾기도 한다. 이 근육이 이완되고 유연해졌더니 통증이 완화되었다면 이 근육이 원인이 된 통증이었음을 알 수 있는 것이다.

〈대퇴근육〉

③ 세 번째, 엎드려서 무릎을 구부린 후 Ｗ 자로 발을 바깥으로 벌려본다.

Ｗ 테스트는 뒤쪽 골반의 상태를 파악할 수 있는데 이 모양이 나오더라도 끝까지 벌렸을 때 통증을 느끼는 부위가 있다면 문제가 있다고 본다. 통증을 나타내는 포인트는 사람마다 다르다. (참고로 Ｗ test라는 용어는 쾌족에서만 사용하는 필자가 직접 만든 용어임을 밝혀둔다.)

Ｗ 자 모양으로 골반을 열면 다양한 통증 포인트가 나타난다.

후면 대퇴부터 내전근이나 무릎 부분, ASIS (전상장골극) 등 양쪽으로 도합 10부분 정도에서 통증을 느낄 수 있는데, 쾌족으로 이 부분을 동일하게 관리해 주면 여러 가지 포인트의 통증이 조절되는데 그것이 쾌족의 장점이다.

골반이 틀어진 사람은 주먹을 쥐고 손을 뒤로해서 발뒤꿈치와 엉덩이 사이 간격을 확인시키며 차이를 비교해 주기도 한다. 실제 임상에서 보면 차이가 확연한데도 발뒤꿈치와 엉덩이와의 거리를 만져서도 모르는 분들도 있는데, 이럴 때는 정확하게 인지시키기 위해 제삼자에게 사진을 찍어서 보여주기도 한다.

강하고 큰 둔부 근육을 손으로 교정하기는 참 쉽지 않다. 체중을 이용한 쾌족이 골반교정에 빛을 발하는 이유이다.

목 스트레칭 운동을 교정 운동이라고 하지 않는 것처럼 골반운동을 골반교정 운동이라고 하지는 않는다. 교정이라는 것은 잘못된 것을 바로잡는 것이다. 잘못된 것을 바로잡기 위해서는 어떻게 잘못되었는지를 먼저 파악해야 한다. 그래서 쾌족을 시행하기 전에도 검사와 평가가 중요하다.

평가 없이 운동하는 것은 골반 운동이라고 해야 맞다. 누구나 따라 할 수 있도록 간단하게 몇 가지 타입만 예로 들었지만, 실제로는 더 다양한 형태가 있다. 어떤 상태이든지 정상적인 모양으로 돌려놓을 수는 있다. 10분이면 가능한 교정부터 30분 정도를 10회 또는 20회 정도 해야 되는 경우도 있다.

골반의 문제가 반드시 통증이 있음을 말해주지는 않는다.

자전거를 오래 타거나 마라톤, 등산처럼 특정 운동을 오래 한 사람 중에는 고관절의 앞뒤로의 움직임들이 많아서 단련된 근육은 강하지만, 유연성이 떨어져 이 테스트에서 문제를 보이는 분들이 꽤 있다.

하지만, 원래의 근육의 역할을 보조해 주는 보상 근육들의 발달로 별다른 통증 없이 일상을 하는 분들도 많다. 요통의 원인은 200여 가지 정도가 되고 문제가 있어 보여도 통증이 없는 경우도 상당히 있지만, 일반적인 경우라면 위의 골반테스트로 치료나 관리의 방향을 결정해도 무방하다고 본다.

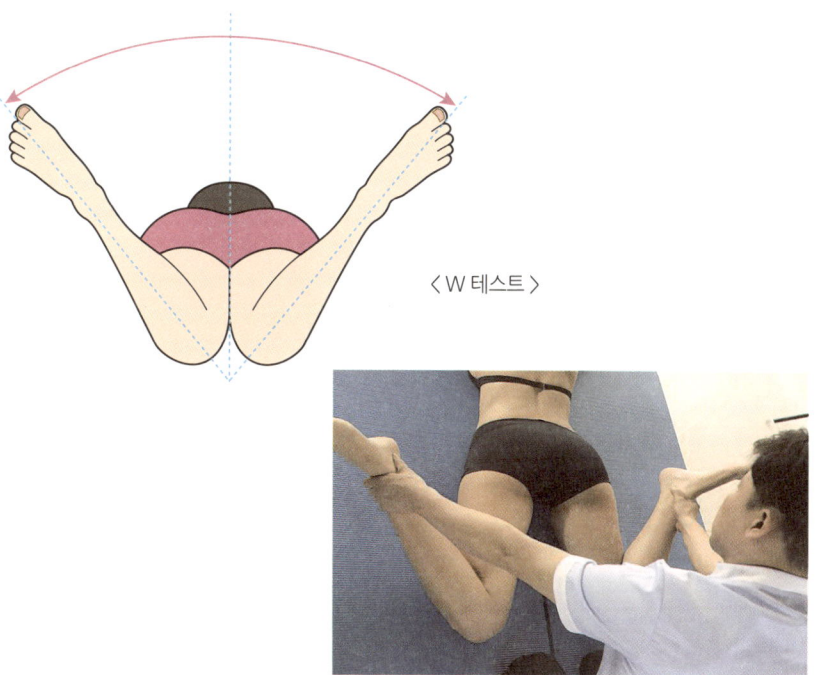

〈 W 테스트 〉

쾌족을 하자

인간에게 피할 수 없는 숙제인 근골격계 통증을 어루만지는 것보다 더한 사랑이 있을까? 필자도 중년이 되어 아픈 데가 하나씩 늘어나니 아내가 해주는 쾌족보다 더 사랑스러운 것은 없다. 부모님에게 드리는 용돈도 중요하지만 쾌족을 해드리는 것만큼 행복한 효도는 없다. 물론 용돈도 빠지면 안 된다.

"스킨십, 계좌이체, 쾌족 모두 다 중요하지만, 그중에 제일은 쾌족이라"

사랑을 표현하는 방법

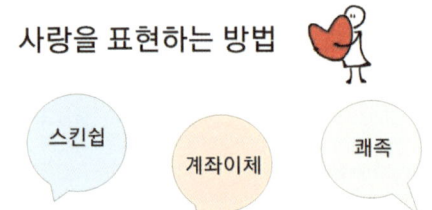

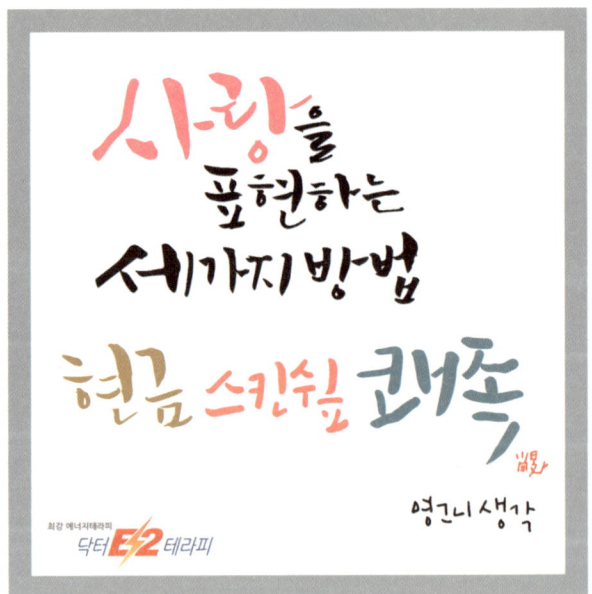

아프면 만사가 귀찮다. 건강을 잃으면 월 천만 원씩 내는 최고급 암 병동의 VIP실이 무슨 소용이 있겠나. "걸을 수 있을 때 조금 더 걷자. 관절의 움직임이 있을 때 더 돌리자. 계단, 산 오를 수 있을 때 더 오르자."

"돈 있을 때 자기 몸을 위해 쓰자. 그것이 결국 다가올 걷지 못하는 나의 시간을 줄여줄 것이다."

쾌족도 할 수 있을 때 하자. 쾌족도 하지 못할 때가 올 것이다. 쾌족 수업을 하다 보면 2인이 1조가 되어 수업한다. 보통 4시간 수업인데 한 시간 이상은 쾌족을 받게 된다. 한 가지씩 배우고 교대하라는 지시가 나오면 더 받고 싶어 누워있고 싶은 분들의 탄성이 나온다. 누구나 한번 받으면 일어나고 싶지 않은 것이 쾌족이다.

노화란, 시간의 경과에 따라 신체적으로나 정신적으로 기능이 변화하고 감소하는 과정이다. 이중 신체적인 부분에 한해서 언급하자면 몸의 움직임의 빈도와 그 가동 범위가 줄어들어 결국 기능을 잃어가는 것이다. 관절 하나도 나름의 움직임이 있고 범위가 있다. 그 움직임을 찾아주는 것이 근골격치료의 기본이다. 쾌족으로 그 움직임을 손으로 애쓰지 않고 해낼 수 있다는 것에 감사한다.

쾌족으로 2020년에 방송을 나간 일이 있다. 배우 김OO 씨가 MC를 보는 생생OOOO MBN 방송에서 쾌족을 생방송으로 진행한 적이 있었다. 다행히 떨지 않고 잘 마쳤고 방송 경험이 없는 초보 출연자를 생방송으로 내보내지는 않는데 워낙 카메라 앞에서 떨지 않는 성격이라 생방송을 무리 없이 마쳤다. 항상 첫마디, 한마디가 중요하다. 그때 이러한 멘트를 준비했었다.

"자라나는 새싹은 밟으면 안 되죠? 하지만 사람은 잘 밟으면 좋습니다" 함께 웃으며 편안한 방송을 시작했었다. 한 마디 유머는 어색한 분위기를 바꾸는 힘이 있다.

발바닥부터 감동을 주며 시작한다.

쾌족의 시작은 바로 누워서 (supine position) 진단이 마쳐지면 엎드린 자세에서 시작한다. 발바닥부터 밟기 시작하는데 발에는 오장육부의 혈 자리가 존재한다고 하는 중요한 부분이기도 하고 발바닥은 종일 걸어 다니는 사람의 피로가 쌓여있는 곳이기도 하다. 교육 없이 밟는 사람과 교육 후에 쾌족을 하는 사람이 극명하게 차이가 나는 곳 중 하나가 발바닥이다. 제대로 밟아주면 탄성과 감동이 바로 느껴지는 곳이다. 발만으로도 너무 시원하고 발목에 올라가 있으면 부러질 것 같은 우려가 들어도 받는 사람은 행복함을 느낄 수 있는 곳이다. 발바닥과 발목을 오가며 3~4분이면 누구나 쾌족의 매력에 빠져들 준비가 된다. 시술자의 체중이 80~85kg 정도까지는 여자분들에게도 발목에 오르는 것까지도 무난하다. 실제 105kg이었던 동료 물리치료사가 내게 올라가니 부담스러운 그 이상의 아픈 무게감이었다.

그럴 때에는 체중을 다 싣지 말고 50% 정도만 주는 방법으로 하면 된다.

둔부는 85kg 정도는 다 올라서도 무난하다. 50kg 교육생들이 서로 해 줄 때는 무게감에서 아쉬움을 많이 느낀다. 그러나, 손으로 마사지하는 압력이 15~20kg 정도이니 손보다는 무조건 낫다고 본다.

제대로만 서 있으면 시술자의 피로를 최소화하며 강렬한 마사지압과 체형교정이 가능하다.

하이라이트는 기립근 밟기

쾌족 수업의 가장 중요한 부분 중 하나는 기립근 밟기이다.

발로 하는 다른 관리와도 현격한 차이를 갖게 하는 것 또한 기립근 쾌족이다. 처음 보는 분들이 영상으로 찍어가면 따라 해보기도 하겠지만 절대로 흉내 낼 수 없는 부분이 이곳 기립근이다.

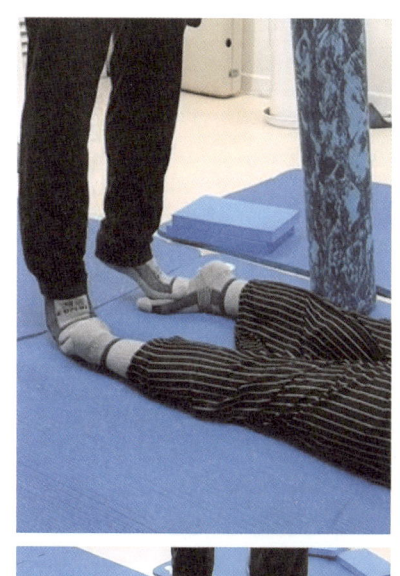
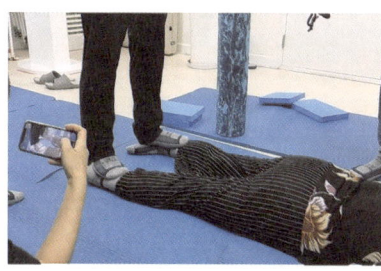
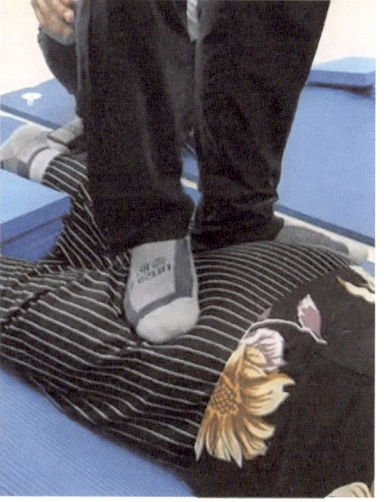
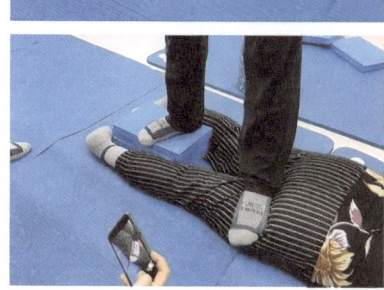

〈 발과 하지를 쾌족하는 모습 〉

적당한 압력, 편안한 자세, 그리고 정교한 위치, 힘의 방향이 맞지 않으면 그 맛을 낼 수가 없다. 수업 중 잘 따라오지 못하는 사람들이 많기도 하다. 여러 번 반복하다 보면 느낌을 찾게 된다. 재수강하며 반복하다가 깨닫는 분들이 많다. 기립근을 제대로 할 수 있다면 시중의 돈 내고 받는 마사지가 아깝다는 생각이 들 것이다.

어떠한 마사지나 지압과 비교해도 우위를 갖는 부분이 쾌족이다.

허리 통증을 호소하는 분들에게 큰 힘을 들이지 않고 좋게 만들 수 있다.

그래서, 물리치료사라면 반드시 익혀야 할 테크닉이라고 본다. 여행을 함께 가게 됐을 때, 가정에서 목 어깨가 아프다고 할 때, 도움을 요청한다면 손으로 할 수밖에 없는데, 치료 베드도 없이 손대기가 참 힘들다. 그럴 때라도 기립근 밟기를 구사할 수 있다면 얼마나 좋은지 모른다. 백번 말로 해도 알수 없는 부분이다.

　특히, 발을 구사하는 테크닉을 하면서 사진과 같은 발판이 없다면 아주 잘못하는 것이다. 피시술자와 높이가 맞아야 시술자의 에너지 소모가 최소화된다. 체중만 이동하는 요령이 아주 중요하다. 5~7개 정도의 발판이 필요하다.

　기립근을 제대로 밟히면 피로가 눈 녹듯이 사라짐을 경험할 수 있다.

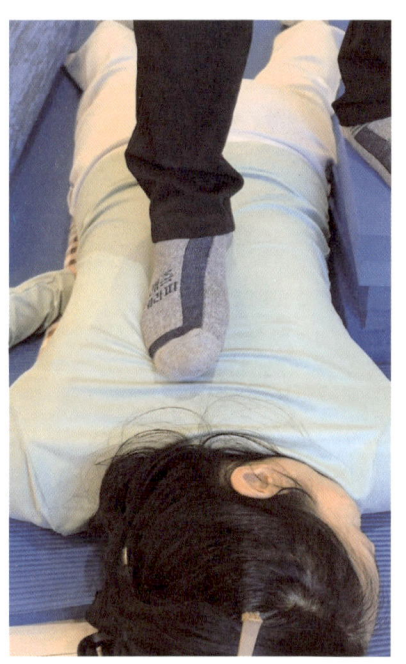

〈 쾌족 기립근 밟기 〉

장요근과 목의 쾌족

　장요근과 목의 이완법은 쾌족을 모르는 사람들이 보면 깜짝 놀라곤 한다. 쾌족 전체를 소개할 수는 없고 치료사가 알면 너무 유용한 두 가지만 소개하겠다.

　먼저 장요근의 이완 방법을 소개한다.

　장요근의 압박 이완법은 손가락으로 장요근 이완법을 실시해본 치료사라면 이런 신박함에 놀라울 것이다. 편안하고 강력하게 이완시킬 수 있기 때문이다. 처음

장요근에 대한 수업을 듣고는 손을 사용해 봤는데 20초 이상 지나가면 손가락이 아파서 더 이상 하기 힘들었다. 쾌족 수업을 하다가 이 방법을 찾게 되었다.

장요근(iliopsoas muscle)은 주요한 골반 근육으로 요통에 상당 부분 지분이 있다고 본다. 장요근의 기능은 다음 세 가지로 요약할 수 있다.

1. 엉덩이 굴곡 : 장요근은 대퇴부를 굽혀 무릎을 들어 올리는 역할을 한다. 이는 걷기, 뛰기, 계단 오르기 등에서 중요한 기능이다.
2. 척추 안정화 : 장요근은 척추와 골반을 안정화하는 데 기여한다. 이를 통해 자세를 유지하고 허리 통증을 예방하는 데 도움을 준다.
3. 골반의 움직임 : 장요근은 골반의 회전 및 측면 움직임에도 관여하며, 다양한 신체 활동에서 균형을 유지하는 데 중요한 역할을 한다.

방법

1. 의자에 앉아서 환자는 눕게 하고
2. 발 뒤꿈치를 환자의 배꼽 옆 장요근의 기시부 약간 아래쪽 장요근의 중앙 부분에 두고
3. 호흡을 크게 시키면서 내쉬는 숨에 살짝 압박을 가한다.
   약간 뻐근함이 느껴지면 장요근에 터치가 된 것인데 너무 강한 압력은 복대동맥을 부담스럽게 할 수 있다.
4. 환자에게 압박이 가해진 다리의 무릎을 구부렸다가 펴게 하는 동작을 10회 시행하게 지시한다. 이때 발바닥이 지면에 닿고 서서히 움직이며 펴는 동작에서 발뒤꿈치로 벽면을 차는 듯한 자세를 취하게 한다. 시술자는 정지 동작에서 큰 힘 들이지 않고 환자의 동작만으로 장요근의 압박 이완이 가해져 한결 부드러워진 장요근을 느끼게 된다.

가정에서도 소파에 앉아 누워있는 사람에게 편안하게 실시할 수 있다.

1. 숨을 들이마시라고 하고 내쉬는 숨에 발뒤축으로 살짝 눌러서 장요근
   을 압박한다.
   약간의 짜릿한 압박감이 느껴지는 것이 정상이다.
2. 환자에게 무릎을 구부렸다가 펴는 동작을 10회 정도 반복시킨다. 장요
   근이 압박 이완 되는 동작이 반복되면서 긴장감이 약화한다.

실전 임상 하나

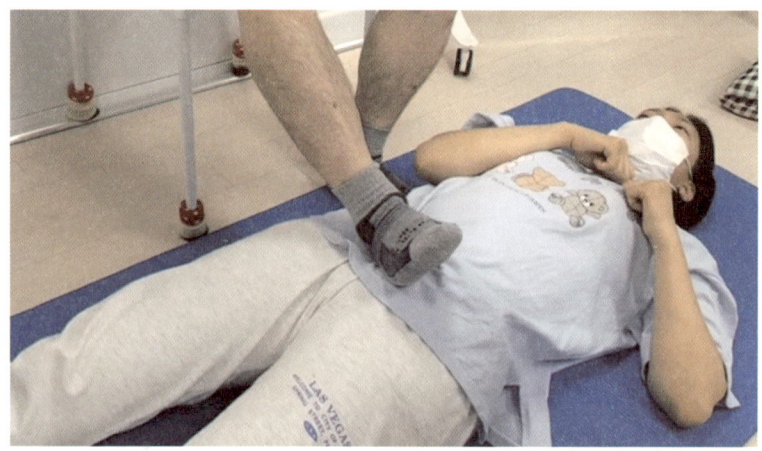

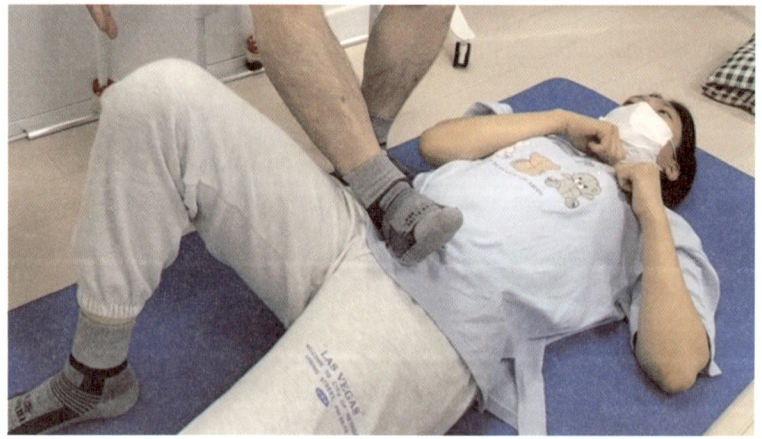

〈 장요근 쾌족 압박 이완법 〉

(2024년 11월 4일 연세이김통증클리닉 도수치료실에서)

　월요일 오전에, 장구를 치시는 60세 여성이 허리가 아파서 신전 굴곡이 어려운 상태로 내원. 주사는 안 맞고 도수치료와 처방 약을 받았다.

　닥터이투를 20분 진행했는데 둔부에서 강한 트리거 포인트가 나타났다. 요방형근보다 훨씬 더 민감해진 대둔근이 느껴졌다.

　처음에는 8단으로 대둔근을 치료하다가 7~8분 후에 10단으로 강도를 올렸다. 유착된 부위는 더 강하게 자극이 되기 때문에 이완이 되었다는 것이다. 이후 쾌족을 20분 진행했다.

　후면에서 W test 시 내전근에 통증을 느낀다고 했다. 둔부에 쾌족을 통해 이완을 시키는 데 중점을 두었다.

　40분이 지나는데 아직도 뒤척이기가 힘들다고 한다. 이제 마칠 시간이 되어가는데 치료가 모자란 느낌, 이럴 때 난감하다.

　장요근에 눈길이 가서 "숨을 들이마셔 보세요, 후~ 하고 내뱉으세요" 하고 장요근을 눌러보니 "많이 아파요" 한다. 여기가 문제가 많은 듯하다.

　의자에 앉아 쾌족으로 장요근의 압박 이완법을 양쪽 10회씩 실시했다. 무척 아파했지만 잘 따라주었다. 오늘 이 환자분께는 장요근 압박 이완법이 가장 좋았다는 느낌이 든다. 다음 방문 때는 금환 테라피로 복부를 풀어줘야겠다는 생각이 들었다. 금환의 따뜻함으로 복부를 통해 장요근을 이완시키는 것은 정말 좋은 효과가 있다. 더불어 장부도 편안해진다.

　골반교정 스트레칭까지 하고 오늘의 치료를 마쳤다. 움직임은 뒤척이는 것이 훨씬 자연스러워졌고 Lumbar flexion이 약간 불편함이 남아있다. 하루 쉬고 이틀 후 다시 방문하기를 권했고 이 정도면 괜찮다 싶은 정도의 마무리가 되었다. 치료의 무기는 다양할수록 좋다. 매번 환자마다, 증상마다 특이점이 달라서 다양한 시도를 통해 가장 적절한 치료 방법을 찾아보는 것도 중요하다. 운동이 더 필요한 분도 있고, 근육 이완이 더 필요한 환자도 있다. 월요일 하루만이라도 이렇게 현역으로 근무하는 것은 임상을 통한 치료 감각이 살아있어서 좋다.

쾌족으로 목 관리하기

초심자들에게 감탄을 자아내는 쾌족 목 이완법은 반드시 알아둘 필요가 있다.

쾌족을 처음 체험할 때 가장 놀라는 부분 중 하나가 바로 목이다.

처음에 목을 쾌족으로 하겠다고 하면 겁을 먹기도 하지만 발을 대는 순간 바로 놀라는 곳도 이곳이다. 너무 요긴한 방법이며 가정에서도 해보기가 너무 좋다.

현대인들의 목은 누구나 불편하기 마련이다. 손으로는 이 강도를 줄 수도 없고, 5분간 같은 압으로 이렇게 지속해야 할 때도 있는데 손으로는 무척이나 어렵다고 본다.

어떻게 발을 얼굴 근처에 댈 수 있는가 하는 생각은, 시술을 받으면 바로 사라진다. 후두하근을 이렇게 쉽게 이완시키는 방법은 없을 것이다. 손으로는 1분 넘기도 힘들지만 발은 5분이 넘어도 괜찮을 정도이다.

의자에 앉아 시술자의 발 사이 약간 아래쪽에 얼굴을 두게 한다.

피시술자의 고개를 한쪽으로 돌리게 하고 발뒤꿈치를 후두하근에 머리를 떠 올리듯이 밀착시킨다. 반대편 발로 복숭아뼈가 이마에 닿지 않게 복숭아뼈 밑부분으로 이마를 반대편으로 밀어준다.

후두하근에 시원한 압박감이 느껴지면 좋다. 약간 흔들면 더 깊은 압력을 줄 수 있다. 목 스트레칭과 상승모근 압박 이완법, 대흉근 관리까지 곁들일 수 있다.

약간의 요령이 필요한 방법이며 힘들이지 않고 시원한 이완을 선사한다.

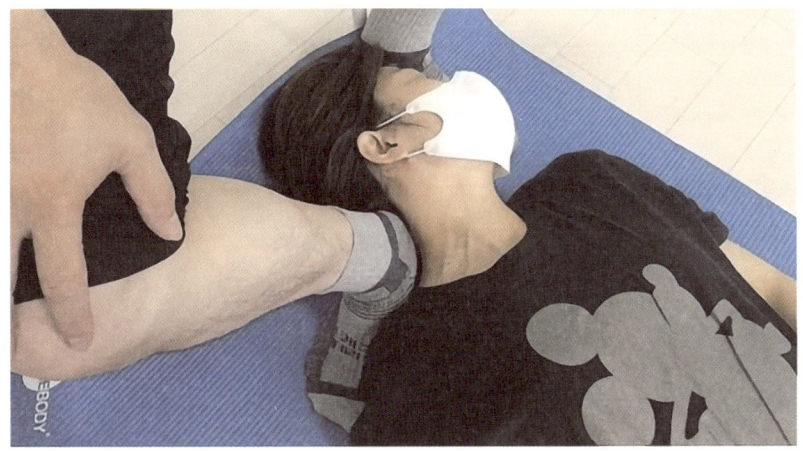

〈 쾌족 목 이완법 〉

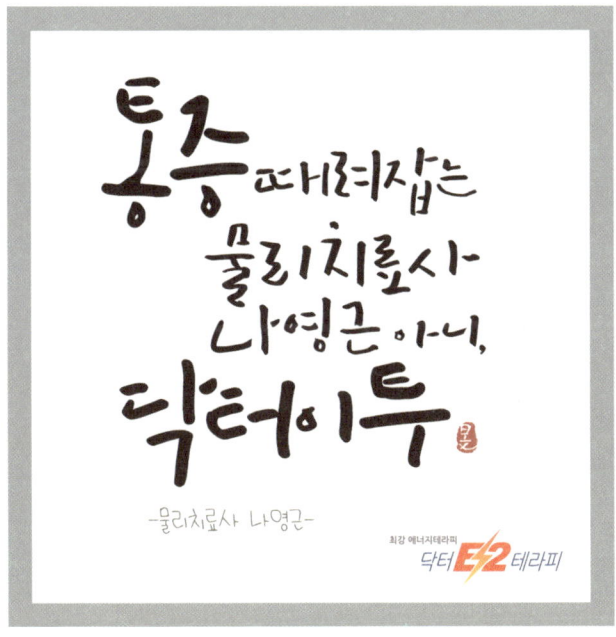

8) 쾌족 최고의 후기들

교육생들이 후기를 올려주는 밴드가 있는데 쾌족 후기 중에 기억에 남는 후기가 있어 소개한다.

1. 물리치료사 선생님이었는데 4회 수업을 다 마치지 않은 상태에서도 시도해 본 것이 재미있는 의외의 반전 있는 반응이 나왔다. 개인적으로 심 선생님의 후기가 가장 인상 깊었다.

안녕하세요 물리치료사 심철수입니다!
오늘은 환자분께 쾌족 시전 후 기분 나쁜(?) 일이 있었습니다.
이 환자분은 제게 25회 정도 도수치료를 받으신 분입니다.

이 환자분으로 말할 것 같으면 저와 상당히 라포르 형성이
잘 되어있는 분입니다. 다른 병원들에 다녀보신 후 저에게
정착하신 분인데, 제 치료가 가장 신뢰감이 가고 가장
좋다고 항상 극찬을 해오셨던 분이었었죠.

그래서 오늘은 쾌족을 시전해 드리기로 했습니다.
먼저 손을 이용한 치료와 카이로프랙틱으로 30분간 해드리고
남은 30분 동안 쾌족 치료를 시전해 드렸죠.

발바닥부터 시작해 들어갔습니다. 그때부터 심상찮은
신음과 비명을 내뱉으셨습니다. 골반을 거쳐 기립근과
어깨로 넘어갔을 땐 탄식에 가까워지셨죠.

결국 30분 내내 똑같은 말씀을 들어야만 했습니다.

원망스러운 표정과 함께,

"선생님……. 왜 이 치료를 지금에서야 해 주시는 거죠?

진작 좀 해 주시지. 정말 몸이 너무 녹아내리고 노곤해지고

내가 받고 싶었던 치료는 정말 이런 느낌이었어요. 진짜

행복해서 일어나기 싫네요! 앞으로 일주일에 다시 두 번씩 와야겠어요."

라는 무지막지한 말씀을 쏟아내셨습니다.

참으로 속상했습니다. 지금까지 내 치료가 최고라고 극찬을

해오시던 분의 귀여운 배신감에 저는 치를 떨었습니다^^

그래서 다음 치료시간에는 한 시간 동안 쾌족으로만 진행하기로

약속을 한 후에야 몸을 일으키시더군요.

그리고는 마지막으로 또 비수를 꽂으시더군요. "몸이 날아갈 것

같아요. 진작 좀 해 주시지…. (이제 배웠는데 진작 어떻게 해드렸겠어요) 정

말 오늘 너무 감사드려요^^"라고….

(그럼 지금까지 내 치료는 ㅠㅠ, 사람은 망각의 동물이 맞습니다 ㅠ)

암튼 참으로 서운한 오전이었네요….

ㅎㅎ 쾌족…. 이건 뭐죠? 진짜! 아직 한참 부족한 쾌족 실력에도

내 팬의 마음을 뒤흔들어 놓다니….

기분은 나쁘지만? ㅎ 감사합니다. 쾌족! 그리고 부장님 ㅎ

2. 쾌족 후기 두 번째

저는 암 전문 병원에서 도수치료 시간제로 근무하고 있는 물리치료사 조영기입니다.
제가 물리치료사로서 쾌족을 배우려고 했던 이유는 여러 가지가 있었지만 가장 큰 이유는 내 몸을 아끼면서 치료하는 방법을 찾고 있었기 때문입니다.
병원 특성상 평균 4타임 ~ 7타임까지 치료를 해야 하니 내 몸을 보호하면서 치료하기 위해서 쾌족을 수강했습니다.
순천에서 서울까지 가서 체험을 받아보고는 바로 결정했었죠.
저는 금환이랑 닥터이투 덕분에 매일 풀타임입니다.
하지만 저는 배신을 당한 기분입니다.

저는 쾌족으로 환자분에게 치료하겠다는 생각보다는 내 몸을 아끼려고 배우러 왔습니다.
아무리 쾌족이 뛰어나도 손보다는 몇 수 아래일 거로 생각했습니다.
하지만 나영근 선생님에게 발바닥이랑 발목을 밟히는 순간…. 이거 손으로 할 수 없는 느낌이다!!!
그런 의미로 배신당한 기분이라고 말씀드리고 싶습니다.
기립근, 요방형근, 이상근, 대둔근을 밟히는 순간 정말 파워풀한 느낌 받고 나니깐 얼른 병원에서 써먹고 싶다는 생각만 들었습니다.
또한, 장요근 치료하는 방법이랑 후두하근 치료하는 방법은 정말 저에게는 신선한 충격을 주었습니다.
이러한 배신감?? 과 감동을 느끼고 오늘 환자분에게 쾌족을 해드렸습니다.
최근에 유방암 수술하고 오신 분이라서 치료받을 때 엎드릴 수 없는 분이었습니다.
그래서 다른 선생님에게 치료받고 컴플레인을 강력하게 하셨던 분이라 나름 긴장을 했습니다.

먼저 옆으로 눕히고 나서 기립근 ~ 요방형근 ~ 내전근 ~ 종아리 근육까지 가볍게 밟아 줬습니다.
여기서 Game over…….

"이런 치료는 처음 받아봐요. 다들 엎드려 못 누운다고 치료 제대로 못 해 준다고 변명만 하지 이런 치료를 못 한다고 해서 화가 났어요.
선생님, 저 선생님한테만 받을래요"

라고 오늘 고정 예약을 원하셨습니다.
그 와중에 똑바로 눕히고 나서 승모근과…. 후두하근까지 해드리니까 비명 지르면서 정말 좋아하시더라고요.
마지막으로 발로 하는 넥슬라이스를 해드리고 싶었지만!!!
라포르가 더 형성되면 발로 넥슬라이스 시도하려고 합니다.
대신에 팔로 넥 슬라이스 해드렸습니다~

제가 오늘 느낀 소감으로서는 쾌족은 저희 손으로 하는 것보다 파워풀하면서 치료사가 내 몸을 지키면서 할 수 있기에 정말 좋은 치료라고 생각합니다.
저도 도수치료 8년째 하는 물리치료사로서 나영근 부장님 만나기 전까지는 오로지 손으로 근막 이완 치료하고 카이로프락틱으로 마무리했습니다.
하지만 나영근 부장님을 만나고 나서는 금환, 닥터이투 테라피, 쾌족
임상에서 사용할 최강 무기 3개를 장착했습니다.

밴드 여러분들 꼭 금환, 닥터이투, 쾌족은 꼭 교육 들어보세요.
모든, 모든 치료시스템이 바뀝니다.
정말로 나의 치료 루틴이 변화되고 더 강력해지는 걸 느끼게 될 겁니다.
3주간 같이 연습하신 전주 선생님들 고생하셨습니다.

3. 쾌족 후기 세 번째 – "쾌족 없었으면 저 죽었을지 몰라요"

"나 부장님, 저 쾌족 안 배웠으면 죽었을지도 몰라요 "
" ?? "

한 수강생의 기억에 남는 사연이다. 5천만 원을 주고 찜질방 마사지 샵을 인수하신 여성 관리사 한 분이 계셨다. 손에 압력이 좋았기에 마사지는 자신이 있었고 손님도 적지 않은 그곳을 웃돈을 주고 인수하였단다. 입소문도 잘나서 고객도 늘고 그렇게 1년 정도 해보니 주말에는 마사지를 찾는 고객이 온종일 끊이지 않았고 고객 한 분마다 정성을 쏟다 보니 어느 순간부터 일이 힘에 부치기 시작했다.

사실 마사지는 장정도 오래 하면 힘이 들 수밖에 없다. 반복적인 동작들은 근육에 무리가 따른다. 체구가 큰 고객이라고 약하게 할 수도 없다.
마사지사들이 가장 싫어하는 타입은 당연히 체구가 큰 고객이고 치료사들에게도 예외는 아니다. 손을 쓰다가 보면 손목 인대가 약해지고 관절염이나 방아쇠증후군, 어깨 충돌증후군이나 회전근개 파열 등 이런저런 질병에 시달리게 된다.

이 원장님도 직원을 두고 해 봤는데 원장인 본인만 찾는 바람에 힘이 드는 건 그대로였단다. 이러다가 제 명에 못 살고 가겠다는 생각이 들 때쯤 지인에게서 쾌족을 권유받았다. 손을 사용하는 사람에게 발이라는 것은 다른 세계의 이야기다. 받아들이기 쉽지 않은 부분이다. 처음에는 나 또한 그랬다. 쾌족 수업을 받기 전에 체험을 해보고는 이거다 하는 생각이 들었다고 한다. 수업이 치료가 되는 시간. 쌓였던 피로를 풀고 가는 시간. 내 발이 이렇게 대단했었나?를 확인하는 시간이었다.

4회 차를 수업받고 찜질방에서 적용해 봤는데 처음 반응이 좋아서 자신감이 들었다고 했다. 도저히 그대로 마사지를 할 수가 없었던 그때의 상황이 더 나은 여건을 만든 것이다. 어깨도 아프고 손가락이 아파 더는 사용하기가 무리가 되었다. 하체는 일단 쾌족으로 하고 상체만 손으로 마사지하는 프로그램으로 교체를 했는데 오히려 반응이 더 좋았다고 했다. 소수의 고객이 기존의 프로그램을 원하기도 했지만 일단 내가 살고 봐야 한다는 절박감이 만든 프로그램이었다.

그렇게 두 달을 해보니 기존보다 50% 정도 체력 소모가 줄어서 이제 살겠다는 생각이 들었고 그렇게 내게 알려주었다.

" 나 부장님 저 쾌족 없었으면 죽었을지도 몰라요 "
생명을 살리는 쾌족이다.
치료사나 관리사나 일단 내 건강이 우선이다.
내가 아프면서 남의 건강을 위해 일을 한다는 것이 실제로는 많이 존재하는 가슴 아픈 일이기도 하다.

9) 행복한 부부관계를 위한 제언

골반 관리와 性

　쾌족은 모든 사람에게 필요하기도 하고 만족스러운 마사지 방법이자 치료 방법인데, 부부가 서로에게 해주는 쾌족은 결혼생활을 해본 사람으로서 가장 추천하고 싶다. 서로의 몸을 정성스럽게 발로 마사지해 줌으로써 지치고 피곤한 컨디션을 회복시켜 줌과 동시에 서로에게 집중할 수 있는 소통의 시간이 되어 주기도 한다. 한쪽만 해주는 것은 오래 지속되지 않고 서로 쾌족을 해주면 오래갈 수 있다. 아내가 해주는 쾌족도 얼마나 행복한지 모른다.

　솔직히 피곤하면 만사가 귀찮아진다. 부부관계 또한 체력이 뒷받침되어야 한다. 조금만 익히면 서로에게 얼마나 힘이 되는지 모른다.

　맞벌이 부부가 집에 퇴근하고 와서 하루에 피로로 파김치가 될 때 쾌족을 해주면 파김치를 담글 힘이 생긴다.

　쾌족의 방법을 언급하기에 앞서 부부관계의 만족도를 언급할 때 빠질 수 없는 성생활에 관해 이야기해보려 한다. 그리고 왜 부부들의 행복한 성생활에 쾌족이 도움을 줄 수밖에 없는지 그와의 연관성 또한 다뤄볼까 한다.

　결혼과 가족치료에 있어서 세계적인 권위자 David H.Olson 박사의 커플 체크업(2011)에 따르면 불행한 커플들과 행복한 커플들은 성관계에 있어서 뚜렷한 차이가 있다고 나타났다. 행복한 부부는 그렇지 못한 부부보다 자신들의 성생활에 대해 만족하며 성관계를 성실하게 이행한다고 하였고, 자신의 배우자가 납득하기 어려운 방법으로 성을 사용하거나 거부하지 않는다고 했다. 그리고 그들은 서로에게 성적 매력을 느끼며 배우자의 바람에 대해 걱정하지 않는다고 대답하였다.

부부간의 관계에 있어서 성생활은 상당히 중요하다. 부부간의 성생활이 원만하지 못하면 그 이유만으로도 이혼 사유가 될 정도로 서로 간의 관계에도 어려움이 생긴다.

성 교육자인 Barry와 Emily McCarthy의 연구에 의하면 행복한 부부가 결혼생활을 긍정적으로 유지하는데 성생활이 15~20%의 영향을 주는 반면에 불행한 부부의 불화 원인 중 50~70%가 성 문제에 있다고 나타났다. (McCathy et al, 2003; 날 꼬옥 안아줘요, 2012에서 재인용) 이러한 연구결과는 성생활에서의 만족도가 부부관계에 얼마나 중요한 영향을 미치는지를 보여주는 증거이기도 하다. 부부간의 성생활에 있어서 문제가 생기는 원인은 여러 가지가 있지만, 필자가 물리치료사인 만큼 몸의 컨디션과 관련지어 이야기해보려고 한다.

감정과 언어의 소통도 당연히 중요하지만, 그만큼이나 중요한 소통이 바로 몸의 소통이 아닐까 싶다.

쾌족이 얼마나 몸의 회복뿐만 아니라 부부의 성생활에 있어서도 도움을 줄 수 있는지에 대해 아는 치료사 선생님의 경험담을 통해 이야기해 볼까 한다.

한 물리치료사 선생님의 남편이 중한 뇌경색으로 쓰러져서 생명이 위독하게 되어 서울 K 의료원에 입원하게 되었다. 선생님은 자신의 직장을 그만두고 남편의 간병에 매달렸다. 다행히 남편은 생명에는 지장이 없었지만, 반신마비 증상과 언어장애가 남아서 재활이 필요한 상태였다.

치료사였기 때문에 직장에서 아로마 테라피를 잘 사용하던 여선생님은 매일 아침마다 식후에 아로마로 남편의 목욕을 시켜줬다고 한다. 그리고 쾌족을 배우셨던 선생님은 반신마비라 골반 정렬이 틀어질 수밖에 없기 때문에 4개월 후부터는 골반 정렬을 위해 쾌족을 해 주셨다고 한다.

남편에게 쾌족을 꾸준히 해주다 보니 걸을 때 안정을 돕는 워커를 밀 수 있게 되었고, 점차 걷는 기능이 좋아지고 엉덩이에 힘이 들어가는 것을 느끼게 되었다고 한다.

남편이 뇌졸중으로 입원하게 된 지 7개월 차의 어느 날 목욕을 시켜주는데 조심스레 아내에게 마스터베이션(남자들이 하는 자위)을 요청했다고 한다. 당황스러울 법도 할 만한 요청인데 오히려 아내는 몸이 그만큼 회복되었다는 증거이므로 기뻤다고 한다. 남편의 요청을 들어준 후 사정을 하는데 희뿌연 정액이 아니라 시커먼 피고름이 나왔고 처음엔 무척 놀라기도 했지만, 몸 안에 있던 안 좋은 물질들이 배출된다는 생각에 긍정적인 신호라 여겼다고 했다. 그리고 그 후 서너 번의 사정 후에는 정상적인 색의 정액이 나오게 되었다고 한다. 의사 선생님과 간호사분들이 이렇게 빨리 회복되는 것은 정말 보기 힘들다고 부인의 정성이 정말 대단하다고 했다고 한다.

아내가 남편을 위해 아로마와 쾌족으로 꾸준히 관리해 준 사랑과 정성도 감동적이지만 쾌족의 효과가 건강뿐만 아니라 성적 욕구 또한 회복할 수 있게 한다는 것을 보여주는 사례이기도 하다.

골반은 참 다양한 문제를 포함하고 있는 메인 스타디움이다. 그러나 치료사로서 막연하기만 했던 골반 교정에 있어서 쾌족은 중요한 의미를 더 해주고 있다. 그리고 틀어진 골반을 진단하고 교정하는 것은 쾌족이 최고라고 자부할 수 있다. 골반의 정렬과 골반 안쪽의 순환은 이처럼 부부간의 건강한 성생활에 큰 영향을 주며, 그로 인해 몸과 관련된 건강한 변화를 느끼게 될 뿐만 아니라 행복한 부부관계로까지 만들어주는 선한 영향력이 되어 준다. 이러한 과정에 쾌족으로 충분히 도움을 줄 수 있다는 것에 자부심을 느낀다.

부부가 해주는 침실의 쾌족

여성의 몸을 여는 두 개의 열쇠

어깨부터 시작하는 부부 쾌족 마사지는 아내의 지친 몸을 편하게 해 주고 스트레스가 오면 제일 먼저 뭉친다는 스트레스 근육인 승모근의 이완을 도와 편안함을 느끼게 한다. 하지의 심장 역할을 하는 종아리를 마사지하면 혈액순환의 활성화를 도와 하지의 피를 심장까지 끌어올려 오르가슴을 느끼기 위한 사전 준비가 된다.

대퇴부와 내전근의 마사지야말로 본격적인 부부관계를 위한 최고의 준비 작업이 될 것이다. 내전근은 성 기관뿐 아니라 골반과 자궁으로 들어가는 순환의 길목으로 남성에게도 필수적으로 관리가 필요할 근육으로 중요성은 더 말할 나위가 없다.

엉덩이는 필수 코스이다. 특히 항문으로 이어지는 폐쇄근이라는 근육은 성을 나눌 수 있는 관계가 아니라면 해 줄 길이 없는 곳이다. 이것 또한 맨발로 충분히 가능하다. 야릇하면서도 최고의 쾌감을 느낄 수 있는 쾌족 마사지를 통해 여성의 몸을 여는 두 개의 열쇠를 한꺼번에 갖게 된다. 몸과 최고의 성감대인 심포를 여는 열쇠 말이다.

능숙한 남자는 먼저 여자의 몸에서 가장 둔감한 부분에 손길을 주고 능숙한 여자는 남자의 가장 민감한 부분부터 자극한다. 이 말을 기억하며 시도해 보길 바란다. 거부감이 든다면 억지로 시도하지 말자.

초보자는 압력의 정도를 반드시 물어보며 가감한다.

전희를 위한 서로의 몸을 열기 위한 쾌족의 한 방법으로 하복부에서 종아리로 이르는 부분을 발로 마사지하는데 성 파트너만이 할 수 있는 방법이다.

마사지해 주는 사람은 발로 하는 마사지이므로 발을 깨끗하게 씻고 의자를 옆에 놓고 앉는다. 피부를 마찰하는 것이기 때문에 로션이나 오일을 적당히 바른다.

그림처럼 의자에 앉아 발에 적당한 압력을 주면서 미끄러지듯 서서히 밀어준다. 하복부에서 치골 배꼽 아래로 내려가며 만져지는 뼈 근으로 연결되는 부분으로 마사지해 준다.

화살표 방향으로 서서히 밀착되게 왕복한다. 골반과 다리가 이어지는 부분은 예민한 부분이며 아주 좋은 느낌이 전해진다.

중요 부위 주변으로만 발을 댄다. 화살표처럼 내전근으로 내려가면 더 좋다.

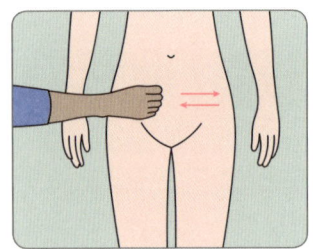 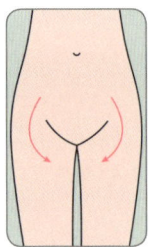 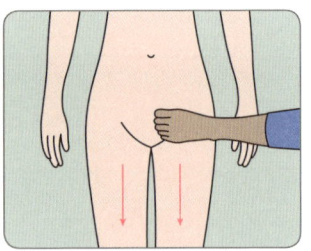

옆으로 누운 자세이다. 성기 바로 밑에서는 엉덩이 방향으로 내리고 그 이하로는 다리 방향으로 내려준다. 화살표처럼 발이 움직이며 발의 옆 날을 사용한다.

반대편은 돌아누워서 실시한다. 항문 근처에는 폐쇄근이라는 근육이 있는데, 이곳은 평생 누가 마사지 해주기 어려운 부분이다. 꼬리뼈 부근에서 항문 근처를 부드럽게 밀어 밟아준다.

발이라는 부정적인 이미지를 충분히 상쇄하고도 남을 묘하고 시원한 쾌감이 있다.

틈틈이 오일이나 크림이 필요한지를 체크하여야 한다.

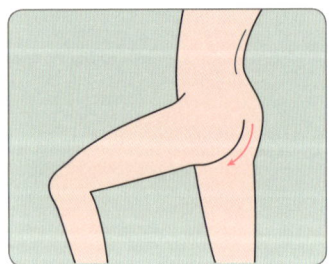 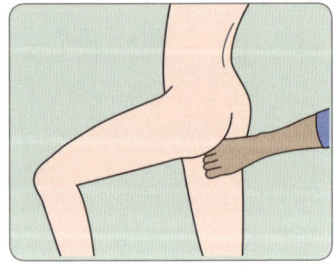

항문 근처에서 성기 부근으로 이동하며 부드럽게 눌러준다. 성 파트너가 아니고서는 해주기 어려운 곳이기에 오히려 둘만의 은밀한 마사지를 즐기기 좋다. 케겔 운동으로 괄약근과 같은 속 근육이 강화된다고 하지만 케겔 운동만큼 습관화하기 어려운 것이 없다.

한 발을 허벅지 안쪽 깊은 곳에서 서서히 화살표처럼 다리 아래로 내려갔다가 올라가기를 반복한다. 5분 정도 골고루 반복하는 데 익숙해지면 두 다리를 동시에 사용해도 좋다.

다리가 가벼워지기도 하지만 부종이 빠지고 날씬해지기도 한다. 무릎 관절 부위는 세게 누르지 않도록 주의한다.

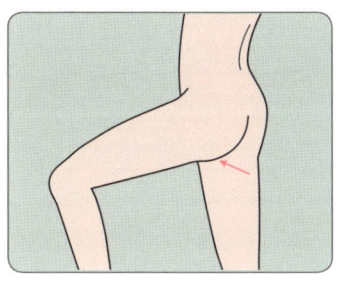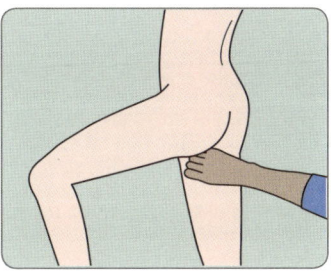

이런 식으로 종아리까지 해 주면 더할 나위 없이 좋다. 종아리 위아래로 이동을 하며 특히 아킬레스건 근처를 약간 힘을 주면 매우 시원함을 느낄 수 있다. 정식 교육을 받은 후에 하면 더 최고의 마사지가 된다. 그 부드럽고 환상적인 느낌을 부부가 꼭 체험해 보기를 권한다.

서로의 몸이 열리면 한층 더 좋은 분위기에서 행복한 관계를 갖게 될 것이다.

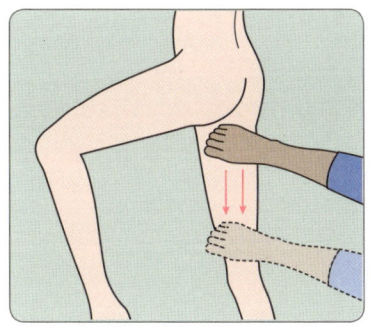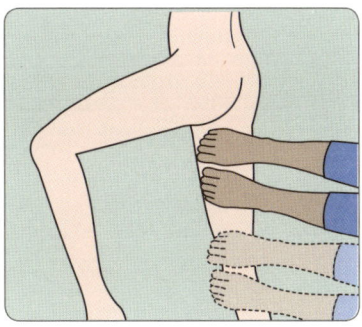

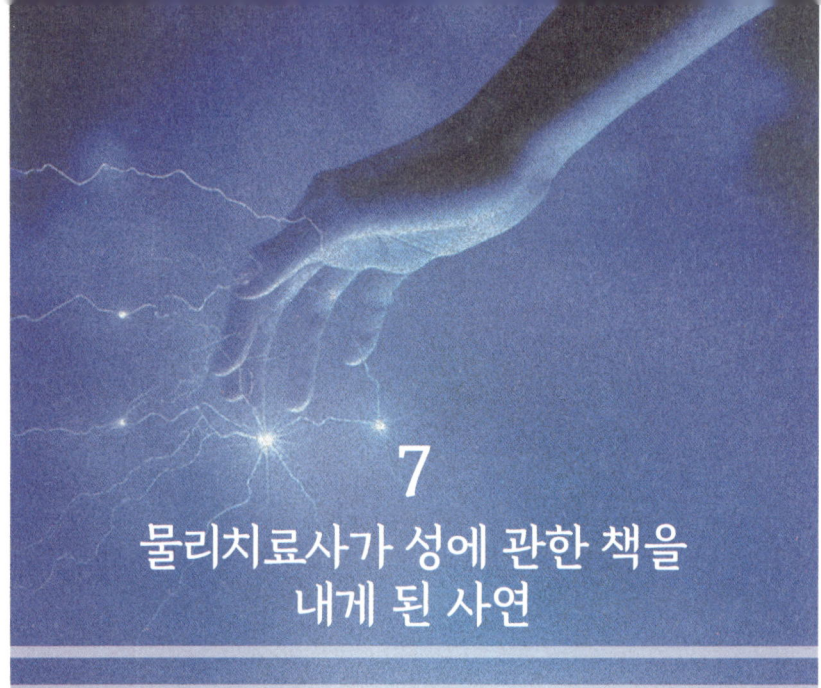

7
물리치료사가 성에 관한 책을
내게 된 사연

2017년에 "꽉 찬 섹스 힘찬 인생"이라는 책을 출간했다.

책 이름에 대해서도 말들이 많았다. 재미있는 에피소드도 많았다. 책 출간 이후에 큰 단체와 기업에 성 관련 강의도 여러 번 하게 되었다. 왜 나는 물리치료사로서 이런 이상한 이름의 책을 내게 되었을까? 80세가 되어도 문지방을 넘어갈 힘만 있으면 성을 생각한다는 남성들과 50 중반이 넘으면 성의 문을 닫는 여성들이 많은 이 불합리성. 만일 여성들이 폐경 이후에 몸을 좀 더 잘 관리하고 골반의 문제에 더 신경 쓸 수 있다면 조금 더 성의 수명을 연장할 수 있지 않을까? 성 이전에 부부 사이의 성격적 문제, 이런 것들이야 치료사가 관여할 바는 아니고 몸의 문제로 성의 문을 닫는 것에 도움을 줄 수 있지 않을까 하는 마음이었다.

50대 남성 환자 한 분이 양반다리가 안된다고 해서 치료를 받으러 왔다.

한 달 정도 쾌족으로 골반을 교정하고 내전근과 둔부 근육에 쾌족을 해주었다. 어느 날, 이분이 내게 와서 이런 이야기를 하셨다.

"나 선생님, 다리 안쪽을 자꾸 밟아주니까 요즘은 새벽에 안 오던 기별이 오네요." 검색을 해보니 당뇨 환자의 48% 가 아침 발기에 문제가 있다는 기사가 있었다. 당뇨가 있었던 이분이 쾌족으로 내전근을 자극해 주니 좋아진 것이 분명했다. 이론이 실제로 나타나는 임상이었다.

50대 여성 환자 한 분은 "선생님, 친구가 여기서 쾌족을 받고 좋아서 저를 소개해서 왔는데요, 그 친구가 골반교정을 받으니까 걸음도 똑바로 걸어지고 밤일도 잘되더라고 하네요."라고 말해주었다. 훅 들어오는 이야기에 살짝 놀랐지만, 나에게는 좋은 영감을 얻게 된 신선한 충격이었다.

영감을 얻은 것이 있어서 그때부터 환자들에게 통증에 관한 설문지를 200부를 만들어서 본인의 근골격계 통증에 대한 증상을 항목마다 선택하게 했고 부부관계에 대한 질문도 끼워서 넣었다.

근골격계 통증이 있다면 이부자리 부부관계가 어떨지 알아보고 싶었다.

함께 근무하는 5명의 선생님도 설문지를 잘 도와주어서 의미 있는 결과를 얻었고 그것을 토대로 성에 관한 도움을 줄 수 있는 책 "꽉 찬 섹스 힘찬 인생"의 한 부분을 완성했다. 올바로 교정된 골반과 근육의 건실함이 성과 밀접한 연관이 있다는 것을 물리치료사로서 이야기하고 싶었다.

부부관계를 하지 않는다고 배우자에게 이기적이라는 말을 하기 전에 몸에 이상은 없는지 살펴야 하는 것이 우선이라고 생각했다. 궁 테라피 책을 쓰면서 자궁과 골반 관계를 알고 이를 토대로 치료를 하다 보니 성에 대한 문제도 접하게 되었고 이에 대한 해결책을 좀 더 많은 이들에게 알리고 싶어 책을 쓰게 되었다.

과학 저술가 메리 로치 (Mary Roach)는 여성의 오르가슴의 중추로 천골(sacrum)의 신경근(nerve root)을 지목했다.

한 연구에 의하면 뇌사자에게조차 천골의 신경을 자극하면 오르가슴을 느낄 수 있다고 한다.

이것은 천골의 중요성을 충분히 생각해 볼 수 있는 대목이다.

천골의 Sacrum은 신성하다는 의미의 Sacred를 뜻한다.

천골의 신성함은 인디언들이 사람이 죽은 이후에도 천골이 가장 늦게 썩고, 부활할 때 이 뼈를 중심으로 된다고 믿기 때문이라고 한다. 약 8,000여 개의 감각 신경섬유로 여성의 클리토리스나 질에서 이뤄지는 질 오르가슴도 이 천골 신경을 경유하게 된다.

메리 로치가 천골에 전류를 흘려보내 자궁으로 들어가는 느낌을 알고 이야기했는지, 신경해부학적으로 학술적으로만 말한 것인지 알 수는 없다. 그러나, 천골을 통해 전류를 흘려보내면 그 짜릿함이 앞쪽 치골이나 고환 쪽으로도 여성의 질 쪽으로도 전기자극이 흘러가는 것을 느낄 수 있다. 신경이 연결되어 있다는 것이다.

이투테라피를 만든 나는 이 부분만큼은 메리 로치도 경험해 보지 못한 임상을 갖고 있는 사람이다.

그래서, 골반의 정렬이 문제가 생기거나 천골 부위의 근육이 굳어지게 되면 말초적인 느낌도 예민하지 못하고 성감도 무뎌지게 될 것이다.

성감을 느끼는 길목이 바로 천골이다. 그런 연고로 쾌족과 이투의 이야기가 성에 관해서도 전할 지식이 많다고 생각하게 되었다.

"고통 총량의 법칙"이라는 말이 있다. 인생을 길게 보면 누구나, 고통의 무게는 엇비슷하다는 말이다. 고통이나 고난이 말년에 올 수도 있고 초년이나 중년에 올 수도 있지만, 전체적으로 보면 비슷할 것이라는 뜻이다. 인생에서 누구든 지위고하, 부의 정도를 떠나서 고통이라는 짐을 겪게 된다는 의미이리라. 그런데, 성(性) 총량의 법칙이란 것은 없다. 성행위를 많이 하는 사람, 적게 하거나 못하는 사람이 존재한다.

사람은 죽을 때 많은 후회를 한다. 그중에서 성적인 부분만 놓고 본다면 남자는 더 많은 정열적인 섹스를 하지 못했음을, 여자는 멋진 로맨스를 더 갖지 못했음을 아쉬워한다. 이 책을 읽는 독자라면 이러한 후회가 덜 하도록 남은 날에 꽉 찬 사랑을 더 하기를 충고한다.라는 글을 서두로 달았다.

본인이 저술한 책에 대해 총 100만 부 판매를 돌파한 유머작가 김진배 선생님이 책 제목을 추천해 줄 때, 사실 나는 한마디로 거절을 했었는데 가만히 생각해 보니 무명작가가 쓴 책이 제목이라도 요란해야 거들떠보지 않을까 해서 자극적인 이 제목을 수용했었다. 그러나, 결과적으로 섹스라는 용어가 들어간 책은 비닐에 쌓여서 창고로 들어간다는 것을 몇 년이 지나고야 알았다. 사실 야한 이야기는 조금밖에 없는데 오해만 받고 창고로 들어가서 개인적으로는 아쉬움이 있었다.

　친구들도 제목이 너무 남사스러워서 테이프로 그 단어를 가리고 보았다고 했고, 참 부르기가 나로서도 그랬는데 어쩌다 그런 제목을 붙였는지 지금 생각해 보면 웃음만 나온다.

　한번은 부산에 어떤 단체에 이 책으로 특강을 나갔었다. 그런데, 강의장에 나를 소개하는 현수막에 "꽉 찬 센스 힘찬 인생"이라고 걸려 있는 게 아닌가?

　"ㄱ"을 "ㄴ"으로 바꾸는 것만으로 의미가 엄청나게 달라졌다.

　진행팀에서 부랴부랴 글자 하나를 고쳐서 테이프로 수정해 놓았다.

　후에 알고 보니 현수막 업자분이 꽉 찬 섹스를 보고 놀라서 설마 오타이겠지 생각해서 임의로 수정해서 출력을 그렇게 했다고 했다. 정말 그분의 오타 센스로 한바탕 웃고 시작했던 애피소드가 있었다.

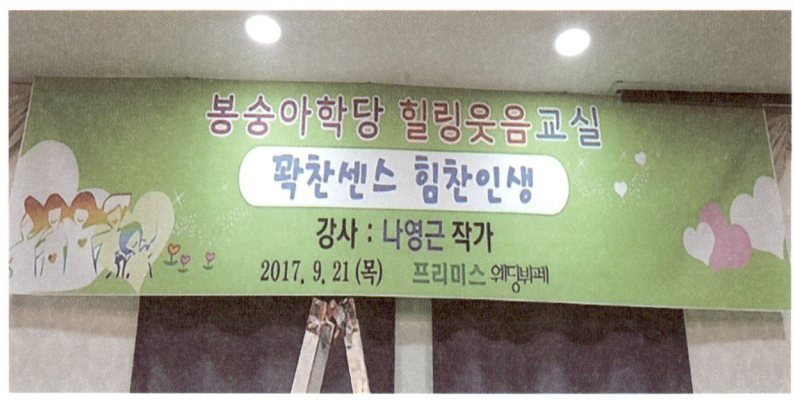

〈 부산의 힐링웃음교실 〉

　또 하나의 이야깃거리가 있다.

　교육으로 친분이 있던 헬스트레이너 선생님에게 부부의 잠자리가 운동으로 변화될 수 있을까? 더 좋아질 수 있을까?라는 조금 짓궂은 질문을 해보았다. 부부의 잠자리 상태를 점검한 후 몇 달의 기간에 걸쳐 하체의 내전근과 둔근 훈련 그리고, 체력 훈련을 통해 부부관계의 횟수부터 질적인 변화가 있을지 실험해 보고 싶었다.

그 선생님을 통해 5분의 여성회원을 만날 수 있었고 물리치료사로 이러한 책을 쓰는 데 도움을 얻고 싶다고 말씀드렸다.

다행스럽게 승낙을 받고 트레이너 선생님과 기존에 하던 운동에 하체 훈련 그리고, 남편분들께도 이 프로그램을 진행함을 전달해 달라고 했다.

첫 미팅에 각자의 부부관계 상황을 함께 모여 체크했고 어떻게 달라질지에 대해 이야기했다.

부부관계가 이 프로그램으로 인해 더 좋아지면 좋겠다는 바람도 있었다. 어느 남편분은 그 이야기를 듣고 본인이 더 열심히 운동하더라고 전해 주었다.

결론이야 운동을 하고 몸을 만들면 더 좋아지겠지만 이러한 프로그램으로 부부관계에 참기름 역할이 되는 것이 더 중요할 수 있었다.

5개월간 운동을 꾸준히 하고 부부관계 횟수부터 질적인 변화 등을 책에 실었다. 지금 생각하면 참 좌충우돌 막무가내 같은 시도들이었다.

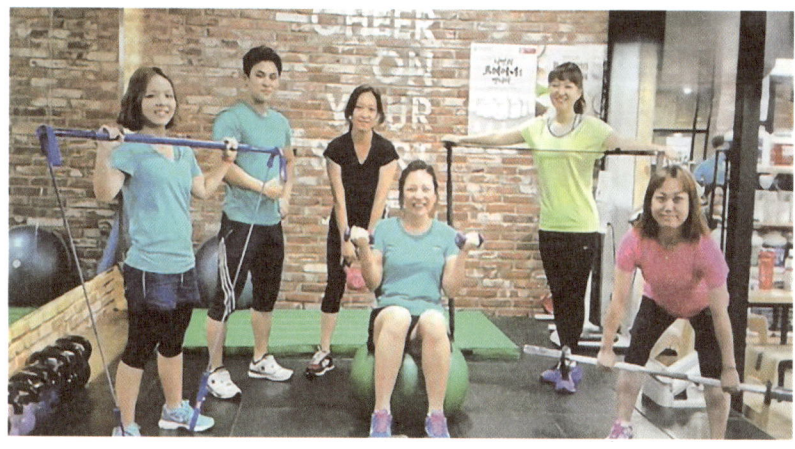

〈 트레이너 선생님과 회원들 〉

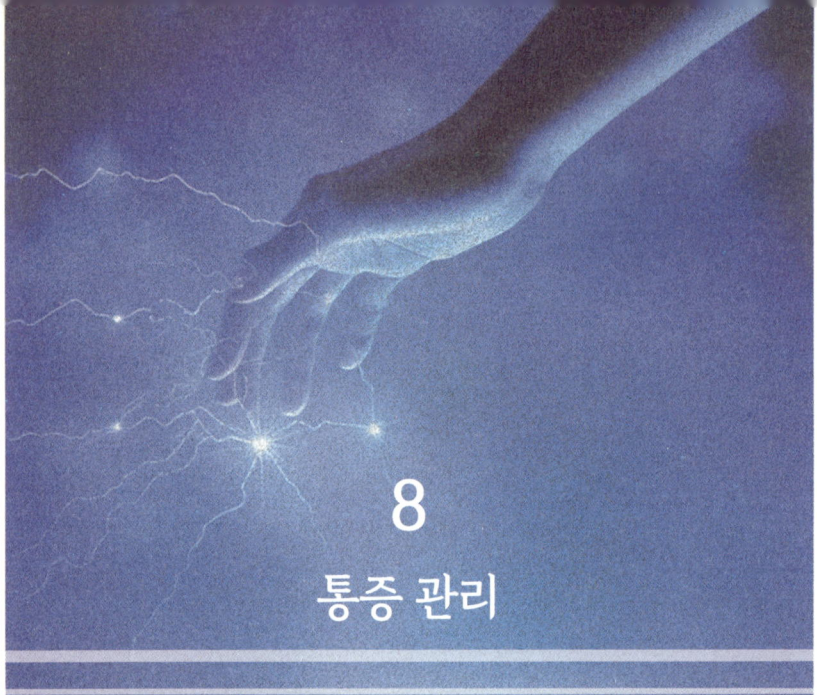

8
통증 관리

1) 통증을 대하는 자세

국제통증학회(IASP)는 통증을 "실제적 또는 잠재적 조직 손상과 관련된 불쾌한 감각 및 정서적 경험"으로 정의하고 있다. 이 통증을 느끼는 과정은 신경계의 자극에 의해 신체 손상이 발생했거나 발생할 가능성이 있을 때 일종의 경고 신호라고 할 수 있을 것이다.

통증은 주관적 경험으로, 신체적 요인뿐 아니라 감정적, 심리적 요인에 의해 발생할 수 있다. 통증은 개인의 인지와 경험에 따라 다르게 인식된다는 것이다. 특히 만성 통증의 경우 신경계가 만든 통증 기억으로 인해 자극이 사라진 후에도 통증을 느낄 수도 있는 것이다.

즉, 통증은 우리가 위험에 처했거나 손상이 발생했음을 알려주는 중요한 생리적 반응이면서, 동시에 심리적인 요소가 결합한 복합적인 경험이랄 수가 있다.

모든 인간은 이 통증에서 자유로울 수 없다.

그래서, 물리치료사가 존재한다. 의사는 진단과 처방, 수술을 하는 사람이고, 약사는 약을 조제하는 사람이고, 물리치료사는 근골격계의 통증이나 재활 치료를 하는 사람인 것이다.

직접 통증을 치료하는 의사 선생님들을 종종 보기도 하지만 매일 치료하는 물리치료사와 상담으로 바쁘고 수술과 처방하는 의사 선생님의 치료기술이 같을 수는 없다.

교직에 있는 교수님들도 임상에서 벗어나 있으면 치료 감각이 현직의 치료사만큼 좋을 수는 없다. 증상은 비슷해 보여도 치료를 하다 보면 좋아지

는 환자가 있고 그렇지 않은 환자가 있다. 그럴 때마다 조금씩 치료 패턴을
바꾸어 가면서 해야 하는 상황도 발생한다.

어떤 환자는 치료를 받고 더 통증을 호소하기도 한다. 그러다 보니 다양
한 임상이 쌓이고 우회하는 길도 터득하게 된다.

필자의 나이가 50대 후반이 되니 젊을 때 환자분들에게 지금 통증은 이
렇다 저렇다 설명했던 많은 것들을 나도 하나씩 체험을 하게 된다.

나도 가끔 허리가 아프다. 다리가 저려 오는 것이 이런 거구나, 어떻게 이
렇게 아픈 쪽의 다리가 얼음장처럼 차가워지는가? 이게 내가 환자들에게
경험해 보지 않고 설명했던 그 좌골신경통이구나.

골프를 치다가 어깨가 아파보니 이 증상으로 오는 분들의 상태를 이해하
게 된다. 아 ~ 나는 삼각근 후면이구나, 골프엘보가 이런 느낌이구나.

굳이 체험하지 않아도 되는 것들을 하나씩 경험해 가고 있다.

앞으로 얼마나 더 많이 경험해야 할지 모른다.

하체 근력 강화를 그렇게 강조해 놓고 내 하체의 근육이 몽땅 빠져버리는
때가 올 것이다. 그렇게 강건하시던 뽀빠이 이상용 씨도 팔순이 넘어가니
빠진 근육이 운동해도 붙지 않는다는 말씀을 하신 것을 들었다.

근육이 빠져나가 관절이 제 기능을 유지하지 못하면 통증이 찾아오게 된
다. 인간은 누구나 그렇게 노화가 되고 통증에 시달리다가 마지막을 보게
될 것이다. 나 또한 그럴 것이다.

장인어른이 돌아가시기 2년 전부터 움직임이 현저히 줄어드셨다.

집 앞산에 우리 가족을 데리고 산책을 하시던 분이 나가기도 싫어하시고
하체의 근육이 현저히 줄어드는 것을 볼 수 있었다. 바둑을 오래 두시고 늘
앉아있던 게 마음에 걸렸는데 결국 전립선암을 선고받으시고 하늘의 부름

을 받으셨다. 마지막 6개월 전부터 걷고자 하는 의지력이 많이 약해지셨다. 몸이 안 따라주니 의지가 나지 않는 것이다.

그때 내가 느낀 것이 있었다.

"노화란 움직임의 의지가 사라지는 것이다"라는 것을.

급격한 노화를 겪다가 그렇게 돌아가셨다. 의지력이 약해진 것을 보고 치료사의 입장에서 때론 화를 내고 때론 설득하기도 했다. 그러나 나 또한 원치 않아도 장인어른의 그 상태를 이해할 때가 올 것이리라.

2) 마음에도 통증이?

근골격계 통증뿐 아니라 심리적인 통증도 치료사의 몫이다.

〈 환자 사례 〉

신연숙 님은 65세로 강서구에 사시는데 상당히 먼 송파구 가락동까지 내가 출근하는 월요일에 치료차 내원하던 여성이었다.

목 통증이 너무 심해서 지방까지 다니면서 치료를 받다가 우리 치료실을 소개받아 찾아오셨다. 경추의 움직임이 너무 없고 C 4, 5번 횡돌기가 두툼하게 만져지니 이 관절의 움직임이 제한되어 있다. 상승모근이나 견갑거근이 굳어있고 팔 저림도 나타난다. 복부도 딱딱하게 굳어져 있어서 금환으로 복부치료도 함께 했다.

치료 3회 차에 그래도 많이 좋아지셔서 라포도 형성되고 해서 가정사를 말씀해 주시는데, 6남매 중의 맏딸인 본인은 어릴 때 엄마가 돌아가시고 새엄마를 맞았고   5

남매의 동생들도 두었단다. 본인이 거의 업어 키우다시피 했는데 중년이 되어서 5남매와 자신이 배다른 형제임을 여실히 느끼며 상실감이 커졌고, 그것을 용인하는 아빠에게 상처를 받아 아빠와 대화 시에 목 쪽에 통증이 너무 심해짐을 느끼게 되었다. 남의 가정사를 다 기술할 수는 없고 형제에게 느끼는 허탈감과 분노에, 그 후로도 이 문제로 통증이 더 심해지는 것을 경험하게 된다.

이 사건 이후에 다른 일로도 좋지 않은 이야기를 듣거나 속상함이 생기면 반복적인 목 통증으로 괴로움을 겪게 되었다고 한다.

스트레스는 상승모근에 과긴장을 불러온다. 즉 스트레스와 같은 심리적인 요인이 통증을 더욱 과중하게 하는 것이다.

마음의 통증에의 접근

마음의 통증을 어떻게 접근할 것인가?

우울증 환자가 어깨를 펴고 당당히 걸어 다니지는 않을 것이다.

어깨를 구부리고 다니다 보면 라운드 숄더가 있을 수 있고 그로 인해 편안한 수면에도 좋지 않은 영향을 미칠 것이다.

양 젖꼭지의 중앙 부위를 눌렀을 때 압통을 호소하는 분들이 있다.

전중이라고 불리는 혈 자리다. 이곳이 아프게 느껴지면 흔히 이것을 화병(火病)이라고 한다.

'울화병(鬱火病)', '심화병(心火病)', '속병'이라고도 한다.

억울하고 분한 마음을 누르지 못해서 답답한 것이 신체적 문제로 발현되는 증세를 통틀어 이르는 말이다.

"미국 정신의학협회에서 출판한 정신질환 진단 및 통계 편람 권위 서적인 DSM-Ⅳ(Diagnostic and Statistical Manual of Mental Disorders)에서는 한국의 정신적 질환으로 이를 hwa-byung(화병)이라는 한국식 표기로 등재하기도 했다." 〈네이버 참고〉

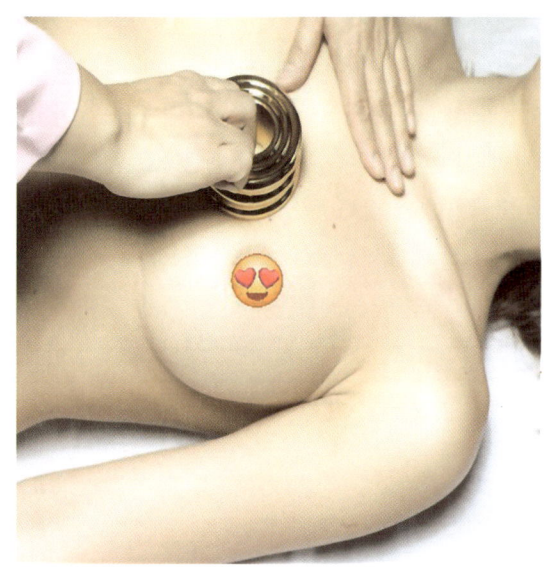

〈 전중을 금환으로 풀고 있는 모습 〉

 그러나, 현재 사용되고 있는 진단기준인 DSM-5에서는 이를 삭제하였다
고 한다. 질병명으로 인정되지는 않고, 다른 질병과 굳이 분리해서 특수하
게 다뤄야 할 필요가 없다고 본 것이다.

 화병이라는 별개의 심리 질환이 존재하는 것은 아니며 그냥 우울증의 한
양상으로 보는 것이다. 그래서 이러한 말을 만들었다.

 "정신적인 스트레스는 육체에 흔적을 남긴다. 그 흔적을 없애는 것이 치
료사의 몫이다. " - 나영근 -

 가슴의 중앙인 전중 혈 자리가 누르면 아픈 통증 포인트이기 때문에 그것
마저도 치료사의 몫으로 없애야 하는 것이다.

사랑하는 사람에게 버림받거나, 빌려준 돈을 받지 못해서, 주식이 폭락해서, 남편의 외도를 알게 된 아내의 상처, 사업을 하다 배신을 당해서, 사기에 넘어가 전 재산을 잃고 허무하고 상심이 커지면 속병을 앓게 된다. 가슴에 총을 맞은 듯한 고통이 밀려온다. 그것이 통증으로 남게 된다. 전중은 수궐음심포경락의 모혈이며 그 심포경락의 감정은 쾌락(快樂), 즐거움이다.

'놀부 심보' '심보를 잘 써라'라는 표현을 쓸 때의 심포에 해당한다.

심포 경락은 마음의 상처뿐 아니라 성적인 부분과도 밀접한 연관이 있으며 이 경락에 해당하는 근육은 대둔근, 중둔근, 내전근, 이상근이다. 골반에 있으며 여성의 부인과적 문제나 성적인 면과도 가장 친밀한 근육들이다. 우울증을 가진 사람이 부부간에 또는 이성적인 사람과 만족감을 느끼며 살기는 어려울 것이며, 즐거움을 느끼고 살지도 못할 것이다. 그래서, 인체는 몸과 마음의 연관성이 각각 떨어져 이해될 수가 없는 것이다.

그렇게 만들어진 책이 2015년에 출간된 "궁 테라피" 라고 하는 책이었다. 부인과 전문 한의사 움한의원의 조현주 원장과 공저를 하였다.

경락과 근육의 관계성은 조지 굿하터가 1960년부터 정립한 Applyed Kinesiology (응용근신경학)의 이론에서 공부한 내용이었다.

건강한 골반에서 건강한 여성의 궁이 존재할 수 있다는 생각으로 내용을 정립했다. 실례를 들어 성교통을 생각해 보자.

3) 성교통을 이해하는 치료사의 마인드

성교통이란? 성행위 도중 또는 직후에 나타나는 골반 주위의 통증을 말한다. 여러 가지 이유가 있다. 남녀의 행위 시의 분위기든지, 아직 준비되지 않은 여성의 몸과 심리상태, 질 건조증이 있다거나 등을 생각할 수 있다. 그러나, 근골격계의 관점에서 본다면 어떨까?

중둔근에 문제가 있을 때 나타날 수 있는 증상을 보면, 내분비계 장애, 생리통, 유방통, 전립선염, 성기능장애, 발기부전 등이 있다.

내전근에 문제가 있을 때 나타날 수 있는 증상을 보면, 발기에 관여하고 치질이나 전립선에 영향을 주며 어깨통증, 테니스엘보, 호르몬 균형 발달 지장의 문제, 갱년기 호르몬 불균형, 갑상샘의 문제를 볼 수 있다.

이상근에 문제가 있을 때 나타날 수 있는 증상을 보면, 고관절 후면의 통증, 좌골신경통, 엉덩이에 힘을 못 주는 사람, 비뇨생식기 질환의 원인, 소변 시의 작열감, 남성 무기력증, 생리통 감소, 만성적 요도의 문제, 성교통을 생각해 볼 수 있다.

대둔근에 문제가 있을 때 나타날 수 있는 증상을 보면, 성욕감소, 성 기관으로 연관된 문제가 연관이 있다.

각 근육의 문제가 있을 때 이러한 증상이 연관이 있다면 역으로 이 근육이 가진 문제를 처치했을 때 이 증상들도 완화될 수 있는 것이다.

그렇다고 본다면 치료사의 관점에서 성교통도 이상근의 단축에서 올 수도 있기에 이 근육의 점검도 생각해 봐야 할 것이다.

비뇨기과에 가본 나의 경험에 의하면 상담과 약 처방과 수술요법을 해주는데 닥터이투로의 비뇨기과적인 접근은 정말 추천하고 싶은 바이다.

최근에는 피부관리사 자격증을 취득하는 물리치료사들이 상당히 늘었다. 물리치료사가 병원을 떠나서 법으로 보호받을 수 있는 자격은 어쩌면 피부관리사가 최선의 대안이기도 하다.

닥터이투를 사용하는 피부관리실 원장님의 이야기를 들어보면 내전근과 회음부 관리를 해주면 고객 반응이 최고라고 한다. 피부관리실은 여성들만의 휴식 공간이 아닌가? 남성들은 운동이나 오락을 위해 지출을 하지만 여성들은 자기 관리를 위한 지출이 더 많다. 치료실에서도 남성은 정말 아파야만 치료실을 찾고 조금만 좋아져도 오지 않는 경우가 많다. 남성 환자가 도수 치료실을 찾는다는 것은 상당히 아프다는 것이다. 그래서, 여성 환자들을 잘 관리하는 것이 운영에는 중요할 수 있다.

어깨가 아프면 치료를 받든 관리를 받든 할 수 있지만 내전근이나 회음부는 어디서도 관리받기가 어렵다. 손으로 하는 관리는 민망하지만, 닥터이투의 도자로는 그 느낌마저도 좋고 효과가 좋아서 인기 만점이다.

받아보지 않으면 알 수가 없는 부분이라 여강사를 통해 체험을 권하고 있다. 케겔 운동만으로 대체할 수 없는 닥터이투의 매력이 숨은 곳이다.

4) 디스크

통증도 직접 겪어보는 것과 아닌 것의 차이가 있듯이 수술도 해본 것과 안 해본 것의 차이가 있다. 타인의 간접경험을 신뢰하는 정도는 그의 학식이나 경륜에 의존하는 부분이 많을 것이다.

나는 환자들에게 수술은 최후의 방법임을 늘 강조하고 수술 없이 허리를 치유하는 법을 말한다. 그러나 정작 나는 디스크 파열로 수술대에 오른 경험이 있다. 사실을 이야기함이지 자랑도 아니고 부끄러울 일이다.

의사들도 모두 건강하지는 않다. 진료실에만 앉아서 있는 직업환경이 결코 좋은 것은 아니다. 치료사인 나도 몸이 좀 뻣뻣했는데 가끔 허리가 아픈 것을 방치하다가 결국 사달이 났다. 큰 지진이 오기 전의 예고되는 지진처럼 몇 번 허리가 아팠었고 치료실 근무 중 큰 충격이 왔고 서 있을 수가 없었다.

우리 병원 치료실에서 심한 통증으로 고통스러워하자 원장님이 보시고는 MRI를 바로 찍어 보라고 하셨다. 예상했던 것처럼 결과는 디스크 파열인데 우리 병원 원장님 두 분이 한참을 의논하시더니 L3 부근이 너무 눌려서 잘못하면 항문 쪽으로 영향을 줄 수 있으니 바로 수술하는 것이 좋겠다고 하셨다. 치료부장이 2달간 공석으로 있을 건데 하지 않아도 되는 수술을 권하겠는가? 그때의 나는 빡빡한 일정과 내 몸을 파고드는 심한 통증 사이에서 갈등하던 중이었다. 두 분 의사의 수술권유로 나는 이참에 한 두 달 정도를 쉴 겸 수술을 결심했다. 바로 원장님들이 전에 근무하셨던 21세기 병원으로 연락을 취해주셨고 입원 이틀 후에 수술을 받았고 추석 연휴 기간을 입원실에 누워있었다. 큰 무리 없이 퇴원하고 재활을 했고 잘 마쳐서 업무에 복귀했었다.

일주일 정도 아무것도 안 하고 누워만 있을 수 있는 상황이 된다면 딱 입원하고 있으면 좋겠지만 현실은 어렵다.

수술을 하게 되는 이유는 그런 상황이다.

허리 디스크는 통증이 심하다고 바로 수술하지는 않는다. 신경이 너무 눌려서 신경 손상이 우려될 때에는 바로 수술을 하게 된다. 문제는 재활이다.

수영이 좋은 이유

　허리 디스크 수술을 하게 되면 흉요근막(thoracolumbar fascia)에 상처를 내게 되고 주변 근막 긴장도가 높아지게 된다. 통증 재발의 위험도 크다. 한 달 정도 지나고 수영장을 다녔는데 처음에는 주로 걷고 발차기를 서서히 시작했다. 수영은 부력으로 중력을 받지 않기 때문에 허리에 무리가 안 된다고 알려져 있다. 나 또한 환자분들께 수영을 많이 권유한 이유였다. 그러나, 실제 해보니 수영이 좋은 이유 중의 하나는, 수중에서 발차기를 상하로 하는 동작에서 골반의 움직임이 상당히 많이 나오는 것이다. 이것이 비교적 중력의 영향을 받지 않는 상황에서, 약해진 수술 부위에 큰 무리를 가하지 않으면서 골반 주변의 근육과 인대를 강화하는 것이었다. 25m를 가는 중에 의도하든 안 하든 강한 발차기를 여러 번 하게 되어있다. 폐활량도 늘고 팔 운동만이 아닌 전신운동을 하며 유연성이 늘게 된다. 실제 수영을 하며 요통이 많이 좋아졌음을 느끼게 되었다. 그 계기로 지금도 종종 수영장을 다니고 있다.

　2024년에 대구보건대 물리치료과 1학년에 다니던 아들이 운동 중 무릎 십자인대가 파열되어 수술을 받게 되었다. 퇴원 후 부기가 가라앉을 때까지 2주간이 걸렸다. 수술한 달 후부터는 닥터이투로 주변 근육을 풀어주고 한 달 반 정도 후에는 수영을 통해 수중치료 겸 재활을 하였다. 누구보다 빨리 좋은 결과를 내야겠다는 사명감도 들었고 공부할 겸 애를 썼는데 젊어서 그렇기도 하지만 잘 재활이 되었고 공부도 되었다. "실제 디스크 수술 환자 중에 10% 정도만 수술을 해야 하는 환자다"라는 말에 나는 동의한다. 불필요한 수술을 권하는 사회라는 것에도 동의한다. 실제로 극심한 통증일 때도 진통제나 주사를 통해 충분히 누워서 잘 쉬기만 해도 가라앉는 경우도 많다. 수술 후 재활하는 기간이나 수술 없이 치료하는 기간이나 비슷하기도 하다.

그러나, 환자가 치료를 받으러 다니는 과정, 또 일을 병행하는 과정에서 무리가 가는 것이 수술하게 되는 이유가 된다. 수술을 해보니 이후에 재활운동과 재발 방지가 더 중요하다는 것을 절실히 깨닫게 되었다.

정말 허리가 아플 때는 화장실에 가는 것조차 그렇게 힘들 수가 없다. 이렇게도 저렇게 해도 일어날 수가 없다. 돌아눕기도 힘들다. 척추는 정말 인체의 중심이며 그 주변의 근육이 얼마나 중요한지는 아파보면 절실히 안다.

책에서만 보던 그렇게 알고만 있었던 좌골신경통 (sciatica)

한참 아플 때 그때 내가 강하게 느낀 것이 아~~ 이것이 좌골신경통이구나. 내가 환자들에게 "좌골신경통은 이상근이 눌려서 방사통이라고 하는 것이 다리를 통해 내려가는 증상입니다."라고 설파했던 그것이 내 다리에서 어마무시하게 느껴지고 다리에 찬바람이, 냉기가 건측과는 너무 다른 느낌으로 엄습해 왔다.

내가 아파보면서 요통 환자를 치료하는 방법이 좀 더 현실적으로 되어갔다. 그러나, 나도 중년, 노년으로 가면서 더 많은 통증의 경험을 하게 될 것이다.

수술 후에 느끼는 허리는 마치 흉요근막에 접착제를 발라놓은 것 같은 느낌이 있다. 근막이 유착되어서 늘어나지 않는 것 같다. 재발이 잦은 이유를 알 것 같다. 치료사가 몸으로 느껴가며 치료에 좀 더 눈을 뜬다는 것이 씁쓸하다.

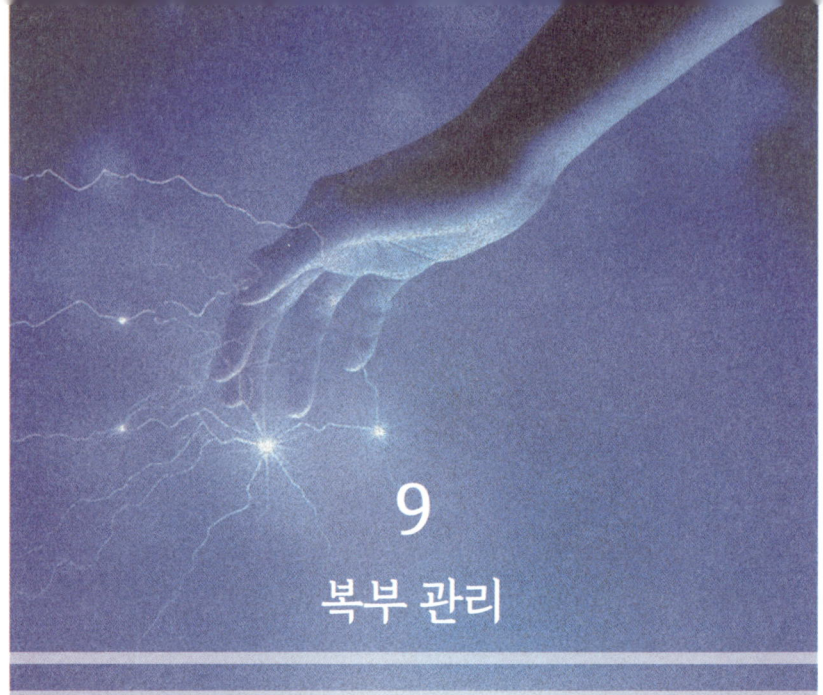

9

복부 관리

1) 온열 기구 금환을 이용한 치료

　피부미용사 자격증을 딴 것은 여러모로 내 치료에 많은 변화를 가져오게 했다. 또 내가 몸담은 물리치료과 선후배들을 주축으로 인체역학 대체 물리치료학회를 만들었다. 대체 물리치료라고 하는 것은 정통 물리치료와는 다른, 대체 의학에 가까운 테크닉을 물리치료에 접목한 부분이었다.

　그 무렵 청동을 주재료로 한 금환을 제작하여 이것을 병원에서 통증 관리로 접목을 시켰었다. 이전에는 피부관리실을 위주로 사용되었는데 병원에서는 사용 의도와 방법을 달리했다.

　금환이라고 이름을 붙인 이것은 열전달 도구 중 매우 훌륭한 도구였고 나는 이것을 근막을 이완시키고 통증을 치료하는 것으로 사용하고 수기치료를 덧입혀 교육하게 되었다. 그렇게 해서, 금환 테라피와 쾌족 테라피를 교육하는 시스템을 만들어 갔다.

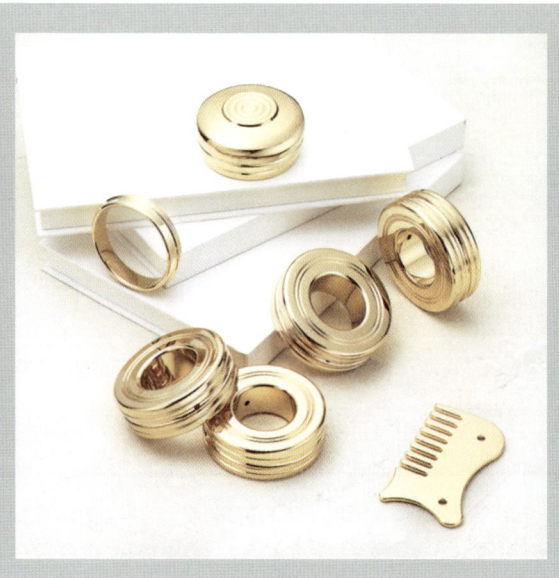

〈금환〉

반응은 매우 좋았다.

특히, 복부 관리는 남자치료사만 근무하는 우리 물리치료실에서 여성 환자들에게도 상당히 많이 적용하는 부분이었다. 장요근을 손가락으로 풀어대던 예전의 아날로그식 치료 방식에서 벗어나 열이 장착되어 있는 따뜻한 금환으로 복부를 풀어주었는데 정말 놀라운 결과들이 만들어졌다.

처음에는 검은 돌이 주재료인 스톤을 사용했다. 그러나 열전도율이나 잔열감에서 차이가 나고 사용이 훨씬 더 편리했기에 금환으로 교체했다.

금환으로 특히 좋은 사례 중 하나는 불면증이었다. 불면에 대하여 이야기해 보자. 사람이 잠을 못 자는 것만큼 괴로운 것이 없을 것이다. 암세포가 활발하게 움직이게 하는데 불면증이 큰 몫을 한다는 기사를 본 적이 있다. 불면증은 피부 트러블은 물론 건강에 치명적이다. 잠을 통해 원기가 회복되고 면역력이 생성되는데, 만성피로에 시달리는 사람이 푹 잠을 청하기란 어려운 일이다. 사물에 대해 반응속도가 느려지고 면역력이 약해지며, 성장호르몬 분비가 감소하고 고혈압의 위험도 증가하게 된다. 사람이 피곤하면 예민해지고 공격적으로 될 수 있고, 기억력이나 집중력이 떨어지게 된다.

멀뚱멀뚱 뒤척이는 것이 얼마나 힘들고 괴로운 일인지 겪어보지 않으면 모를 것이다.

복부를 조금 이해하고 다시 불면에 대한 이야기를 해보겠다. 복부를 알게 되며 인체를 이해하는 범위를 확대한 것은 내 치료에 중요한 부분이 되었다.

복부는 12개의 모혈이 존재하는데 모혈이란 혈의 기운이 모이는 것으로 내부의 문제를 외부에서 진단하는 자리이며 외부에서 내부를 치료하는 자리이다. 각 경락마다 1개씩의 모혈이 존재하며 그 모혈의 상태를 보고 그 경락의 상태를 유추하는 방법을 알게 되었다.

복진을 통해 복부의 상태를 알고 가열된 금환으로 복부를 관리했을 때 다시 복진을 해보면 달라진 상태를 알 수 있었다.

복부라는 공간에 근육을 통해 열을 집어넣으면 부피가 팽창하면서 안에 있던 독소가 근육 사이로 빠져나가게 되는데 그래서 독소 배출에 정말 큰 효과를 볼 수 있었다. 독소가 빠지고 배가 편해지면 소화 기능도 활발해지고 장이 딱딱해서 자기 일을 못 하던 것들이 다시 제자리로 돌아오는 놀라운 경험을 하게 되었다. 열은 지방 분해에 효과가 있어서 복부 지방 때문에 고민하는 분들에게도 효과를 전해 줄 수 있었다. 물리치료사로 병원에만 있을 때는 독소라는 것에 대해 이해하지 못했는데 피부관리사 공부를 하게 되면서, 특히 금환을 사용하면서 독소를 알게 되었다

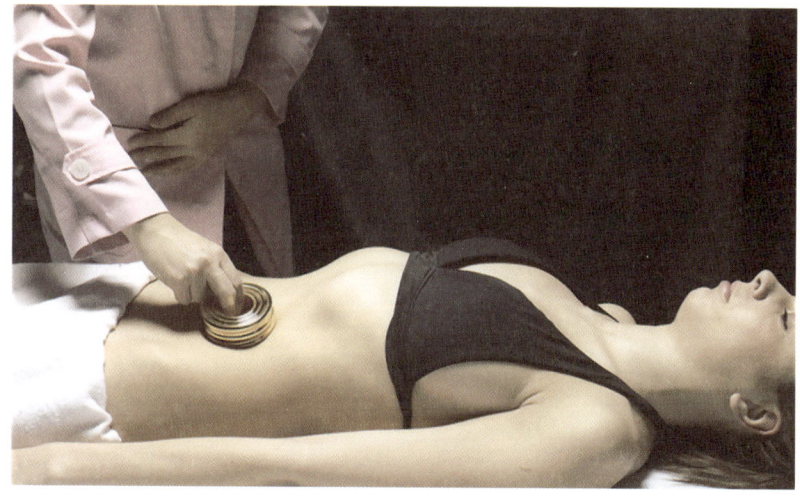

〈 복부에 금환치료하는 모습 〉

한 번은 폐암 환자라고 밝힌 60대 여환자의 복부를 금환으로 치료해 준 일이 있었다. 그때 상당히 많은 독소가 배출되었던 모양이었다. 독소는 눈에 보이지는 않지만, 관리자의 눈이 맵거나 따갑거나 두통이 오고 심지어는 구토를 하기도 한다. 복부에서 특히 많이 발생한다. 나는 그때 그 환자분을

관리하고 나서는 소파에 쓰러져서 15분 정도 잠이 들었다.

또한, 내가 근무하는 가락동 연세이김통증클리닉의 2층 치료실은 원래 창문을 열 수 없는 통유리로 되어있었다.

금환을 하면서부터 환자들에게 독소가 많이 나오는 것을 알 수 있었고 도저히 머리가 아프고 눈이 매워서 일을 할 수 있는 여건이 되지 않았다. 원장님께 몇 번을 설명해서 창문을 열 수 있는 창으로 개조하고 천정에 환풍기 4대를 설치했다. 그 뒤로는 머리 아픈 것 때문에 고생하지 않았는데 금환이 아니었다면 아마 그냥 지냈을지도 모를 일이었다. 1년 반가량 나보다 먼저 근무했던 치료사들이 그냥 잘 지냈으니 말이다.

피부관리실을 운영할 때 아내가 한 고객의 복부 관리를 하고 나와서 구토를 한 적이 있었다. 독소를 많이 들이마셨다고 추측이 된다.

인체 내에서는 메탄가스라는 것이 소화 과정에서 생성된다. 주로 장내 세균이 식이 섬유를 분해할 때 생성된다. 이러한 과정은 소화되지 않은 섬유소를 분해하여 소화를 촉진하고, 변으로 이송하는 과정을 매끄럽게 하며, 장내의 건강을 유지하는 데 도움이 된다. 하지만, 메탄가스의 과다한 생성은 인체에 해가 되기도 한다. 소화 장애가 나타날 수 있으며, 복부 팽만, 복통 등을 초래할 수 있다. 이러한 메탄가스에 열을 공급했을 때 부피가 팽창하면서 근육층으로 빠져나오는 것이 독소라고 여겨진다. 여하튼, 이런 독소를 열이 있는 금환으로 빼주는 것이 큰 도움이 되는 것이다.

이렇게 복직근을 통과해 들어간 열기운이 긴장된 장조직들을 이완시키고, 금환으로 누르는 압력이 딱딱해진 장을 마사지하게 된다.

복부가 편해지니까 불면증이 있는 환자들이 잠을 편하게 자는 사람들이 늘어나고, 또 변비에 시달리던 분들이 변을 보게 되는 임상이 만들어졌다. 더불어 요추의 기립근을 함께 풀어주면 효과가 배가 되었다.

척추에는 방광경락이 흐른다. 그 흐름은 뇌로 이어져 원활한 산소공급과

호르몬의 밸런스를 유지하게 한다. 신경정신과 치료를 받으러 다니던 60세 신경란 님은 허리가 아파서 치료를 받던 환자였다. 불면증에 시달려 약을 늘 달고 사는 분인데 우리 치료실에 와서 복부 관리를 받은 날에는 잠을 훨씬 잘 잔다고 했다. 장요근을 치료하기 위해 복부를 치료했던 것인데 말이다.

"선생님 제가 다니는 신경정신과에 이 따뜻한 금환을 가져다 놔야 합니다. 제가 여기만 다녀가면 잠을 잘 자요"

신경정신과 계열의 약은 순기능이 존재하지만 몇몇 부작용이 있다. 이 환자는 약을 먹으면 약에 취해서 몸이 늘어진다고 했다. 몸이 이겨내기 힘든 정도로 말이다. 몸에 이로움을 줄 수 없이 그저 취해서 자게 하는 것이다. 제약회사를 위한 약인지 정말 환자를 위하는 약인지 묻고 싶다. 결국, 불면증은 몸의 이상이 뇌를 불편하게 만드는 증상이다.

스트레스나 번뇌하는 사고들은 몸과 떨어져 생각할 수 없다. 몸이 편해야 마음이 편해진다. 마음이 편해도 흐트러진 자세는 다시 몸을 불편하게 만들 것이다. 몸이라는 형태에 정신이 들어가 있는 것이 인간이다.

우울증이 심한 사람이 어깨를 당당하게 펴고 걷지는 않을 것이다. 우울증이 심하고 자살 충동이 강한 사람이 간밤에 행복한 부부관계를 갖는다고 볼 수도 없다. 이래저래 몸은 마음과 함께 가는 법이다.

근골격계뿐 아니라 복부를 살펴야 하는 이유가 여러 가지라고 본다. 뱃살만 빼기 위해 관리 샵을 찾는 여성들도 있다. 당연히 슬림한 복부를 가지는 것은 중요하다. 그러나 미용상 목적 이외에도 살을 빼는 과정에서 중요한 것이 있다. 바로 복부에서 나타나는 통증을 대하는 자세이다. 복부의 상태를 진단하는 방법을 알아두면 좋겠다.

순서는 상관없이 기본 모혈을 몇 곳만 복진을 설명해 본다.

천추(天樞)는 배꼽의 양쪽 약 2촌 위치에 있는 경혈이다. 쉽게 말해, 배꼽에서 양쪽으로 손가락 두 개 정도 떨어진 곳에 있다. 이 혈 자리는 주로 소화기계 문제, 복통, 변비 등에 도움을 줄 수 있는 혈 자리로 알려져 있다. 양쪽을 복진해 본다.

검상돌기와 배꼽의 중간 위 경락의 모혈 중완이다.

중완(中脘)은 배꼽 위쪽에 위치한 중요한 경혈로, 위장과 관련된 여러 증상을 완화하는 데 도움을 줄 수 있다. 이 혈 자리는 위장 기능을 조절하고 소화 문제, 복통, 메스꺼움 등을 완화하는 데 효과적이다.

석문(石門)은 배꼽의 아래 손가락 두세 마디 정도 떨어진 곳에 있다. 이 혈 자리는 주로 소화기계 문제와 관련된 증상, 특히 복통이나 설사 등에 도움을 줄 수 있는 혈 자리다. 특히, 이 자리가 압통이 있거나 예민하게 느껴진다면 7~80%는 숙면을 취하지 못하는 경우가 많다.

불면증 환자들을 만나보게 되면 이곳이 과긴장 된 경우가 많았다.

장부가 없는 심포경과 삼초경은 감정의 기복이나 스트레스와 연관이 많다. 선 꿈을 자주 꾸는 사람들도 삼초경의 예민함이 있을 것이다.

이렇게 복부를 눌렀을 때 통증이 나타나면 몸이 보내는 이상 신호라는 것을 인식해야 한다. 시술을 통해서 장부가 편해졌을 때 환자는 비로소 그 다양한 반응을 이해할 것이다. 실제로 금환 테라피를 시행하고 나면 처음의 복부와 비교할 수 없는 말랑말랑한 복부로 변신하여 놀라움을 전해 주곤 한다. 이 놀라운 경험이 치료사로서 복부에 관심을 높이는 계기가 되었다.

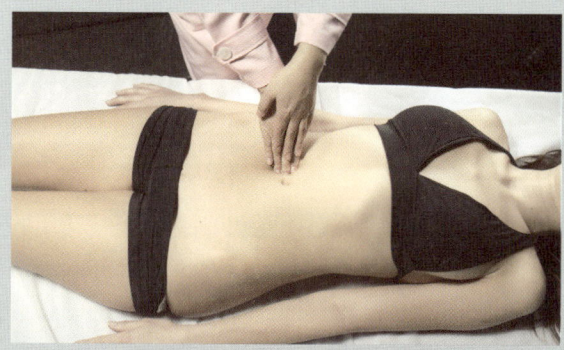

< 대장경락의 모혈 천추의 복진 >

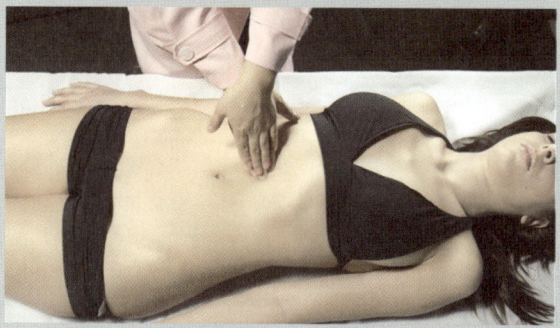

< 위장경락의 모혈 중환의 복진 >

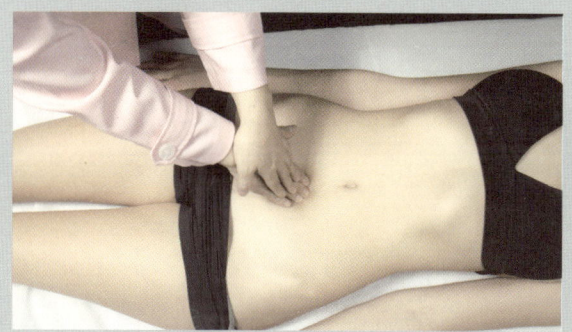

< 삼초경락의 모혈 석문의 복진 >

관련 동영상 URL & QR 코드

https://youtu.be/LP38HzMbllU?
si=NFqZ6P_-LGQnDpnl

옆의 QR 코드를 휴대폰 카메라로 촬영하면,
해당 동영상으로 연결됩니다.

2) 생리에 관한 물리치료사의 이해

또 하나, 복부에서 알게 된 임상이 있는데 생리에 관한 이야기이다. 생리란 사춘기 이후 여성의 생식능력이 활성화되었음을 나타낸다.

이제 아이를 가질 수 있다는 몸의 신호라고 본다면 폐경은 이제 아이를 가질 수 없다는 단절의 선언이다.

헬스트레이너이자 선수였던 30세의 여성 보디빌더 이아연 님은 어깨 통증으로 찾아온 환자였다. 대회 출전을 앞두고는 몸을 만들기 위한 급격한 식단 조절에 들어간다. 지방을 줄이기 위해 7~8kg의 감량은 기본이다. 그럴 때면 그달에는 생리를 건너뛰게 된다고 한다. 몸에서 격한 변화가 일어나니 아기를 가질 수 없는 몸이라는 것을 본능적으로 느끼는 것일까?

대회가 끝나고 다시 정상 체중으로 돌아와서야 생리를 시작한다고 한다. 이러한 급격한 몸의 변화는 분명 생체 리듬을 흐트려 면역력 저하나 생리불순, 그 외에도 다른 신체의 역기능을 초래할 것이다.

55세의 강영순 님은 허리가 아파서 치료를 받게 되었다.

쾌족과 금환으로 요통 치료 후에 복부의 장요근 치료를 목적으로 금환을 시행하였다. 2회를 받고 다음 날 문자가 왔다. 본인은 생리가 끝났다고 생각했는데 다시 생리를 한다는 것이다. 나는 산부인과 의사도 아니고 여성 문제 전문가도 아니다. 하지만, 복부가 따뜻해지고 딱딱하게 만져졌던 장이 부드럽게 풀리면서 늦은 나이에 다시 생리를 한다는 이런 사실을 한두 번이 아니고 7~8명 정도 접하게 되었다.

그러면서 알게 되는 것이 있었다. 몸의 노화를 늦춰주고 젊음을 오래 유지하는 것에도 인위적인 치료사의 손길이 필요하다는 것을. 그리고, 여성의 폐경 또는 난임 문제에도 복부를 비롯한 골반과 자궁에 연관하는 조직들을 이완시켜 순환을 도와주게 되면 몸의 회복이 이루어지면서 긍정적인 신호를 줄 수 있다는 것을.

복부 관리를 받고는 못 보던 변을 보는 사례는 꽤 많았다. 어깨나 허리가 아프면 어디서든 치료나 관리를 받게 된다. 하지만, 복부나 아랫부분에 대해서는 관리가 필요하다는 생각도 못 하는 분들도 있고 또 사실 마땅치 않다. 금환도 좋지만, 복부를 이투 테라피로 여성의 궁 관리를 많이 하시는 샵 원장님들에게 관리 후기를 들으면 역시 꼭 필요하다는 생각을 더 하게 된다.

이제는 젊은 회사원들이 점심을 먹고 나면 '얼죽아'가 아니더라도 아이스 아메리카노를 습관적으로 마시면서 걸어 다닌다. 음식을 먹고 소화를 시켜야 하는데 차가운 음료가 들어가면 젊은 친구들이라 건강해서 당장은 크게 문제가 되어 보이지 않지만 분명 장에 이롭지 않다. 예를 들어 삼겹살을 굽고 난 후 프라이팬을 차가운 물로 닦아 보자. 굳어서 잘 닦이지 않는다. 혈액도 마찬가지이다. 36.5도를 유지하는 혈관과 장부 내 조직에 차가운 음료가 뒤섞여 장내 운동을 저하할 것이다. 장 트러블이 점차 증가하고 변비가 찾아오기 좋을 것이다. 인체는 1도만 체온을 올려도 면역력이 5배 정도 증가한다고 한다. 따뜻하면 순환이 더 잘 될 것이다. 그래서, 딱딱해진 장부에 열을 통해 원활한 움직임을 만들어주는 것이다.

치료사가 복부를 대하는 자세는 통증을 대하는 마음가짐과 다르지 않다. 복부를 눌렀을 때 압통, 딱딱한 장부를 눌렀을 때 압통도 이상 증상이라고 보고 유연한 조직으로 되돌려 주면 다시 눌러도 아프지 않다. 환자의 손으로 누르게 하여 복진하고 관리를 마치고 나서 다시 눌러보면 그렇게 가벼울 수가 없음을 환자가 느낀다. 피부관리숍에서 복부 관리는 매출에 영향을 줄 수 있는 돈 덩어리였다. 복부의 이상을 먼저 상담하러 오지는 않지만 진단하고 편하게 만들어주며, 왜 복부를 관리해야 하는지를 알려주면 누구나 다 받아야 할 곳이 복부였다. 복부를 다시 보게 되는 계기가 되기를 바란다.

또한, 대흉근과 내전근을 금환으로 풀어주게 되면 가슴이 답답하거나 유방을 누를 때의 통증을 완화할 수 있었다.

3) 복부 관리 후 더 아프다고 했던 케이스

60대 초반의 여성 전명숙 환자분. 목 통증과 목 디스크 증상을 호소하며 찾아온 분인데 대화 도중에 편안한 수면을 못 한다는 이야기를 하셨다. 복부를 눌러보니 차고 딱딱한 부분이 느껴졌다. 금환에 대해 설명해 드리고 복부에 관리를 했다. 따뜻한 온열로 인해 부드러움이 느껴졌고 배꼽 아랫부분에 딱딱한 곳을 집중적으로 압을 사용해서 풀어주었다. 마치고 나서는 확연히 딱딱함이 줄어들었다.

그러나, 그다음 주 월요일에 오셔서 며칠간 배가 너무 아팠다는 이야기를 해 주셨다. 그래서, 집에서 계속 딱딱하고 아픈 곳을 스스로 풀었더니 훨씬 딱딱한 것이 완화되었다고 했다.

금환으로 다시 좀 더 부드럽게 해 드렸다. 첫날보다 더 말랑말랑함이 느껴졌다. 배를 첫날 풀고 며칠 아팠지만 수면 상태는 조금 좋아졌다고 말씀하셨고, 두 번째 다녀간 후에는 훨씬 편하게 잠을 잤다고 하셨다. 복부를 통해 편안한 수면을 취하게 되는 경험은 상당히 많았다. 다만, 도수 치료실이기에 장기간 꾸준히 같은 목적으로 방문하지 않아서 그 이후는 확인을 못 하는 경우가 많았다.

4) 유방에도 통증이 있다.

여성의 유방을 눌러보면 압통이 느껴지는 경우가 있고, 눌러도 아프지 않은 경우가 있다.

누르는 방법은 아래에서 사선으로 위쪽 방향으로 올려서 누른다.

금환 수업 시간에 이 실습을 했었는데 통증이 없는 여성들은 왜 가슴이 아픈지 모르고, 아픈 여성들은 강사가 누르니까 아프다고 말한다.

눌러서 통증이 있다면 문제가 있는 곳이다. 통증에는 활성화가 되어

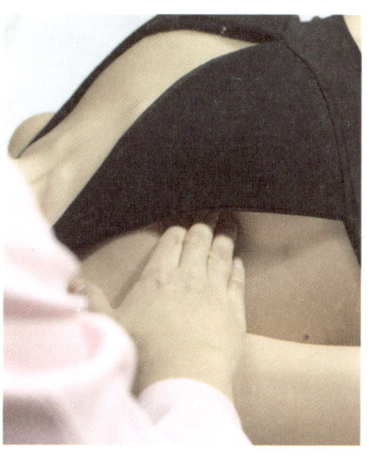

〈 가슴 압진 모습 〉

서 허리를 숙이거나 어깨를 들어 올릴 때 통증이 나타나기도 하고 이처럼 비활성화되어 있어서 눌러야 찾을 수 있는 부분이 있다.

여성호르몬의 변화나, 30~50세 사이의 여성에게서 발견되는 경우가 많은 섬유낭종이 있을 수도 있다. 생리 때 나타나는 변화이기도 하고 살짝 압박을 주는 브래지어가 원인이기도 하다. 그래서, 집에서는 브래지어를 풀어서 압박을 덜어주는 것이 좋다. 브래지어가 유방암의 원인의 한 가지이기도 하다. 이곳도, 금환으로 잘 마사지해주면 좋은 결과를 만들어 낼 수 있었다. 치료 후에 다시 눌러보았을 때 차이점을 느끼게 된다.

여성 치료사가 어깨 통증 환자를 보게 될 때 여성 가슴의 통증 여부도 확인하면 환자에게 도움을 줄 수 있는 중요한 포인트가 된다. 여성 치료사만

의 접근법은 가슴 외에도 복부와 골반에서도 찾을 수 있다.

내전근을 통해 고관절의 유연함을 회복시키거나 회음부 쪽 관리를 통해 여성의 궁 테라피를 시도하기가 좋다.

부인과를 전문으로 하는 움(womb=자궁) 한의원 원장 조현주 한의사와 이런저런 여성의 문제를 공부하며 금환이 좋은 도구임을 새삼 느끼게 되었었다. 금환 궁테라피 책을 공저하며 배우게 되는 것이 많았다.

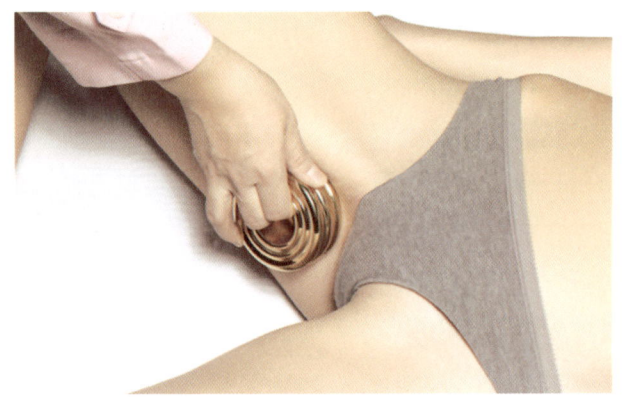

〈 내전근의 금환치료 모습 〉

5) 온열 기구가 인체에 미치는 효과

위처럼 금환과 같은 온열 기구는 환자들에게 거부감없이 다가가며 인체에 다양한 긍정적인 효과를 미친다. 요약해 보면 다음과 같다.

1. 혈액 순환 촉진

온열 치료는 신체에 열을 가하여 혈관을 확장하고 혈류를 증가시킨다. 혈액 순환이 원활해지면 산소와 영양소가 손상된 조직으로 더 빨리 전달되어

조직 회복이 촉진된다. 또한, 혈류가 증가하면 염증 유발 물질과 대사 노폐물이 더 효과적으로 배출되어 염증이 감소한다.

2. 근육 이완

온열 치료는 근육을 이완시키는 데 매우 효과적이다. 열은 근육의 긴장을 완화하고, 경직된 부위를 부드럽게 만들어 유연성을 증가시킨다. 특히, 근육 경련이나 경직으로 인한 통증이 있을 때 온열 치료는 매우 유용하다.

3. 통증 완화

온열 관리는 통증을 줄이는 효과가 있다. 열은 통증 신호 전달을 차단하거나 감각 신경을 둔화시켜, 통증에 대한 감각을 줄인다. 이는 만성 통증 환자나 근골격계 문제를 가진 환자들에게 특히 효과적이다.

4. 관절의 유연성 향상

온열 치료는 관절 경직을 완화하고 관절의 가동 범위를 증가시킨다. 특히 관절염이나 근골격계 질환을 가진 환자들에게 온열 치료는 관절의 움직임을 개선하고, 운동 치료와 함께 사용되면 효과를 극대화할 수 있다.

5. 염증 감소

온열 치료는 염증을 감소시키는 데 도움을 준다. 특히, 만성 염증이 있는 부위에 열을 가하면, 염증 반응을 억제하고 조직의 치유 속도를 증가시킨다.

6. 긴장 완화와 심리적 이완

온열 치료는 심리적 이완에도 큰 도움을 준다. 따뜻한 열은 몸과 마음을 편안하게 만들어 스트레스를 줄이고, 환자가 더욱 편안한 상태에서 치료에 임할 수 있도록 돕는다.

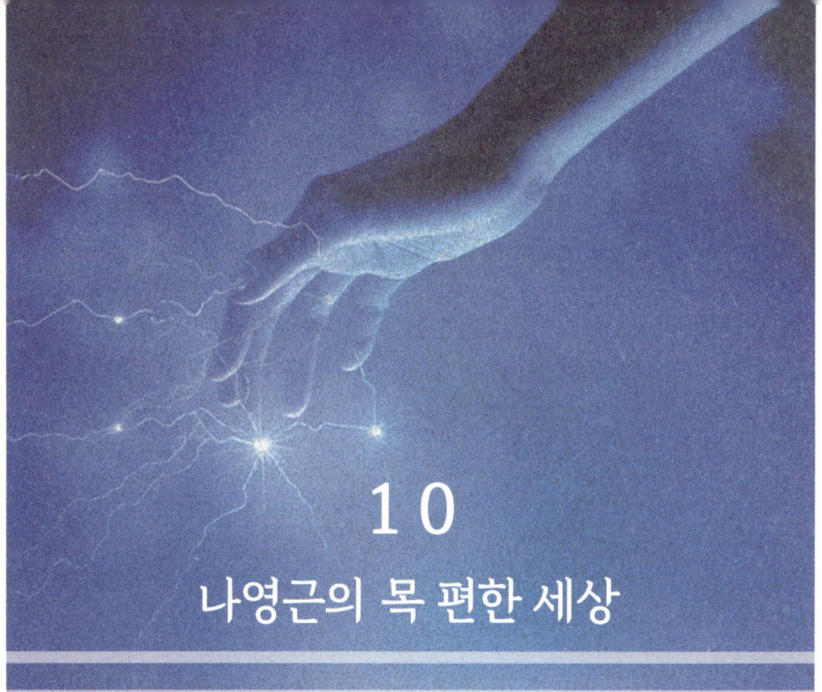

10
나영근의 목 편한 세상

1) 스트레스와 목 통증

현대인들의 정신적인 스트레스는 새삼 두말할 필요도 없다. 하지만 2천년 전에 쓰인 성경에도 보면 염려(31곳)와 걱정(10곳)을 검색해 보았을 때 상당히 많은 부분에서 찾을 수가 있다. 예전 사람들은 무엇을 걱정하고 염려했을까? 먹고사는 문제였을까? 법이 약해서 힘 있는 자가 짓밟고 사는 폭력이 염려였을까?

역시 지금의 사람들도 걱정하고 염려하며 살아간다. 그것이 삶을 짓누르는 압박으로 나타날 것이다. 그리고, 그것은 몸의 통증으로 남게 된다. 우울증으로 자살 충동을 느끼는 사람이 어깨를 펴고 당당하게 걷지 않을 것이다. 예전에 정형외과에 근무할 때 지하에 치료실이 있었고 3층에 신경정신과가 있었다.

어깨가 아파서 치료받는 환자분들 중에 정신과에서 치료를 받으며 약을 복용하는 분을 몇 분 보았는데 모두 라운드 숄더(round shoulder)가 있었다. 어깨가 움츠러들고 가슴이 좁아지면서 그 마음도 더 작아졌으리라 본다.

인체에는 뇌신경이 12쌍이 있다. 뇌에서부터 연결된 신경들은 인체의 구석구석으로 이어져 있어 내장기부터 근육의 움직임이 일어나도록 뇌의 명령 신호를 전달하게 된다. 이는 중추신경계의 일부이며, 이들은 각기 다른 기능을 담당하고 있다.

<뇌 신경 12쌍 역할>

1번: 후각신경(olfactory)은 냄새를 맡고 그 신호를 대뇌로 전달하는 감각신경이다.

2번: 시각신경(optic) 망막에 맺힌 상을 시각피질로 전달하는 감각신경이다.

3번: 동안신경(oculomotor) 홍채를 수축하게 하고 눈을 움직이는 운동신경이다.

4번: 활차신경(trochlear) 안구의 움직임에 관여하는 운동신경이다.

5번: 삼차신경(trigeminal) 음식물을 씹는 운동신경과 눈, 턱 쪽 감각 운동에 관여하는 운동신경과 감각신경이다.

6번: 외전신경(abducens) 안구의 움직임에 관여하는 운동신경이다.

7번: 안면신경(facial) 혀의 미각과, 얼굴표정을 짓는 안면근육을 담당하는 감각 운동신경이다.

8번: 전정와우신경(vestibulocochlear) 평형감각과 청각을 담당하는 감각신경이다.

9번: 혀인두신경(glossopharyngeal) 혀의 미각, 침 분비, 인두 근육을 담당하는 감각신경과 운동신경이다.

10번: 미주신경(vagus) 안두근과 후두 외이의 감각신경과 부교감신경과 내장기관을 담당한다.

11번: 부신경(accessory) 인두근, 후두근, 목어깨 근골격계 움직임을 담당하는 운동신경이다.

12번: 설하신경 (Hypoglossal) 혀의 근육을 제어하는 운동 신경이다.

척추와 신체 증상 자가체크

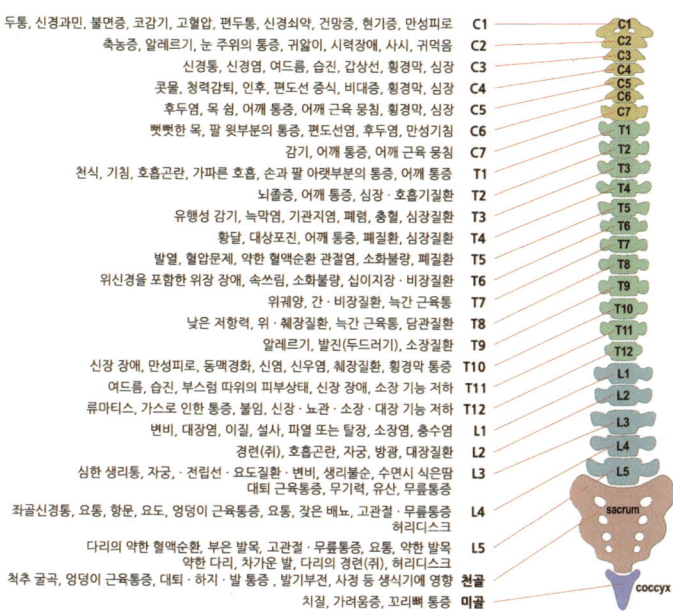

증상	척추
두통, 신경과민, 불면증, 코감기, 고혈압, 편두통, 신경쇠약, 건망증, 현기증, 만성피로	C1
축농증, 알레르기, 눈 주위의 통증, 귀앓이, 시력장애, 사시, 귀먹음	C2
신경통, 신경염, 여드름, 습진, 갑상선, 횡경막, 심장	C3
콧물, 청력감퇴, 인후, 편도선 증식, 비대증, 횡경막, 심장	C4
후두염, 목 쉼, 어깨 통증, 어깨 근육 뭉침, 횡경막, 심장	C5
뻣뻣한 목, 팔 윗부분의 통증, 편도선염, 후두염, 만성기침	C6
감기, 어깨 통증, 어깨 근육 뭉침	C7
천식, 기침, 호흡곤란, 가파른 호흡, 손과 팔 아랫부분의 통증, 어깨 통증	T1
뇌출증, 어깨 통증, 심장·호흡기질환	T2
유행성 감기, 늑막염, 기관지염, 폐렴, 충혈, 심장질환	T3
황달, 대상포진, 어깨 통증, 폐질환, 심장질환	T4
발열, 혈압문제, 약한 혈액순환 관절염, 소화불량, 폐질환	T5
위신경을 포함한 위장 장애, 속쓰림, 소화불량, 십이지장·비장질환	T6
위궤양, 간·비장질환, 늑간 근육통	T7
낮은 저항력, 위·췌장질환, 늑간 근육통, 담관질환	T8
알레르기, 발진(두드러기), 소장질환	T9
신장 장애, 만성피로, 동맥경화, 신염, 신우염, 췌장질환, 횡경막 통증	T10
여드름, 습진, 부스럼 따위의 피부상태, 신장 장애, 소장 기능 저하	T11
류마티스, 가스로 인한 통증, 불임, 신장·뇨관·소장·대장 기능 저하	T12
변비, 대장염, 이질, 설사, 파열 또는 탈장, 소장염, 충수염	L1
경련(쥐), 호흡곤란, 자궁, 방광, 대장질환	L2
심한 생리통, 자궁, ·전립선·요도질환·변비, 생리불순, 수면시 식은땀	L3
좌골신경통, 요통, 항문, 요도, 엉덩이 근육통증, 요통, 잦은 배뇨, 고관절·무릎통증 허리디스크	L4
다리의 약한 혈액순환, 부은 발목, 고관절·무릎통증, 요통, 약한 발목 약한 다리, 차가운 발, 다리의 경련(쥐), 허리디스크	L5
척추 굴곡, 엉덩이 근육통증, 대퇴·하지·발 통증, 발기부전, 사정 등 생식기에 영향	천골
치질, 가려움증, 꼬리뼈 통증	미골

대퇴 근육통증, 무기력, 유산, 무릎통증

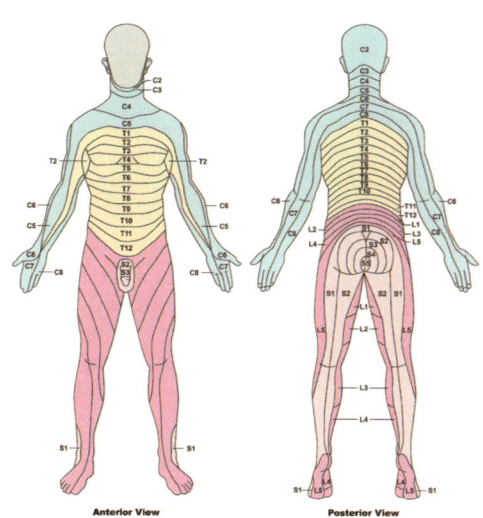

Anterior View   Posterior View

〈 척추신경과 연관증상 〉

이들 뇌신경은 우리 몸의 다양한 기능을 조절하며, 중요한 역할을 담당한다. 11번째 부신경은 목과 어깨의 움직임을 담당한다고 한다. 그래서, 스트레스를 받으면 가장 먼저 뭉치는 근육을 꼽으라면 단연 상부 승모근이다.

이런 노랫말이 있다.

"그대 어깨 위에 놓인 짐이 너무 힘에 겨워서……. 우리가 저마다 힘에 겨워 인생의 무게로 넘어질 때 그 순간이 바로 우리들의 사랑이 필요한 거죠"

인생의 무게는 어깨로 지는 것이 맞는가 보다. 정신적인 스트레스만으로도 근육은 뭉치게 된다. 피로라는 것은 뇌가 산소공급을 충분히 받지 못할 때 생긴다. 근육이 과하게 사용되어 순환에 차질이 생기게 되면 근육 내 혈액 순환이 제대로 되지 않아 뇌가 충분히 산소를 공급받지 못한다.

"나영근의 목 편한 세상"은 내 양재 센터의 상호였다.

이 이름으로 상호를 짓고 널리 알리려다가 상표등록이 되어있는 것을 알고 접었던 적이 있는데, 그때 목을 편하게 해 주면 눈의 피로부터 해소되고, 뇌로 가는 후두하근을 잘 관리해 주는 것에 중요성을 깨닫게 되었다. 후두하근은 뇌로 가는 길목에 있어서 그 중요성이 컸다.

이투테라피로 이곳 후두부에 전기자극을 주게 되면 안 받아보면 절대로 알 수 없는 자극을 받게 된다.

그리고 머리가 가벼워지는 것을 경험하게 된다.

한쪽만 5분 정도 경험하면 정말 머리 한쪽만 없어지는 느낌이 든다는 이야기를 많이들 했다. 브레인테라피라고 이름하여 센터에서 프로그램을 시행하는 분들이 계셨다. 목과 후두부 관리는 실제로 그렇게 중요한 의미를 지닌다.

지난 2025년 4월 28일에 나의 유튜브에 올린 쇼츠에는 제주에서 수업에 참여한 60대 여성 원장님의 후두부 관리 영상이 있다. 수업 중에 모두가 놀

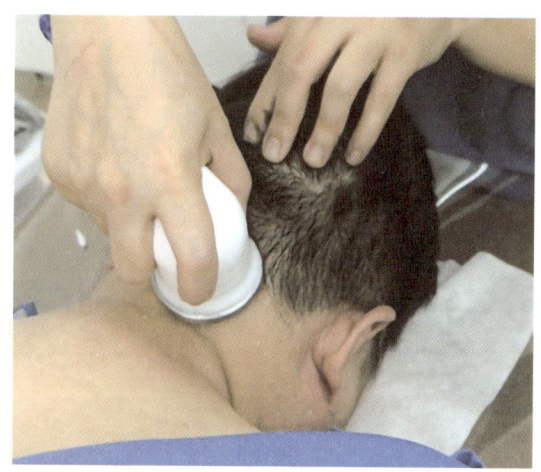

< 후두하근에 이투테라피 받는 모습 >

랄만한 사건이었는데 몸이 안 좋은 이분이 실습 후에 어눌했던 말투가 똑바로 발음되었다. 머리에 날개를 단 것 같다고 표현했는데 나는 그것을 이해할 수가 있었다. 함께 참여한 분들에게서 탄성이 터져 나왔고 이럴 수도 있다며 놀라워했다. 신경계에서 근무하는 물리치료사 선생님들이 관심을 가져보면 좋겠다는 생각을 하게 했다. 뇌에 전달되는 혈류나 산소, 림프의 흐름 등은 그 무엇보다도 중요할 것이다. 이곳에 이투를 통한 자극이 큰 효과가 있다고 본다. 지속적인 임상을 내면서 연구해야 할 부분이다. 그 원장님이 직접 주신 글을 소개한다.

"제주도에서 샵을 운영하는 61세 김영복입니다.

저는 몇 년 전부터 어지럼증으로 몇 번 쓰러져서 사경을 헤매다가 회복을 하였지만 불편감이 늘 있었고, 병원에서 입원 치료를 받고 약을 먹어 보았지만 완벽하게 치료는 불가능했습니다. 약은 독하기만 하지 더 나아지는 게 아니었고, 한의원에서 침도 맞으며 물리치료를 받아보고 있지만 한계가 있었고, 종합병원에서의 진단은 소뇌 전정신경의 혈관이 좁아져서 중추기원의 현기증과 말초신경의 현기증 진단을 받았습니다. 그리고 허리에서부터 양발바닥까지 마비로 감각이 둔화가 되어 양발바닥과 발등은 부어올라 마치 발바닥 속에 얼음물이 차 있는 듯한 아주 심한 시린 통증이 있었습니다.

두 다리는 마치 코끼리 다리 무게로 발을 옮겨 걸어야 하는데 양다리가 스스로 걷는 것이 안 되어 양손으로 두 다리를 옮겨줘야만 겨우 걸을 수가 있었고 꼬리뼈 부근 천추와 미추, 요추, 흉추, 경추까지 무너져 내린 느낌이었습니다.

장요근은 척추와 골반, 허벅지를 이어주는 근육으로 고관절을 굽히는 역할을 하는데, 장요근이 골반 내측에서 외측으로 회전하는 과정에서 골반 전방부의 정상적인 뼈 돌기와 마찰하며 소리와 통증을 유발하고 대퇴부와 고관절이 제대로 펴지지 않아 오리 궁둥이처럼 나오고 걷는데 요추의 통증까지 심해서 등산 스틱을 짚고 구부정한 걸음을 걷고 있었습니다.

일은 해야 해서 어렵게 2025년 4월 17일 양재동 특강에 참여했습니다.
닥터E2프로의 핫도자로 천골 주변을 10분 정도 강하게 받았는데 감각이 없던 제 두 다리가 아주 가벼워져 날아가는 기분이었습니다. 4월 24일 두 번째 특강에 40단계로 후두부 관리를 받았습니다. 돌처럼 무겁던 머리가, 제 머리가 아닌 것처럼 너무나 가볍고 막힌 코가 뻥 뚫렸으며 눈이 맑아지고 성대 결정된 무거운 목소리는 가벼워 발음도 명확해지고 새털처럼 아주 가벼워져 놀랐습니다. 닥터E2프로 정말 효자입니다. 제주에서 사용하는 원장님을 찾아서 서로 관리할 방법을 찾아보겠습니다. 앞으로의 제 관리는 어떻게 해야 하는지가 명확하게 설정이 되었습니다. 정말 감사합니다. 원장님들도 건강관리를 하시면서 고객관리를 하시기 바랍니다.

행복한 날들 되시길 기도합니다. 감사합니다."

이때 함께 수업했던 분들과의 현장을 영상으로 남겨 유튜브에 소개했는데 함께 듣던 분들의 놀라운 목소리를 들을 수 있었다. 그분이 주신 소감은 나에게 적잖은 충격을 주었다. 누구나 나이가 들면 뇌 질환을 겪게 되는데 이러한 문제에 도움이 될 거란 기대감이 드는 대목이다. 사용자들에게 알려서 이러한 임상을 더 내보도록 독려해야겠다는 생각이다.

닥터이투는 후두 관리 후에 상승모근과 견갑거근까지 시행한다.
더불어 금환으로 흉쇄유돌근(SCM)을 관리하면 근육이 부드러워지면서 말로 할 수 없이 편해진다. 1~2분만 적당한 열로 데워진 금환으로 SCM을 마사지하고 손으로 만져보면 놀랄 만큼 이완이 되어있다. 공개강좌로 모여 있을 때 대표로 한 명을 해주고 여러 사람이 만져보는데 모두 놀라는 곳이 바로 이곳이다. 따뜻한 것을 목에 대었을 때 느낌이 정말 좋다. 피부관리실

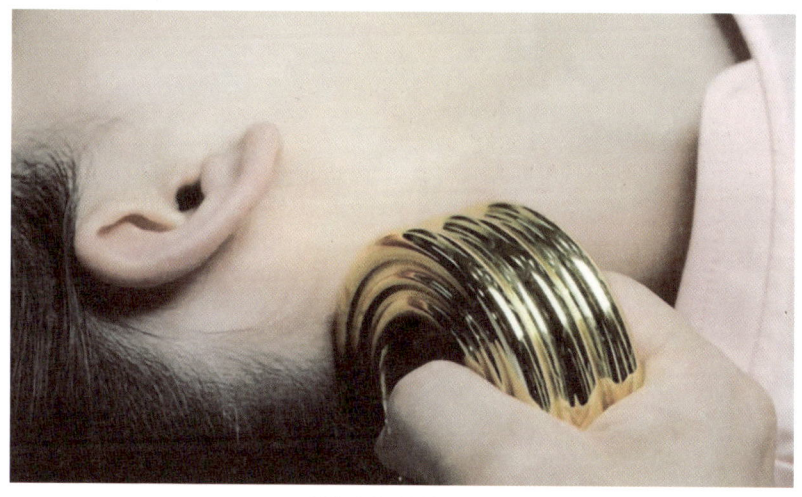

〈 금환의 흉쇄유돌근 관리 〉

을 운영할 때 얼굴에 마스크 팩을 하고 누워있는 여성 고객님들께 눈을 감은 상태에서 금환으로 이곳을 해주면 누구라도 반하게 된다.

즐겨 사용하던 바이다.

그리고, 수기요법을 해준다. 사각근을 풀어주고 넥슬라이스(neck slice) 테크닉을 행한다.

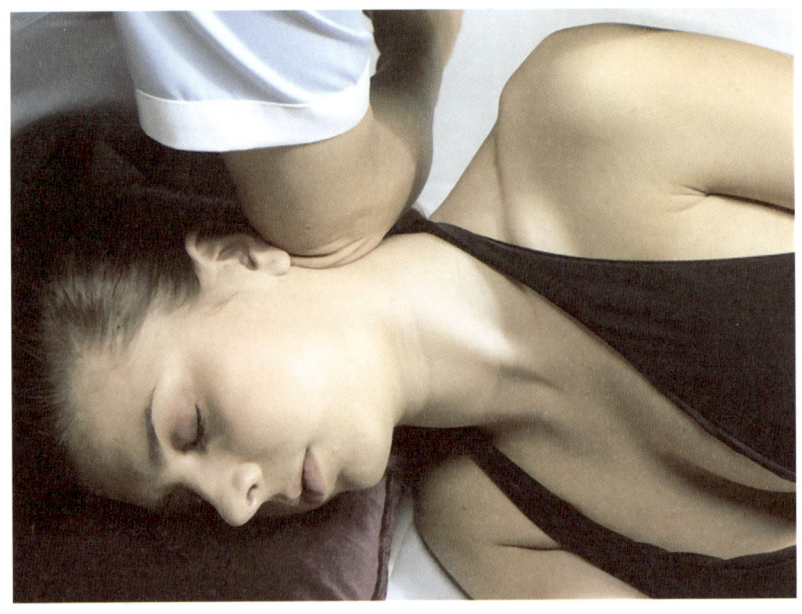

〈 neck slice 테크닉 〉

명칭이 없었는데 수업 중에 교육생이 지어준 이름이다. 목 근육을 잘게 썬다는 의미이다. 보통은 엎드려서 목 관리를 하는데 그것과는 비교할 수 없는 강력한 압을 줄 수 있으며 아프지 않고 약간 아파도 그 시원함이 일품이다.

보기는 쉬운데 막상 시켜보면 일정하지 않은 압과 어느 정도의 힘이 들어가는지 몰라서 약간의 지도가 필요한 테크닉이다. 경추의 상태를 보고 thrust를 주어 경추 교정을 해주는 것까지가 목 관리 프로그램이다. 이후에 목시워니로 목의 움직임을 더 유연하게 해 준다. 50~60분 정도의 목 관리를 통해 현대인의 목의 불편함을 해소해 주는 프랜차이즈 샵을 넓혀보고 싶었다. 닥터이투가 나오면서 접었던 프로젝트였다.

목의 불편함은 스트레스와 연관이 깊다. 기본적인 아로마를 사용하여 향을 이용한 스트레스 관리를 함께하면 그 매력에 빠지게 될 것이다.

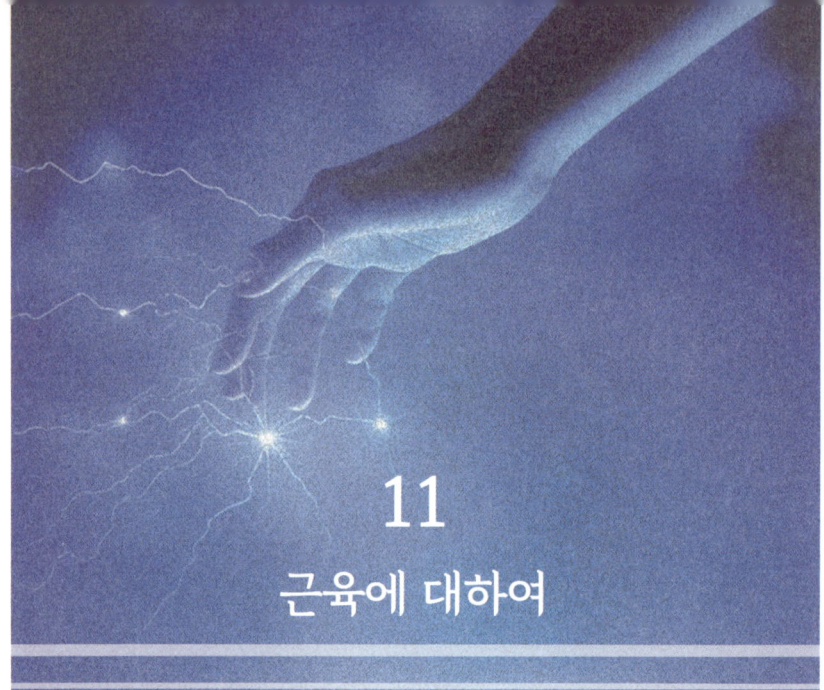

11

근육에 대하여

근육에 대한 구체적인 이해는 물리치료사에게는 기본적인 요소일 것이다. 우리 몸의 근육과 지방의 비율은 성별, 나이, 체력 수준 등에 따라 다르지만, 일반적으로 다음과 같은 평균적인 비율이 있다.

남성의 근육은 운동을 많이 하거나 활동적인 사람일수록 더 높아질 수 있겠지만 평균적으로 남성의 근육량은 40~45% 정도이다.

또한 남성의 건강한 체지방률은 보통 사람의 경우 15~20%가 일반적이다. 운동선수나 체력적으로 우수한 사람들은 10% 미만으로도 유지될 수도 있겠지만 쉬운 일은 아니다. 여성의 평균적인 근육량은 30~35% 정도로, 남성보다 낮다. 여성의 건강한 체지방률은 대략 20~30% 사이인데, 남성보다 높은 이 체지방률은 임신과 같은 생리적 과정에서 중요한 역할을 한다고 한다.

그리고 나이가 들수록 근육량은 감소하고 체지방률은 증가하는 경향이 있다. 근육량 감소는 특히 30대 후반부터 가속화되는데 이를 근감소증이라고 한다. 그러므로 지속적인 운동과 근력 운동이 중요하다.

1) 근육과 노화, 근감소증에 대한 이해

근감소증은 나이가 들면서 근육량이 감소하는 현상을 의미하며, 단순히 근육의 양이 줄어드는 것뿐만 아니라 근력과 근 기능 역시 함께 약화한다.

일반적으로 근육은 30대 후반부터 서서히 줄어들기 시작하며, 40대에서 50대에 접어들면서 그 속도는 더욱 가속화된다. 특히 70대 이후에는 근육량의 급격한 감소를 경험할 수 있다. 근감소증은 단지 체력적인 문제가 아니라, 신진대사와 면역력에도 영향을 미친다. 근육이 우리 몸에서 에너지를 저장하고 사용하는 중요한 기관 중 하나인데, 근육량이 감소하면 대사질환이나 비만, 제2형 당뇨병과 같은 질환에 걸릴 확률이 높아진다. 60대 남성이 평소 운동을 잘하지 않았는데, 갑자기 체중이 증가하고 당뇨병 진단을 받았다고 하면, 이분은 근감소증으로 인해 대사 기능이 저하되어 체지방이 늘어나고, 혈당 조절이 어려워졌을 확률이 높은 것이다. 이렇게 근감소증은 신체의 대사 과정에도 깊이 관여하게 된다.

그러나 근감소증은 불가피한 노화의 일부분 일지라도, 적절한 관리와 예방으로 그 진행을 지연시키거나 억제할 수 있다. 규칙적인 근력 운동과 단백질 섭취는 근감소증을 예방하는 데 중요한 요소이다. 특히 근육의 재생과 성장을 촉진하는 고단백 식단은 나이가 들수록 더욱 필수적이다. 65세 여성이 주기적으로 단백질이 풍부한 식사를 하고, 일주일에 세 번씩 근력 운동을 시작한 후부터는 근육량이 유지되었고, 더 오랫동안 활기차게 일상생활을 할 수 있었다는 사례가 있다. 또한, 비타민 D와 같은 영양소의 섭취는 근육 기능을 유지하고 강화하는 데 도움이 될 수 있다.

운동의 경우, 노년기에는 저항 운동(근력 운동)이 가장 효과적이다. 저항 운동은 근육의 부피뿐 아니라 강도를 증가시키는 데 도움을 주며, 유산소 운동과 병행할 경우 심폐 기능 개선에도 효과적이다. 70대 노인이 가벼운 아령을 사용하여 근력 운동을 꾸준히 했더니, 일상생활에서 무거운 물건을 들거나 계단을 오르는 일이 전보다 훨씬 수월해졌다는 보고가 있다.

2) 근육과 성호르몬

　34세의 헬스트레이너 한 분이 무릎 통증으로 우리 치료실을 찾았다.

　무산소 근 트레이닝 운동을 하다 보면 대퇴사두근이나 햄스트링에 과부하가 종종 오게 된다. 우람한 근육질의 몸이 너무 멋진 환자였는데 성격도 좋아서 친밀도가 금방 높아졌다. 남자라면 한 번쯤 이런 몸매를 만들어 보고 싶기도 하고 부럽기도 했다. 이런저런 이야기 중에 〈꽉 찬 섹스 힘찬 인생〉의 저자임을 밝히자 흥미 있는 이야기를 전해 주었다.

　남성호르몬인 '테스토스테론(testosterone) 검사'를 해보았다는 것이다. 헬스트레이너들이 가끔 문제가 되는 스테로이드 복용 문제 때문에 검진을 해보았다는 것이다. 스테로이드는 복용을 통해 근육을 쉽게 늘릴 수가 있기 때문이다. 그러나, 스테로이드 부작용으로 심하면 목숨을 잃는 경우도 있고 질병에 시달리는 부작용으로 엄격히 금지하기도 한다. 남성호르몬인 테스토스테론은 간단히만 말하자면 남성을 남성답게 만드는 엔진으로 얼굴의 수염, 굵은 목소리와 같은 남성적 특징 및 남성의 성 기관 발달에 필수적이며 정소에서 95% 가 만들어지는 호르몬이다. 전부는 아니지만 성력(性力)의 객관적 수치일 수 있다. 테스토스테론 수치가 낮으면 일상에서 늘 피로하고, 우울감이 오거나, 성욕감소 등의 증상이 나타난다.

　그런데 이 환자분은 검사 수치가 8.9ng/ml가 나왔는데 상당히 높은 수치여서 의사가 깜짝 놀랐다고 한다. 30대의 최고 수치는 8.2 정도라고 했다.

　갑자기 나는 얼마나 나올까 호기심이 발동했다. 당장 그다음 날 우리 클리닉에서 피를 뽑고 검사를 했다. 이틀 후에 검사 결과가 나왔다. 50대는 1.93~7.40ng/ml까지를 정상으로 본다고 했다. 그때 51세인 필자는 5.11ng/ml이 나왔다. 아쉬웠다.

근력은 테스토스테론과 깊은 연관이 있다. 호기심이 생겨서 다음 날부터 헬스클럽에서 개인 트레이닝(Personal Training)을 시작했다. 10회를 계약하고 트레이너와 시간을 맞춰 운동을 시작했다. 열심히 뛰고 달리고 근육 강화를 했다. 변화를 체크해 보고 싶었다. 첫 1회를 받고는 너무 갑자기 심하게 해서인지 일주일간 몸이 아프고 근육통에 시달려서 일하기가 힘들 정도였다. 일주일 후에 2회를 받고는 3일 정도 힘들었고 3회 정도부터 적응이 되었다. 6회 정도부터는 매일 받아도 될 정도로 컨디션이 좋아졌다. 13회를 한 달 반 동안 진행하고, 수업이 없는 날은 개인 훈련을 했다. 몸 상태가 좋아졌다고 느꼈을 때 다시 검사를 해보았다. 좋아졌을까? 얼마나 좋아졌을까 궁금했다. 결과는 6.13ng/ml이 나왔다. 의미 있는 결과였다. 조금 늘었지만 아쉬워서 좀 더 높게 도전해 보고 싶어졌다. 남성호르몬이 감소하는 갱년기 때의 남성은 성욕감소, 성기능장애, 만성피로, 무기력, 체중증가, 탈모, 피부 노화 등이 나타날 수 있다. 남성호르몬이 적어지면 치매도 오는 속도가 빨라진다고 한다.

서호주 대학연구에서 71~89세 남성 3,897명 중 203명이 우울증 진단을 받았는데, 테스토스테론 수치가 2.71배 더 낮았다는 결과가 있다.

미국 캘리포니아주 발레나 주민을 20년간 추적해 보니, 남성호르몬이 낮은 30%는 다른 남성보다 사망률이 30% 증가했다고 한다.

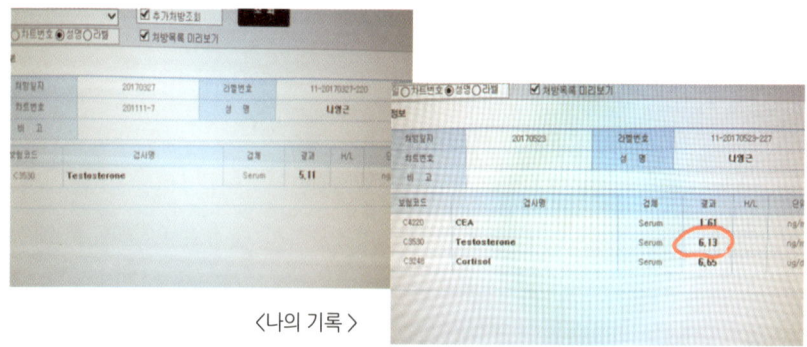

〈나의 기록〉

<운동은 필수가 아니라 생존입니다>

여성은 테스토스테론이 아닌 에스트로겐(estrogen)이라는 호르몬이 난소에서 만들어진다. 여성도 근육의 감소는 지방의 증가를 가져오게 된다. 치료실을 찾는 노년층들은 나날이 늘어만 가는데 치료 후에 좋은 상태를 유지하기 위해서는 운동이 필요하다. 운동은 필수가 아니라 생존이다. 이 말은 평소에는 아마 잘 실감이 나지 않을 것이다. 디스크 수술을 하고 두 달 만에 다시 치료를 위해 찾아온 중년 환자분의 대퇴근육이 너무 가늘어져 있는 것을 보고 깜짝 놀랐다.

이렇게 되면 재발의 위험도 커질 것이다. 근력이 좋은 분들이 예후도 좋고 치료 경과도 좋다. 근육에 대한 경각심을 높게 심어주고 근력 강화를 할 것을 주문했다. 평균수명이 늘어나지만, 건강 수명도 길어지려면 근력, 체력을 기르는 것이 중요하다. 특히, 겨울을 보내고 나면 체력과 건강의 차이가 두드러진다.

"노년은 슬그머니 아랫도리부터 온다"는 말이 있다.

사람은 체중의 40~50% 정도가 근육이며 70% 정도가 엉덩이부터의 하체에 있다. 하체부터 근력이 빠져나가면서 노쇠해진다. 동창회에 나가보면 노화를 실감 나게 느낀다. 60을 바라보는 내게도 근력은 너무나도 소중하다.

남성들이여! 남성호르몬을 잃지 말자. 근력 운동, 유산소 운동에 애쓰자.

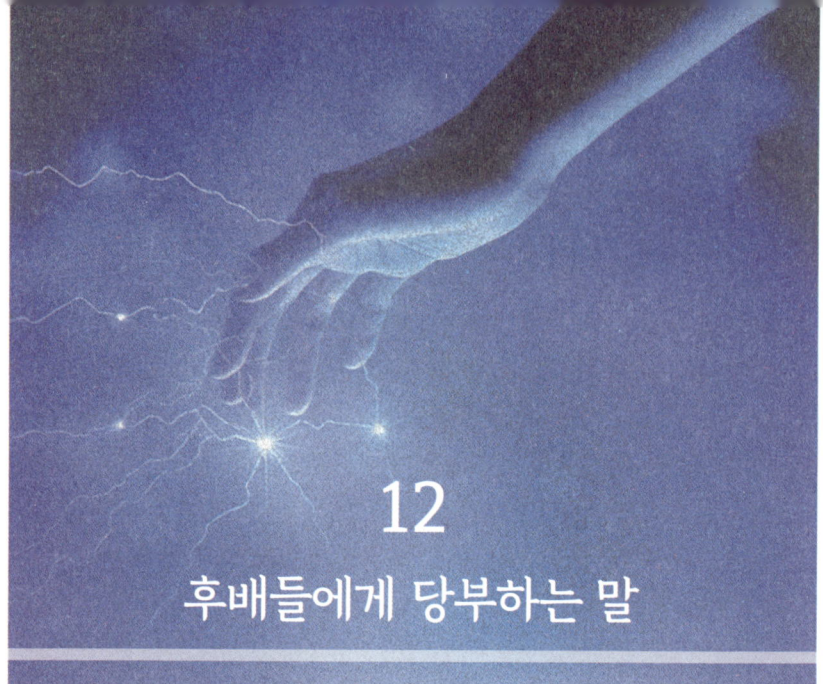

12
후배들에게 당부하는 말

나의 치료에 대한 자신감, 자부심을 가지고 일하라.
그리고 치료받는 이가 감동을 하게 하여라.
나에게 묻는다면 나는 자신 있게 대답한다.
나의 치료에는 감동이 있다고!

대한민국에 몸의 치료에 관한 일을 하는 의료 직업 중에서 치료사라는 단어가 있는 직업은 물리치료사가 유일하다. 그래서, 나는 내가 물리치료사임을 자랑스럽게 생각한다. 물리치료사는 각자의 스타일대로 치료 방식이 다르다. 카이로프락틱을 전문으로 하기도 하고 롤핑이나 근에너지 기법, AK를 기반으로 또는 딥티슈나 정형 물리치료를 주 치료법으로 하기도 한다. 무작정 마사지하는 치료사도 더러 있다. 나 또한 지금의 테크닉을 익히기 전에는 기존 선배님들의 방식대로 그렇게 치료해 왔다. 죽기 전에 치료사는 나를 꼭 만나봐야 한다고 이야기하는 데에는 내 치료에 자부심이 있기 때문이다.

월차를 내고 지방에서 우리 치료실을 찾아와 나의 도수치료를 신청하고 받아보는 경우도 많았고 나의 양재 센터에 오면 이런저런 상담을 받아보고 나의 치료를 체험하기로 한다.

이투와 쾌족, 그리고 금환테라피와 수기를 받으면 다른 치료와 달리 놀라움, 경이로움과 신세계를 이야기한다.

유튜브를 보고 치료받을 때 너무 오버액션을 한다고 생각했다는 이야기를 한다. 그러나, 직접 받아보니 본인 또한 그 액션을 하면서 신기해한다.

그것이 다른 치료와 독특하게 구별되는 차이점이다. 그도 그럴 것이 세 가지 모두 내가 직접 만들어낸 방법이기 때문이다.

금환의 따뜻한 열감은 누구에게나 몸과 마음을 녹여주는 온열이 있다.
쾌족은 마사지를 좋아하는 사람이라면 한 번은 꼭 받아봐야 하는 묵직한 무게감이 시원함의 최고를 느끼게 한다. 닥터이투는 전기이지만 그 깊은 침투력에 저주파라고 할 수 없는 기분 좋은 통증감이 역대급이다.

세 가지 모두를 좋다고만 이야기하면 믿어지지 않을 수 있지만 받아보면 다 그렇게 공감하게 된다. 일반적이지 않기에 그 매력적인 맛에 다들 푹 빠지는 것이다.

애초에 없었던 것은 아니지만 그것을 치료실로 들여오며 치료에 맞게 나의 스타일로 재구성했다고 보면 된다. 그것이 몇 년 녹아들며 업그레이드되며 현재까지 왔다. 가끔 엘보우로 눌러대며 여기를 풀어야 한다, 관절을 이렇게 돌려야 한다는 치료 영상들을 보면 짠한 마음이 든다. 그렇게 하지 않아도 이투나 쾌족으로 몇 배 더 강력한 파워로 치료와 운동 효과를 낼 방법이 있기 때문이다.

교육을 받은 선생님들이 항상 하는 이야기이다. 수기치료 아카데미는 2014년 11월부터 지금까지 그렇게 성장해 왔다. 치료사가 건축현장의 공사 노동자처럼 까지는 아니지만, 몸을 써야 해서 그렇게 쉬운 직업은 아니다. 여성 도수치료사가 적은 이유이기도 하다. 그렇다면 내 몸을 아끼면서 일해야 하는 것이 중요하다.

딥티슈나 롤핑을 가르치는 사람이 본인 손은 다 망가져 있거나, 전신관리를 가르치는 강사가 한 사람 전신 관리 실기를 보여주고 지친 모습을 보면 왜 배워야 하는지 다시 생각하게 한다. 설령 강사 본인은 괜찮더라도 배우는 사람이 힘들어하면 그 또한 좋은 테크닉은 아니다. 체험을 위해 내 센터를 찾은 치료사가 어떻게 이 치료에 매료될지 보는 일은 흥미롭다. 대만, 일본, 필리핀, 몽골, 미국, 홍콩에서도 모두 놀라워했었다. 나는 타인의 몸을 관리하는 사람들에게 나의 것을 알려주고 싶은 마음이 크다.

어깨가 고장난 물리치료사가 되지 않으려면 나의 치료를 경험해 보기를 권한다.

더 강력한 치료를 하고 싶다면 나의 치료를 경험해 보기를 권한다.

안 아픈 사람도 제발로 찾아오게 하고 싶다면 나의 치료를 경험해 보기를 권한다.

내 치료에는 그런 감동이 묻어있다. 그리고 그 감동을 주는 치료를 계속 이어 나가고 싶다.

1) 치료 체력을 길러라

이 부분은 후배들에게 이야기하면서도 사실 늘 자신이 없는 부분이기도 하다. 평소에 나도 열심히 운동하지만 어느 순간 아플지 모르기 때문이다. 하지만, 치료사로 입문하는 학생들이나 새내기들에게 기본 체력은 꼭 필요하다고 말해주고 싶다.

신경계 재활환자를 맡게 될지, 아니면 통증 치료를 하게 될지, 소아 치료를 하게 될지 모르겠지만 치료사는 적어도 환자를 붙잡고 운동 치료를 해줄 만한 체력은 필요하다고 본다. 적은 체구라서 못할 거는 없고 할 수 있는 파트가 있지만, 운동으로 조금 더 단련해서 나쁠 것은 없다. 하루에 몇 명씩 치료하는 생활을 직업적으로 해야 한다면 기초체력은 필수이다. 나 또한 나이가 들면서 허리나 어깨가 아프고 통증에 하나씩 친해지고 있다. 치료사끼리면 모를까 아플 때만큼 부끄러운 것이 없다. 그것도 근골격계 통증에서 말이다. 지금은 나도 수영도 하고 뛰기도 하고 나름 건강을 위해 애쓰고 있다. 젊은 30~40대에도 운동하기 끔찍이 싫어하는 치료사들을 종종 본다. 근력도 키우고 단련해야 한다. 우리는 건강이 허락할 때까지 연령과 관계없이 일 할 수 있다고 본다.

57세에 방사선사로 정년퇴직한 친구가 있다.

한 번은 허리가 아파서 걷기가 힘들 정도로 어려움을 호소했다. 센터로 오라 해서 한 시간 정도 허리와 둔부에 닥터이투를 해주었다. 놀랍게도 60~70% 정도 좋아져서 걷는 것이 훨씬 편해졌고 그 후로 친구는 닥터이투의 마니아가 되었다. 사용법을 알려주고 나도 시술을 받고 싶어서 서로 주고받았다.

그 후로, 한 달에 한 번 정도 내 양재 센터에서 만나 닥터이투로 1시간 정도씩 허리와 어깨, 엉덩이를 서로 해주고 있다. 70~80세가 되어도 서로 관리해 줄 체력이 있다면 해보려 한다.

나이가 들어서 내 돈을 들여 마사지샵에 가서 관리받는 것도 부담이 갈 것이고 닥터이투만큼 괜찮은 관리가 없을 것이다. 1시간이 너무 짧게 느껴질 정도로 즐거운 시간이다. 노년이 되어도 함께 몸을 관리해 줄 친구가 있다는 것도 중요한 부분이다.

"40세까지의 건강은 부모로부터 40세 이후의 건강은 본인의 의지와 노력으로"라는 말이 있다. 중년이 되어보니 건강관리처럼 중요한 것은 없음을 깨닫는다. 초등학교 동창회에 나가면 내가 치료사인 줄 알기에 찾아와서 어깨가, 허리가, 무릎이 아프다는 상담을 하러 온다. 들어보면 같이 늙어가는 처지이기에 그들의 이야기가 충분히 이해가 간다.

그들의 하소연이 곧 나의 이야기이기도 한 것이다. 당장 치료를 받으러 올 것도 아니면서 나에게 본인이 어디가 아프다는 하소연만으로도 위로가 되는 것인가 하는 생각이 들 정도이다. 누구나 아프다. 이제 점점 더 나이가 들면서 더 아플 것이다. 조금 덜 아프게 살려고 노력하는 것만이 우리가 할 일이다.

2) 치료 봉사 등 경험을 넓혀라

2018년에 몽골 울란바토르에 선교하러 가자는 제안을 받았다. 해마다 교회에서 가는 프로그램이 남의 일처럼만 느껴졌는데 한번 가볼까 하는 생각이 들었다.

보통 이발 봉사, 한복 입히기, nail art, 김치 담그기 등을 하면서 낙후된 지역 주민과 가까워지는 노력을 하게 된다. 그래도 나는 물리치료사인데 기왕이면 치료 봉사를 해보자 하는 생각이 들었다.

팀장과 이야기를 했고 좋은 생각이라고 해서 몽골에 가는 팀원 중에서 젊은 친구들에게 '쾌족'을 가르쳤다.

특히, 이런 곳에 봉사하러 가면서 손으로 마사지를 하거나 운동 테크닉을 사용하면 봉사가 노동이 된다.

일단 비교적 쉬운 하지를 위주로 쾌족을 가르치고 나는 이투테라피를 준비했다. 가르치기 전에 쾌족 시범을 보여주었는데 다들 너무 신기해하면서 배워두면 좋겠다는 반응이어서 가르치기도 어렵지 않았다.

사실, 비싼 교육비 내고 듣는 수업을 무료로 듣는 거라 그 친구들에게는 너무 좋은 기회였고 쾌족은 가정에서도 쉽게 적용할 수 있기에 누구든지 배우면 좋다고 말하고 있다.

타국에서 문화가 다른 사람들을 만나는 것이라 노출 없이 옷 위쪽으로 할 수 있는 프로그램인 쾌족이 반응이 좋으리라 생각했다.

몽골은 비교적 추운 나라이다. 한겨울에는 영하 30~40도까지 떨어진다. 요리는 고기류가 많다. 요즘 사회에서는 비만을 우려하겠지만 몽골인들에게는 추운 겨울을 버티고 유목업의 일을 하기 위해서 필수적으로 단백질과 지방 섭취가 필요하다. 겨울에는 최대 섭씨 영하 40도까지 떨어지기 때문에 야외 활동을 하기 위해서 충분한 에너지 공급은 필수이다. 그래서, 고기를 많이 먹는다.

반면에 추운 날씨 때문에 채소가 귀하다.

마지막 날, 양 한 마리를 잡아주어서 야외에서 우리 팀 20명 정도가 정말 맛있게 먹었던 기억이 있다.

그때 조사해 본 바로는 평균수명이 우리나라보다 10~15년 정도 낮았다.

추운데 덜 움직이고 육식을 많이 해서 몸이 비대한 경우가 많아 보였다. 통증은 당연히 많았다.

그때 가져간 홈이투로는 기립근이나 둔근 부위 치료에는 무리가 좀 있었고, 2023년에 출시된 도자형 닥터이투 pro로는 체구가 큰 몽골인들에게는 정말 최적의 기기였다.

우리가 간 지역은 울란바토르에서도 외곽이고 낙후된 지역이었다. 그곳에 청년들에게 쾌족을 가르쳐주었는데 다행히 관심이 많았다.

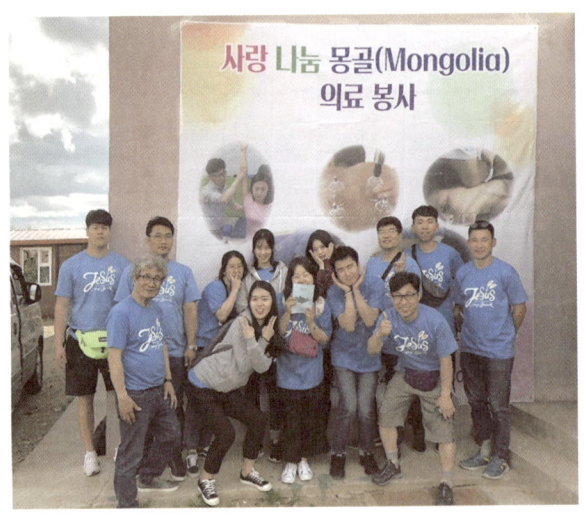

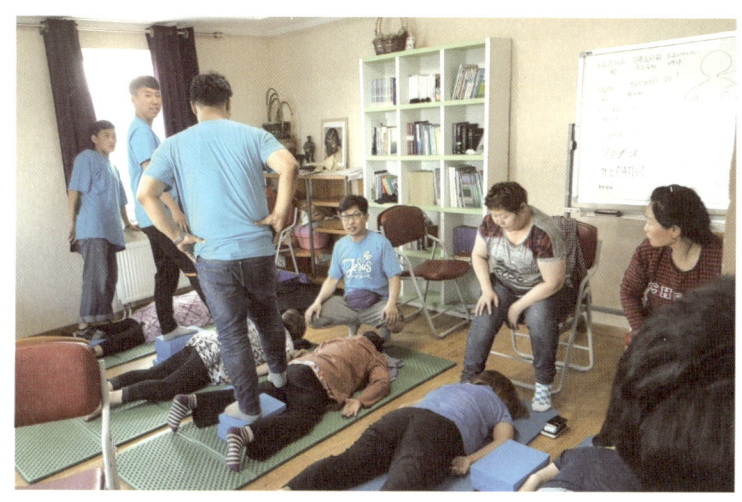

< 몽골에서의 봉사 >

이투테라피도 지도해 주고 직접 주민들에게 할 수 있게 시켜보기도 했다. 아픈 사람은 어디든 있었고, 의료시설이 열악한 시골은 더 많았다.

해외 선교 사역지에 나가 있는 선교사님들이 닥터이투를 알면 선교에 너무 큰 힘이 되겠다는 생각이 들었다.

몽골에서의 치료 봉사는 지역 주민들의 관심과 호응 속에 성공적으로 진행되었다.

2024년 3월에 키메스 박람회에서 몽골 바이어를 만났다. 다른 여러 나라 바이어들에게도 설명을 했는데 몽골 쪽에서 관심을 보였다. 그 후로 카카오톡으로 가격과 AS 문제, 운송 방법 등에 대해 몇 번이나 수정하고 조율하며 계약서를 수정해 갔다.

그리고, 그다음 달 4월에 물리치료사로서 내가 제작한 닥터이투, 홈이투의 공급계약을 하게 되었다. 몽골에 이투테라피가 사용되었으면 좋겠다고 품었던 마음의 소망이 이루어지고 있다는 느낌이 들었다.

그 2018년보다 더 업그레이드된 기기가 나왔기에 지금의 계약이 더 만족스러웠고 감사했다. 여행으로 간 것이 아닌 치료 봉사를 했던 나라이기에 더 의미가 특별했다.

큰 체구의 몽골인들에게 닥터이투의 위력이 잘 발휘되어서 통증으로 고생하는 분들에게 큰 힘이 될 것이라 믿는다. 더불어 K-물리치료를 전파하는 역할을 할 수 있게 되어 영광스럽다.

2024년 8월에 3박 4일로 두 번째 몽골로 가는 비행기 티켓을 끊었다. 닥터이투를 교육하기 위해서 가는 일정이었다. 나만의 꿈들이 하나씩 하나씩 이루어지는 행복을 느끼고 있다.

그 후로도 필리핀, 대만에서 선교팀 내에 치료 봉사팀을 꾸려 쾌족과 이투로 봉사를 하게 되었다. 체력이 되고 여력이 있다면 봉사하는 삶이 아름답지 않은가? 그것도 치료로 봉사할 수 있는 것은 우리 물리치료사만의 장점일 것이다.

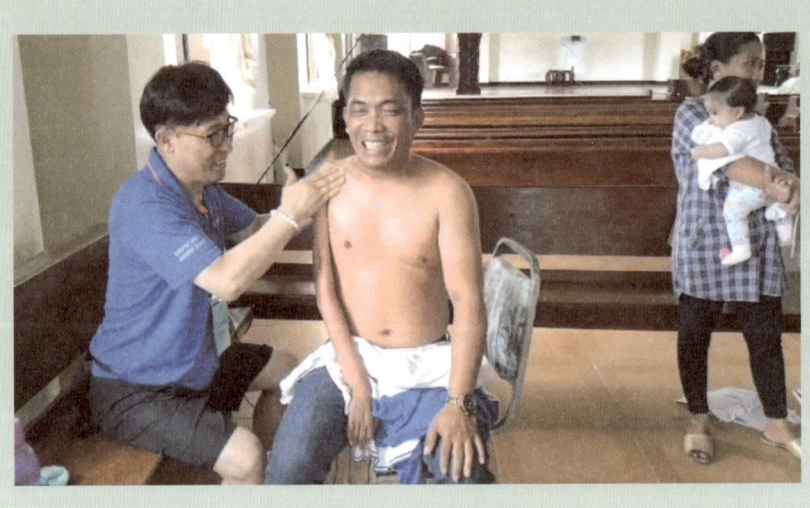

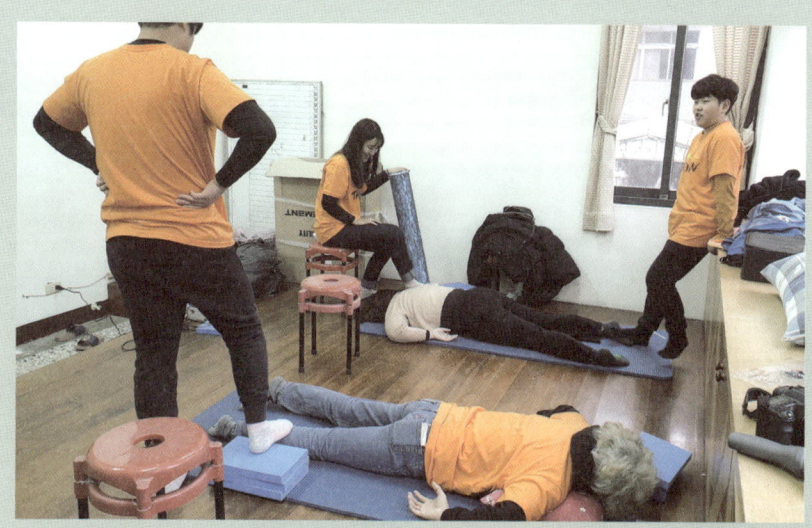

〈 필리핀 봉사 활동 〉

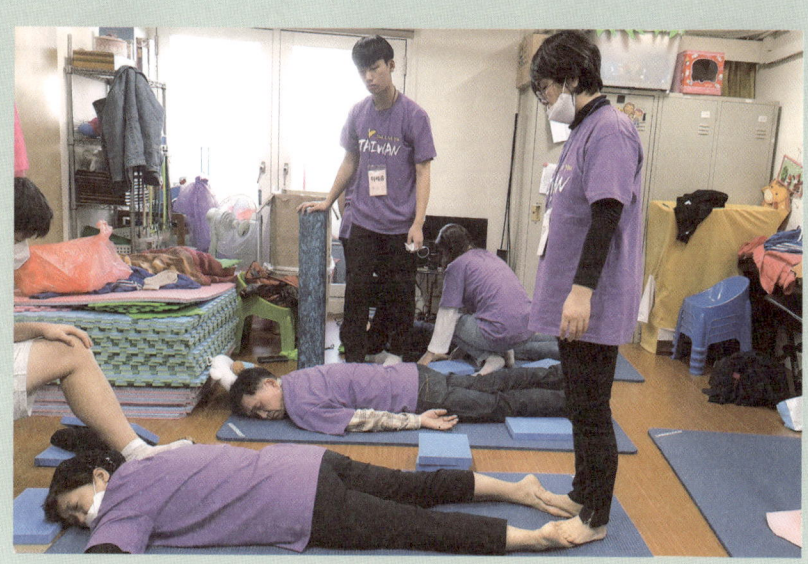

선교지를 방문하여 봉사하다 보면 현지에 열악한 병원 상황도 그렇고, 누구나 갖고 있는 통증을 관리해 줄 수 있는 것은 친밀감을 높이는 데 큰 힘이 된다. 홈이투를 기증받으면 현지에서 아주 유용하게 사용하신다. 나도 내가 큰 부담이 가지 않는 선에서 기증을 하려고 노력하고 있다. 홈이투는 프리볼트이기에 어느 나라에도 변압기 없이 사용할 수 있고 비전문인도 안전하고 쉽게 사용 가능해서 좋다.

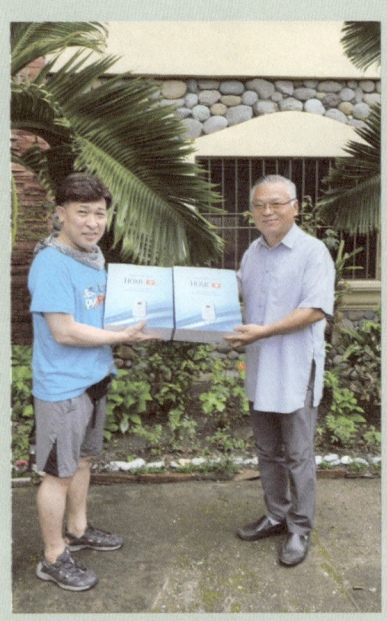

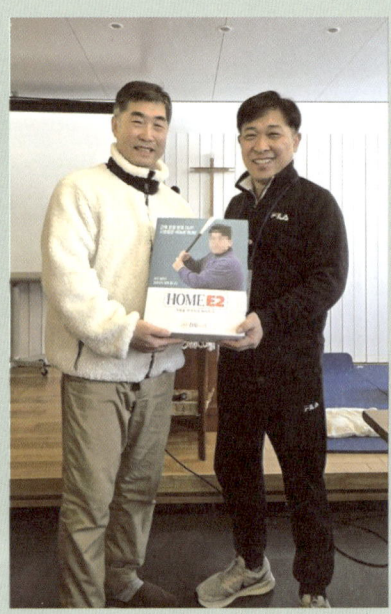

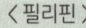

〈 필리핀 〉　　　　　　　　　　〈 일본 〉

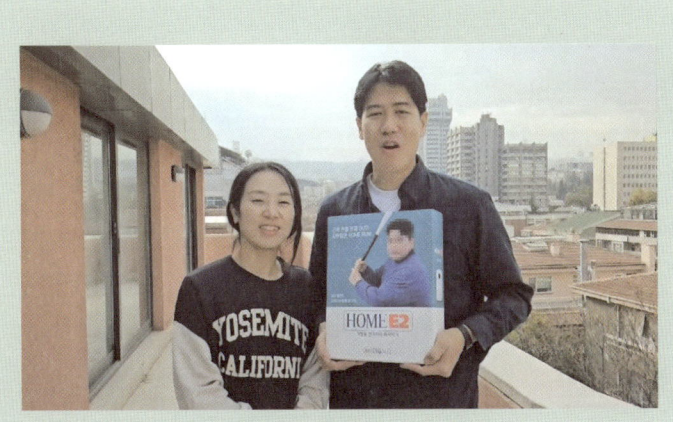

〈 베트남 〉

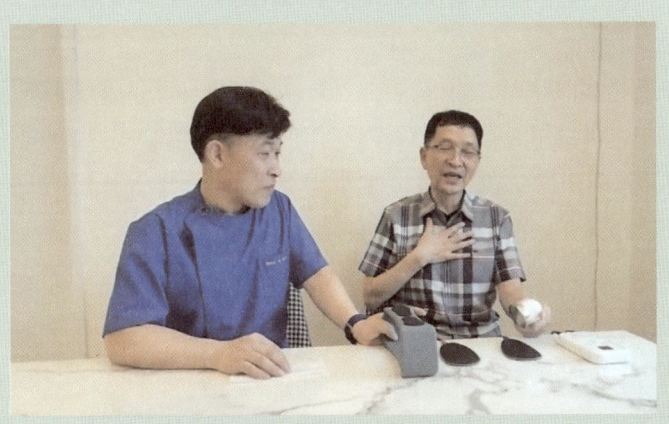

〈 대만 〉

　내 사업이 얼마나 확장해 나갈 수 있을지 모르나 여유가 되는대로 나눔실
천을 해가려고 한다.

3) SNS를 활용하라

유튜브가 그리 활성화되지 않던 2015년쯤 햄스트링 치료에 관한 영상을 올린 것이 몇 년 후에 500만을 넘기더니 800만, 1,000만 회를 넘긴 일이 있었다. 2024년에 1,218만 조회 수가 나왔으니 실로 대단했지만, 그 영상은 내가 before와 after만을 비교한 영상이었고 치료의 실제는 오픈하지 않았던 껍데기만 있는 영상이었다. 후에 다시 알맹이를 넣어서 올리긴 했었지만 그만한 반응을 얻지는 못했다. 그때부터 꾸준히 유튜브를 했었다면 정말 어찌 될지 몰랐을 일이다. 항상 인생은 지나고 나면 아쉬운 법이다.

햄스트링 치료는 쾌족과 금환 그리고 이투테라피를 종합해서 직접 만든 방법이었는데 꽤 반응이 좋았다. 선생님들이 함께 모여 서로 받아보고 의견을 모았었다.

한 번은 족구를 하다가 내가 햄스트링이 다쳤을 때가 있었는데 엄청 반가왔다. 저녁에 야간족구를 하다가 오른쪽 햄스트링에서 전기가 오듯 찌릿한 느낌을 받았었다. 내일 가서 그 방식대로 치료를 받아봐야겠다는 생각에 기대감이 들었다. 그러고 보면 나도 영락없는 치료사다. 내가 좋아져야 진정한 치료법이 되는 것이 아니겠는가? 다행히 나도 그 한 번의 치료로도 만족스러울 만큼 괜찮았다.

한두 명씩 햄스트링 환자가 오기 시작하다가 블로그에 우연히 올린 내용이 좋은 반응을 얻어서 전국에서 많은 환자가 햄스트링 치료를 받으러 왔었다. 100%는 아니었지만 80% 이상 효과가 있었다.

덕분에 유명 스포츠 선수들도 만났고 외국에서 뛰던 축구 선수들도 일부러 찾아오기도 했다. 이름 있는 여자 농구 선수들도 이즈음에 만났다. 마라톤부터 생활체육으로 하는 야구 선수들도 치료실을 찾게 되었다.

한화이글스의 조OO 선수가 현역시절 햄스트링 부상 때문에 일본으로 가서 치료받는다는 기사를 보고 내가 블로그에 "아니 햄스트링은 우리가 더 잘하는데 일본은 왜 가나?" 했던 글을 보고 왔던 선수가 이OO 선수였었다.

그가 선수 은퇴 후에 그 스토리를 소개한 적이 있었다.

여자 경찰시험을 위해 태권도 테스트를 통과해야 했던 두 명의 선수가 햄스트링 치료를 받기 위해 찾아왔었다. 한 달 때쯤 앞둔 시험이기에 나도 열심히 치료했던 기억이 있다. 경찰시험에 합격하여 감사의 인사를 왔었고, 그 후로 어느 지방의 경찰관이 되어 안부를 전하곤 했다.

전 프로축구 삼성에 있던 홍OO 선수는 은퇴 전까지 햄스트링 치료를 받았고 일본에서도 뛰었던 그는 일본에서 받았던 햄스트링 치료보다도 더 강력한 치료로 인정해 주었었다.

치료는 열도구인 금환으로 근육을 이완을 시킨 후에 맨발로 쾌족테라피를 아주 강력하게 하는 방법을 사용했다. 시술 시에는 좀 아프긴 해도 쾌유가 빨라서 계속 찾는 환자들이 많았다.

마지막으로 이투테라피로 심부까지 침투되는 전기에너지 치료를 했다. 다른 곳에서 햄스트링 치료를 받아보고 오신 분들이 많았기에 비교를 해달라고 하면 가장 훌륭하다는 이야기를 많이 들었다.

사진처럼 멍이 심하게 들었던 환자도, 대형병원에서 2주일을 쉬었다가 치료를 받으라고 했던 환자도 바로 적용해서 좋은 효과를 보았었다.

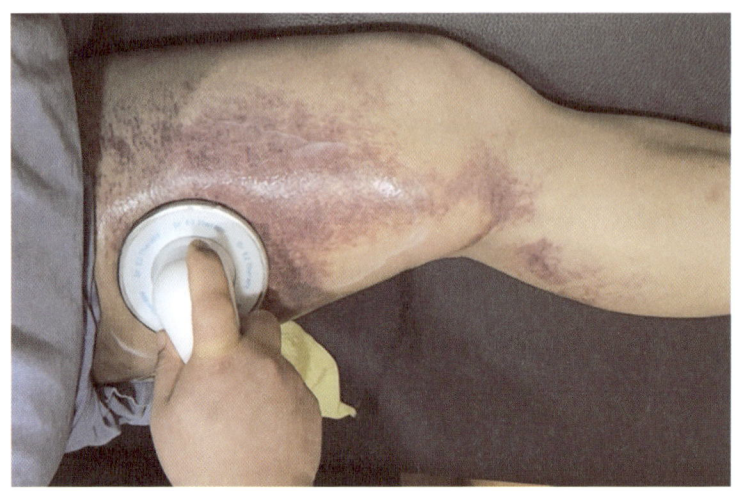

< 햄스트링 파열 환자의 이투 치료 >

　내가 좀 젊다면 임상의 자료들을 모아 논문으로 내거나 할 텐데 그러기에
는 이제 다른 할 일이 너무 많다.

　나는 이제 비즈니스를 하는 몸이라 월요일 밖에 치료를 안 하지만 우리
선생님들이 햄스트링 치료법을 잘 이어갈 것이다.
　중년이 되어보니 나도 여기저기 아픈 곳이 늘어가고 아플 때는 그곳이 어
디라도 관리받으러 가고 싶은 생각이 든다. 그래서, 젊었을 때 환자를 보는
치료사의 마음가짐과는 조금 다른 마음가짐이 있다. 우리를 찾는 환자의 마
음도 이해가 간다.
　햄스트링 치료에 관심이 있는 선생님들이 모여진다면 이 방법을 전해 주
고 싶다.

4) 오너 마인드, 직원 마인드

　기업을 운영하는 분들이 나 같은 초보 사업가 수준의 마인드스토리를 들으면 우습게 들리겠지만 나도 조그만 회사를 운영하다 보니 오너 마인드라는 것이 너무 절실하게 느껴진다. 도곡동, 논현동에서 개인 샵을 하다가 접고는 병원으로 다시 들어갔었다. 9시 반 출근과 6시 30분 퇴근이 너무 여유로웠다. 실제 개인 샵을 하면 시간이 자유로울 것 같지만 그렇지 않다. 너무 피곤하거나 몸이 아파 쉬고 싶거나 개인적인 사정상 불가피하게 쉬어야 할 사유가 생겨도 마음대로 쉴 수는 없는 것이 자영업이다. 요즘은 대부분 예약제로 하다 보니 조금 자유로울 수도 있지만, 직장인의 로망처럼 시간의 자유를 누릴 수 있지 않고 영업점은 늘 누군가는 지키고 있어야 한다.

　연세이김통증클리닉에 처음 들어갔을 때 환자가 그리 많지 않았다. 인수인계시켜 준 전임 물리치료사분이 "여기는 너무 편하니까 기본 치료만 해주면 된다. 통증 클리닉은 주사가 전문이니까, 물리치료는 주사하고 나서 초음파와 단순전기치료 등 보조만 해주면 된다"라고 하며 쉬엄쉬엄 일하는 표상을 보여주었다.

　도수치료라는 말이 없었을 때 나는 특수치료를 만들어서 원장님들과 상의를 하고 허락을 얻어 시행했었다. 지금의 도수치료를 하면서 환자를 1:1 치료하는 프로그램을 만들었고 혼자 일하다 보니 다른 환자가 있을 때는 안 되기에 다들 출근하기 전 9시에 오시거나 퇴근 무렵 5시 반쯤 환자가 없는 시간대를 이용하여 통증이 심한 분들을 치료하였다. 그렇게 두 달 정도 해보니 환자도 조금씩 늘게 되었다. 직원을 한 명 더 쓰게 되었고, 2년 후에는 6명까지 선생님이 증원되었다. 급여도 처음 입사할 때보다 두 배 정도 더 받을 수가 있었는데 6개월 정도 후에 인수인계해 준 선생님에게 나의 특수 치료를 소개해 주고 싶다고 전화를 하기도 했다. 선생님이 1년 일하신 이곳에서 내가 두 배 정도의 급여를 받게 됐는데 방법이 있으니 알려주겠다고 제안을 했다. 공개강좌를 잡아서 알려드릴 것이니 오라고 초대를 한 것이다. 하지만, 거절을 당했다. 왜 거절했는지 이해할 수 없었다. 더 벌 수 있는데 왜 욕심이 없는지 답답한 마음이 있었다.

초기에는 원장님과 어떻게 하면 환자를 늘릴지에 대해 머리를 수시로 맞댔다. 주사만 맞고 보내지 말고 더 해줄 수 있는 부분에 대해 논의를 했었다. 병원도 마케팅이다. 마케팅 중에 가장 좋은 것은 오신 분들에게 잘해서 입소문을 내는 것이다. 직원이 월급만 받고 가만히 있으려는 것보다 어떻게든 환자를 늘리고 싶어 하는 액션을 보인다면 오너 입장에서는 기특하게 여기지 않겠는가? 의사 혼자 원장인 개인병원에서 원장은 항상 외롭다. 원장님은 높은 벽에 쌓여있어 보이지만 그도 인간이다. 그 벽을 허물고 함께 고민할 수 있는 사람이 되는 것이 중요하다고 본다.

도곡동에서 내가 샵을 운영할 때에도 화장품을 특히 잘 판매하는 여직원분이 계셨다. 마진의 20%만 내가 갖고 80%를 드렸는데 열심히 설명하는 모습을 보면 고마움이 느껴졌다. 자기 일처럼 해주는 직원이라야 가족 같은 마음이 드는 것이지, 모든 직원이 다 예뻐 보일 수는 없는 노릇이다.

직원들의 행동이나 마음가짐 등을 오너는 거의 다 안다고 봐야 한다. 환자들을 통해, 직원들을 통해 다 듣게 되는 부분이다.

적게 받고 더 일하는 것이 무조건 좋은 것은 아니다. 알아주고 보상해주지 않는 오너를 만나면 그것이 참 무의미해진다. 하지만, 내가 주인이라는 생각으로 하다 보면 결국 어디에서도 주인이 될 것이다.

본인을 찾아오는 환자가 거의 없는 치료사 선생님들이 있다. 지역이 멀어서 못 온다? 그렇지 않다. 정말 아파보면 그분이 어디에 있어도 찾아가게 된다.

내가 치료사라는 것을 주변인들이 모르는 것. 내가 치료에 애착이 있고 치료를 잘하는 사람이라는 것을 알리지 않는 것, 즉 마케팅 부족으로 나를 찾는 환자가 없을 수도 있다. 병원을 통해서 오는 것뿐 아니라 나의 실력 또는 유명세로 인해 나를 찾는 환자가 있는 선생님이 더 좋다. 내가 아플 때 귀한 손을 느끼면 소개 소개로 주변인들에게 알릴 수밖에 없다. 그런 분들이 많아지면 원장님도 그 선생님을 아낄 수밖에 없다. 그것 또한, 치료사의 경쟁력이다. 내 유튜브를 보고, 블로그를 보고 인스타를 보고 오시는 환자 분들이 원장님과의 상담실에서 내 이름을 찾는다. 병원 측으로 봐선 경쟁력이 있는 치료사를 직원으로 쓰고 싶은 마음이 있다. 내가 주인처럼 행동하면 그만한 대가를 받게 되어있다.

비즈니스를 하는 지금의 나는 출근과 퇴근이 따로 없다. 어디에 있든지 일 생각이 머리를 떠나지 않는다. 퇴근하고 일 생각이 하나도 나지 않는다면 직원이다. 퇴근하고 집에 가서도 일 생각이 머리에서 떠나지 않으면 사장이다.

사장은 모든 것을 걸어야 한다.

물리치료사들과 팀을 꾸려서 상품 하나를 기획하고 판매까지 연결해서 수익을 내보는 프로젝트를 해보았다. 나는 이것이 꼭 해보고 싶었다.

이미 잘 팔리고 있는 제품을 새로 이름을 만들고, 포장을 다시 해서 다른 제품으로 만들었다. 여럿이 힘을 합치면 될 거로 생각했다. 어떤 상품으로 비즈니스를 하려면 일단 아이템이 있어야 하는데 그것이 효과나 질적으로 우수하다면 일단 기본은 됐다고 본다. 문제는 마케팅이라고 생각했다. 결론적으로 우리는 아무것도 이루어 내지 못했다. 리더인 나의 치밀함도 문제였고, 모두 본업이 있어서 이 프로젝트에 미치지 않았다. 열정적인 마인드와 시간을 끌어내지 못했다. 아쉬움이 컸다.

결국, 어떤 사업이든 미쳐야 한다. 나는 나의 일에 미쳐있다. 그래서인지, 어려운 시국과 경기에도 순항하고 있다. 미치면 돌파구가 찾아진다.

내가 전해 준 닥터이투테라피를 미국 전역에 팔아보고 싶어 하던 열정적인 미국 물리치료사 선생님이 있었는데, 엄두도 내지 못했던 미국 FDA 승인을 얻어냈다.

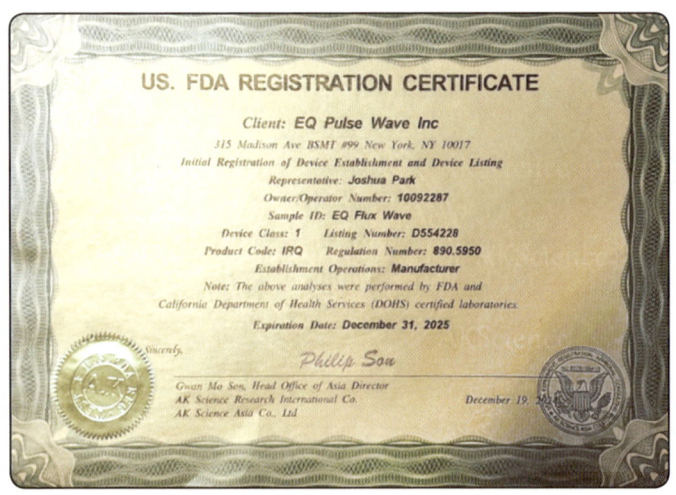

〈 미국 버전 이투의 FDA 인증서 〉

적잖은 비용이 들어갔지만 미국에서 성공을 하기 위해서는 필요한 부분이다. 열정의 크기가 만들어낸 작품이다. 좋은 제품이 있어도 열정이 없다면 이루어 낼 수 없다. 내가 제작한 기기를 받아서 나보다 더 큰 일을 이루고 있는 박지훈 대표를 보면서 나 또한 자극을 받는다. 옆에 있는 사람으로 인해 내가 더 커지고 있는 느낌이다. 어릴 적에 어머니께서 좋은 친구를 두라고 했던 말씀은 이런 것인가 싶다.

5) 나는 끊임없이 나의 길을 간다
(물리치료사 "놓치고 싶지 않은 나의 꿈 나의 인생")

이 책의 원고를 쓰는 중에 홍콩에서 첫 구매계약서를 보내왔다. 비슷한 타이밍에 몽골과도 첫 거래를 하게 되었다. 꿈같은 이야기였다. 내가 만든 기기가 홍콩으로 몽골로 가다니.

10대가 주문이 들어왔는데 첫 물량이 엄청 많은 것은 아니다. 하지만 의미가 크다. 앞으로 어떤 일이 벌어질지 알 수 없는 인생이다. 거래가 익숙해지면 정부 지원 수출 바우처도 신청해 볼 생각이다. 수출한 내역이 있으면 가능할 것이다. 또 다른 나라에도 타진을 해봐야겠다. 통증이 없이 사는 사람들이 어디에 있겠는가? 어디에나 치료사가 있고 어디에나 병원이 있다. 그렇다면, 닥터이투가 못 들어갈 곳이 없다고 본다.

기회가 된다면 쾌족도 가르쳐주고 싶다. 대한민국의 물리치료사가 우리의 기술을 세계로 전한다는 뜻깊은 일의 주인공이 된다는 것이 가슴 뿌듯하다.

나는 꿈이 없었다. 나는 마땅히 갈 만한 곳을 찾지 못해 물리치료과를 다녔고 어영부영 졸업하고 국가고시를 통해 면허증을 부여받았다. 졸업성적도 좋지 못해 종합병원은 꿈도 못 꾸었다.

그 당시만 해도 사회 전반에 걸쳐 물리치료에 대한 인식이 부족했다. 물리치료에 대해 어렴풋이 아는 사람들조차도 무슨 마사지의 한 종류쯤으로 생각하고 있었다. 대학에서 전공하고 있던 그때 나조차도 학과에 대한 이해가 부족했다. 졸업하고 군 제대 후에 다른 일거리를 찾아보며 허송세월을 보냈다. 병원에 잠시 몸을 담다가 또 엉뚱한 일을 하며 헛된 시간을 보내곤 했다. 물리치료에 매력을 느끼지 못했다. 40대가 되어서야 비로소 물리치료가 어떤 것인지 내가 무엇을 배워야 할지 깨닫는 계기가 있었다. 경기 외곽 지역에 물리치료사로 근무하던 학교 친구를 찾아갔다가 깜짝 놀랐다. 잘한다는 소문이 있었고 얼마나 잘하는지 어떻게 잘하는지 직접 보고 싶었다. 경기도 남양주 진접은 그때는 좀 시골스러웠다. 지금이야 아파트도 들어서고 그랬지만 그때는 번화한 동네가 아니었다.

오픈 병원인데도 그리 세련되지 않았고 그냥 보통 지방 개인병원 딱 그 정도였다.

그 친구의 치료실에는 환자가 가득 차 있었다. 독특한 치료를 하는 친구 녀석을 모든 환자가 받들며 그 친구의 손길만을 기다리고 있었다. 그만의 치료법이 빛을 발하고 모두 그의 추종세력처럼 보였다. 치료실을 많이 봐왔지만 이런 풍경은 처음이었다. 급여도 상당히 많이 받는 편이었다. 치료사가 잘하면 이렇게 될 수 있는 거구나. 충격이었다. 그리고, 그날부로 나는 다시 물리치료로 제대로 돌아오기를 결심했다.

내가 해야 할 일들이 생각이 나기 시작했다. 그 후로 정신 차리고 물리치료에 대해 공부하기 시작했다. 가장이 가정경제를 꾸려가지 못하는 것보다 더 모자란 것이 있겠는가? 나도 훌륭한 치료사가 되어서 돈도 잘 벌어야겠다는 현실적인 목표가 생겼다. 그래서, 이미 탄탄히 자리 잡고 있던 동기 졸업생이었던 형들을 찾아가 무엇부터 해야 하는지 가르쳐 달라고 졸랐다. 당시 OB 베어스 야구단에서 물리치료를 하고 나와서 상당한 실력을 갖춘 형의 병원에서 교육을 받으며 추천해 주신 몇 가지 교육을 들으러 다니기 시작했다.

내가 필요해서 다니는 수업은 훨씬 더 빨리 흡수되었다. 적은 봉급으로 강의비를 내야 했기에 빨리 익혀야 한다는 조급함도 있었다. 그리고, 몇 년이 흐르고 나만의 기술을 장착하게 되었고 그 대표적인 것이 금환테라피와 쾌족이었다.

강의를 하는 것이 더 빠른 내공을 쌓는 것이라는 선배님들의 충고에 무엇을 할까 고민을 하다가 금환강의를 준비했다. 병원에서는 거의 사용되지 않는 도구였기에 치료사들의 관심을 받기가 좋았다. 그렇게 수기치료 아카데미가 만들어졌다. 이후 몇 년 후에 닥터이투 기기를 제조할 기회가 있었다. 기기를 제작하는 것은 생각보다 만만치 않았다. 여러 번의 시도 끝에 닥터이투가 만들어졌다. 코로나 시국에도 꾸준히 이투를 업그레이드하는 투자를 했고 2025년 현재는 어떠한 기기와도 견주고도 남는 파워를 갖게 되었다. 치료실에서, 센터에서 누가 사용해도 너무 잘 만들었다는 찬사를 받고는 했다. 아침에 눈을 뜨면 닥터이투 생각을 했다. 깨어있는 동안에는 그 일에 몰두했다. MLB(미국 프로야구)에서도 EPL(영국프로축구)에서도 나의 기기를 쓰는 상상을 한다. 전 세계로 나가는 꿈을 꾼다. 그렇게 되기를 기도한다.

불량식품회사 사장도 자기 제품이 좋다고 할진대 닥터이투야 내가 어디서든 입에 거품을 물고 찬사를 이어갈 것이고 그 진심이 전해질 것이라 본다.

"너 아직도 그 기기 하냐?"

오랜만에 만난 친구에게 그런 질문을 받는다. 보험 들어달라고 그렇게 이야기하던 지인이 몇 년 후에 "나 그거 안 해 지금은 다른 거 해" 하는 말을 하면 김이 빠진다. 그렇게 해달라고 졸라서 하나 가입해 주었더니 말이다.

샵을 운영하다가 폐업을 할 때 "오너인 내가 못하니까 우리 직원들이 이렇게 뿔뿔이 흩어지는구나"하는 생각을 하며 가슴 아픈 적이 있었다. 지금 나와 함께 일을 꾸려가는 파트너들이 있다. 금전적으로 함께 힘이 되고 공동의 일을 한다는 것이 좋다.

나는 계속 나의 길을 갈 것이다. 지금 좋은 통증 기기가 10년 후라고 나쁠 수는 없다. 아직도 나를 모르는 나라에 K-물리치료를 알려야 하지 않겠

는가? 우리 어머니는 아직도 내가 집을 사는 것을 봐야 눈을 편히 감겠다고
하시지만 나는 집을 못 사도 내 꿈을 이루어야 편히 눈을 감겠다.

꿈이 있는가?
이루지 못하면 잠 못 이룰 꿈이 있는가?

그 꿈을 향해 계속 나아가다 보면 어딘가에 도달하지 않겠는가?
"가다가 쓰러지면 넋이라도 걸어라."라는 글귀를 본 적이 있다.
나는 그렇게 그렇게 나의 길을 갈 것이다.

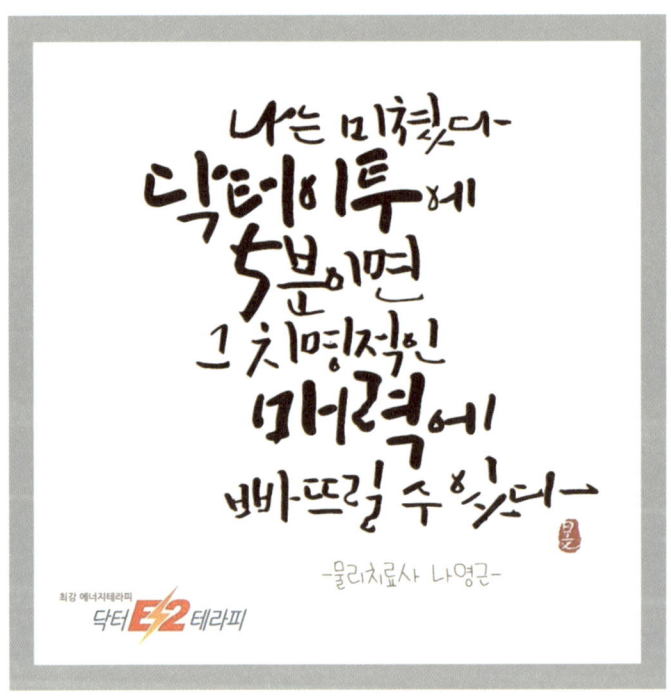

6) 센터 오픈이 답인가?

요즘 많은 물리치료사가 센터를 차리는 움직임들이 많다. 병원 취업 자리가 줄어드니 어쩔 수 없는 선택이다. 부쩍 내게도 상담 문의가 늘었다. 나도 지금 교육센터를 운영하고 있지만 정말 "센터 오픈" 그게 정답일까?

16년 전 피부관리사 면허증을 따서 관리실을 오픈했었고 두 번의 실패경험 후에 다시 병원으로 들어왔다가 지금은 월요일만 병원에 근무하고 양재동에 센터를 운영 중이다. 예전보다는 노하우가 많이 늘었다.

실패의 경험에서 많은 것을 깨닫게 되었다. 폐업할 때마다 경제적 손실은 있었지만 그것이 없었더라면 지금처럼 잘하지는 못했을 것이라는 생각이 든다. 비교적 젊었을 때 겪은 일이라 그 실패의 경험은 지금의 성과를 위한 거름이 되었다.

필라테스가 대세처럼 인기이더니 지금은 필라테스 센터 매물이 엄청나게 쌓이고 있다고 한다. 내가 특수치료를 할 때만 해도 도수치료라는 말이 생소했고 없었다.

너도나도 도수치료에 매달리다 보니 실비보험 삭감 문제로 이제 그것마저 길을 잃고 개인 센터로 탈출구를 잡는 모양새이다.

이제 많은 선생님이 개인 센터를 여는 순간부터 밤잠을 못 이루게 될 것이다.

"회사가 전쟁터라고? 밖은 지옥이야". 드라마 "미생"에서 나오는 대사였다.

물론 각오들은 하고 도전하는 것이겠지만 큰 스트레스에 시달리게 된다.

나이대에 따라 도전하는 의미는 좀 다르다. 다시 일어서서 복구할 힘이 있는 나이도 있지만, 여차하면 금전적인 여유가 없어 힘겨운 노년을 보낼 수도 있다. 그래서, 신중하고 또 신중해야 한다.

우후죽순 또 예전 조개구이집 난리 칠 때처럼 센터도 포화가 될 것이다.

항상 누구나 자신이 차려놓으면 잘 될 거로 생각한다. 개인사업을 하면 시간도 자유로울 것 같고 자금적인 여유도 생길 것 같고 자기 얼굴 봐서 찾아올 것 같고 그렇다. 그러나, 생각보다 쉽지 않다. 병원 치료실에서 명성을 날리던 것, 나오면 아무 소용없다. 멋진 간판, 화려한 병원시설에서 후배직원들 많고 선임으로 있다 보면 어깨 힘도 들어가지만, 병원을 나오면 아무것도 없다. 환자들이 다 따라서 센터로 올 것 같지만 현실은 차갑다. 내 것이 아닌 것이다.

물리치료사 선생님들은 또 티켓팅이 약하다. 제품을 파는 것도 어려워한다. 피부관리사 원장님들을 보면 실비보험도 없이 1회 20~30만 원 또는 그 이상도 받아낸다. 물리치료사들에게 이것은 대단히 높은 벽이다. 상품화해서 파는 기술이 관건이다. 치료기술이 좋으면 성공할 것이란 생각을 떨쳐야 한다. 실력도 중요하지만 실제 돈을 만들어내는 기술력이 떨어지면 센터 운영에서 난관을 겪을 것이다. 센터에서 고객의 카드를 긁는 기술이 최고의 테크닉이다.

정말 센터를 차리려거든 먼저, 개인 센터에 가서 일해보는 것이 좋다. 아르바이트로라도 직접 회원들을 상대해 보고 운영이 되는 모습을 안에서 보는 것이 좋다. 매출 대비 실제로 수익화되는 자금의 흐름도 느껴보는 것이 필요하다.

혼자 하는 것만이 능사는 아니다. 동업하지 말라고들 하는데 스타벅스나

맥도널드도 동업자들 없이 혼자만 키운 것은 아니다.

여러 명이 힘을 합치면 커진다. 투자도 같이하고. 시작은 그렇게 해도 나쁘지 않다고 본다. 자금이 여유가 있다면 혼자 제대로 하는 것이 좋긴 하다. 그렇다면, 시스템을 만들어 직원을 채용하고 돌릴 계획을 세워야 한다.

개인 센터가 온종일 바글바글 돌아가기 쉽지 않고 혼자서 한 달 다 채우기 어렵다. 장단점이 있지만 혼자 작게 하는 것보다 더 클 수 있다.

제품도 판매하는 것이 좋다. 제품 판매는 안 해본 사람은 아무리 얘기해도 모른다. 해보고 성공한 사람은 반드시 권한다. 어느 정도 경험이 쌓이면 자신의 제품을 꼭 기획해 보기를 바란다. 잘되면 센터 운영만 눈에 들어오지는 않을 것이다.

와닿지 않겠지만 해외로도 우리의 것을 전할 곳이 많아서 나라면 센터보다는 제품에 치중하고 싶다.

마케팅은 반드시 필요하다.

뭐라도 한 가지만큼은 여기가 최고라고 알릴 수 있어야 한다. 좀 더 원대하게 전국에서 이것 하나만큼은 가장 유명한 곳으로 확장하고 키우는 꿈을 꾸어야 한다. 배드민턴 운동 후 다치는 어깨 관리로, 골프 엘보우 관리로, 십자인대 파열 후 재활, 뱃살을 빼는 것이든 다 아이템이 된다.

골프 엘보우 홍길동, 부산의 골프 엘보우는 홍길동 이런 식으로 대표적인 것 하나의 아이템을 꾸준히 홍보하고 연구하다 보면 어느 한 부분에서 정상에 서 있을 것이다.

교육시스템과 체험시스템도 병행하라. 지역의 치료사나 트레이너분들에게 자신의 센터에서 체험을 시키는 것이다. 닥터이투 체험관을 병행하면서 적지 않은 소득을 얻는 필라테스 센터도 있다. 외국의 센터와도 협업하면 좋겠다. 요즘은 세상이 좁아져서 외국 어디든 친분이 가능하다. 해외여행도 어렵지 않으니 여행 삼아 서로 찾아가서 테크닉을 공유하고 영상이나 사진도 남기고 홍보하는 것이 좋다. 함께하는 유튜브 작업도 좋다. 1인으로 센터를 창업하는 것이 꿈인 사람도 있다.

치열하게 고민하고 발전시켜서 그저 여러 곳 중의 하나인 센터가 되지 않게 만들어 보자. 문 닫을 센터도 늘어나겠지만 새로운 세계에서 크게 성장하는 기회를 잡을 센터도 나타날 것이다. 건투를 빈다.

7) 유튜브 에피소드 하나

나에게 닥터이투와 쾌족, 금환테라피까지 교육을 받은 물리치료사 선생님이 한 번은 치료사로서의 인생 상담을 요청해 왔다. 앞으로 어떻게, 무엇을 하는 것이 좋겠는가를 묻기에 이런저런 이야기를 하다가 유튜브를 해보라고 권했다. 치료 이야기를 담아보라고. 그렇게 하고 한참을 잊어버렸다.

1년쯤 지나고 근황을 알려왔는데 구독자가 6만 명이 넘었다는 이야기를 했다. 그때쯤 나의 유튜브 구독자는 4천5백 명 정도였으니 놀랄만한 일이었다. 유튜브 구독자를 늘리는 방법의 하나는 일반인들이 보기 쉬운, 따라하기 쉬운 치료나 운동방법을 소개하는 것이다.

내 입장에서는 닥터이투나 홈이투 등 기기를 판매하는 것이 중요해서 전문인들만 주로 보는 영상을 만들다 보니 구독자는 저조한 편이라 생각했다. 그런데, 이 선생님이 유튜브 콘셉트를 잘 잡아서 잘 성장시켜 놓은 것이다.

격려해 주면서 인간적으로 부러운 마음도 있었다. 이 책을 쓸 때쯤 6만 5천 명 정도로 늘었다. 유튜브 구독자가 오만명이 되면 제품 공급을 받고 소개해 달라는 연락을 종종 받는단다.

이 정도면 아직은 수입 적으로는 적을 수 있다. 하지만, 실버 패를 받는 10만 명이 되면 이야기가 달라진다. 10만 명도 구독자의 성향에 따라 월 500만 원 이상의 수익을 올리는 유튜버들도 있다.

2019년 1월에 운동 유튜브 스타 말○이 구독자 40만 명 즈음일 때 내가 그 매니저에게 〈목 통증 치료 달인〉이라는 컨셉으로 영상을 하나 찍어 보자고 제안했던 적이 있었다. 하필 그때 말○이 목을 다쳐서 고생하고 있는 때였다. 며칠 후에 말○이 내가 근무하는 병원으로 와서 목 통증 치료를 받고 영상으로 제작을 했고 짧은 기간에 220만 명까지 조회 수가 나왔다.

역시 영향력이 컸다. 후에 병원 협찬으로 오해가 있어 영상을 내렸다는 이야기를 들었다. 서로 아무런 협찬도 없이 찍었었는데 아쉬움이 있었다.

그다음 해 2020년에 미국에 갔을 때 운동센터에서 말○ 유튜브에 출연한 나를 보았다고 하는 분을 만났다. 미국에서까지 영향력이 있는 것에 놀랐었다.

그때, 내 제품인 목시워니의 소개 영상을 부탁했을 때 잠깐 나오는 것도 제품홍보는 400만 원이라고 제시를 받았다. 나는 엄청나게 놀랐지만 3개월 정도 후에는 600만 원으로 인상되었다는 이야기를 들었다.

지금은 백만 명이 훌쩍 넘는 스타가 되었으니 지금의 수입은 상상할 수가 없다. 유튜브는 짧은 시간에 한 사람의 인생을 바꾸어 놓는 힘이 있다.

8) 필라테스센터에서 닥터이투를 사용하는 이유

전주에서 여성 물리치료사 선생님에게 전화가 왔다. 필라테스 센터를 운영하고 있는데 닥터이투를 체험해 보고 싶다는 것이었다. 일정을 잡고 병원에서 미팅했다. 네 분이 오셨는데 필라테스 선생님들이 모두 물리치료사였다.

모두 받아보고는 닥터이투에 큰 매력을 느꼈다. 센터에 오시는 회원분들이 거의 통증이 있다는 것이었다. 그렇다고 도수치료를 해줄 수는 없고 운동으로만 통증을 잡을 수는 없었기 때문이다. 가끔 운동 전문가들은 통증조차 운동으로 해결하려고 하는데 나는 그렇게 생각지 않는다. 치료로 통증을 잡고 운동을 하는 것이 좋다고 본다. 치료실에 있어 보면 운동으로 해결되는 통증도 있지만, 치료가 필요한 통증이 많다.

이 선생님들과 함께 하는 필라테스 강사이자 물리치료사인 여 선생님 8명과 전주에서 닥터이투 수업을 함께 했다. 운동이 우선인 곳에서 짧은 시간에 통증을 잡을 수 있는 매력이 있고, 무엇보다 받는 느낌이 편하고 시원해서 계속 받고 싶은 닥터이투는 누구라도 거부감이 없기 때문이다.

전주 센터에서 3주간 쾌족 수업까지 진행하게 되었고 좋은 인연을 맺게 되었다. 암 환자 재활에, 도수 치료실에, 필라테스 센터에, 피부관리실에, 마사지샵에, 운동 치료센터에, 스포츠 구단에 다양하게 사용되는 닥터이투를 보며 뿌듯한 마음이 든다.

값비싼 고가의 장비에 뒤지지 않는 성능과 효과가 증명됐으니 더 많은 곳에 닥터이투를 알리고 싶다.

9) 필리핀에서 온 전화

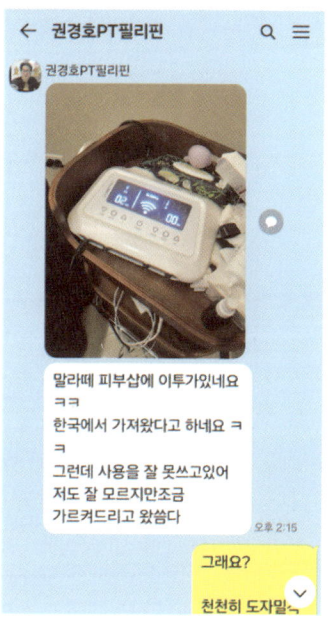

카카오톡으로 전화가 한 통 왔다. 여수에서 물리치료사로 근무하다가 필리핀으로 간 권 선생님이었다. 한국에서 닥터이투를 사용한 인연이 있었다. 현재는 필리핀의 한의원에서 일하고 있었다. 수화기 너머로 반갑게 큰 목소리로

"나 선생님 여기 닥터이투가 있어요"

지인이 운영하는 '말라떼'라는 피부숍에서 보았는데 너무 반가워서 전화한 것이다.

원장님은 한국인이고 한국에서 추천해 준 분이 사다 준 것이라고 했다. 권 선생님이 물리치료사이고 경험이 있어서 며칠 지도를 해주기로 했는데, 현장에서 샵 직원의 어깨 관리를 해주었더니 놀랄 만큼 반응이 좋았다고 전해 주었다.

의료기반이 약한 나라에서는 닥터이투처럼 통증을 제대로 관리하는 기기는 인기가 많을 수밖에 없다. 의료기반이 좋은 나라라면 더 닥터이투가 잘 사용될 것이다. 어디든 통증으로 시달리는 사람은 많다.

오랜만에 권 선생님의 전화도 반가웠고 필리핀에서 그 효능을 알고 사용하기로 했다는 이야기를 들으니 더할 나위 없이 감사했다. 샵 원장님과 직접 통화를 시켜주어서 간단한 사용법을 전화로 이야기하고 혹시라도 필리핀을 갈 일이 있다면 들러보겠노라고 했다. 초면이지만 닥터이투를 사용한다는 것만으로 너무 가까운 이웃이 되어버렸다.

세계로 세계로, 더 많은 나라에서 닥터이투를 사용하는 모습을 보고 싶다. 할 일이 많다.

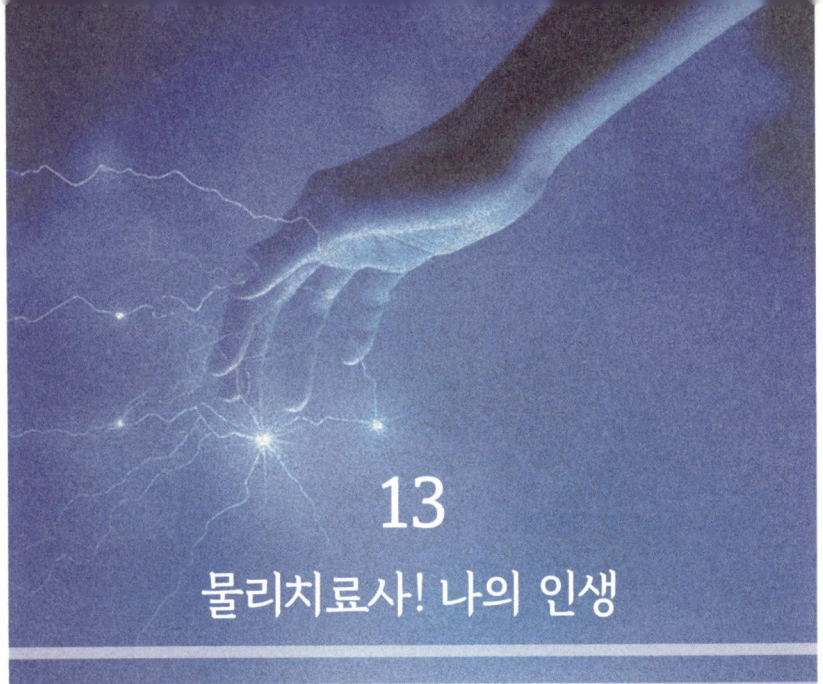

13

물리치료사! 나의 인생

1) 250만 원의 급여 생활

16년 전 나는 물리치료실에서 250만 원의 급여를 받았다. 2024년 기준으로 해도 300만 원 정도일 것이다. 네 식구가 그렇게 살았다. 지금 생각하면 그때 어떻게 살았을까 생각이 든다만 또 그렇게 살아지는 것이 우리네 삶이다.

일단 씀씀이가 작아진다.
부모님 용돈도 줄어든다.
외식을 줄이고 네 식구 살기도 빠듯하다.

어떤 모임에서도 "내가 낼게"를 안 한다. 남자의 자존심이랑 꽁꽁 싸맨다. 어디에서 50만 원만 생겨도 마음이 즐겁다.

꿈? 한해, 두 해 그렇게 살다가 보면 꿈이고 뭐고 그렇게 적응이 되어간다. 세상에 회의도 생기고 반대로 잘 버는 사람은 잘 버는 놈이 되어간다.

그 삶이 뭐 꼭 나쁜 것은 아니다. 나름 행복하다. 머리도 안 아프고 속 썩일 일도 만들지 않았기에 편할 수도 있다. 뚜껑을 열어도 뛰지 않는 벼룩은 상자 안이 자신의 세계가 되어버린다. 좀 더 멀리, 좀 더 높이 뛸 수 있음을 잊어버린 것이다. 하지만, 조금만 부지런하면, 조금만 더 영업적이면, 조금만 내가 하는 일에 전문적이면, 지금보다 더 나은 경제를 꾸려갈 의지만 있다면, 수익을 창출할 만한 것들은 얼마든지 있다.

사람은 역경에 부딪히면 강해진다. 벼랑 끝에 서면 나도 모르는 내 안에 에너지를 발산해 낼 수 있다. 250만 원의 급여로 내가 인생에 위기의식을 느낀다면 위기이나, 같은 위치에 서 있어도 위기의식이 없다면 그 자리에 머무르면 된다.

어떤 책에서 백만장자가 "만일 내가 다시 거지가 된다면 나는 돈을 모아 멋진 정장을 사서 입고 부자들이 모이는 모임에 나가, 부자가 되는 법을 배워서 다시 부자가 될 것이다"라는 글을 읽은 적이 있다. 나 또한 내가 다시 250만 원 급여자로 돌아간다면, 다시 플랫폼을 만들고 상품을 기획하고 수익을 다변화시키는 이 일을 해 갈 것이다. 한두 달 어렵더라도 그 돈을 자본으로 돈을 건져올리는 그물을 만들어야 한다.

45세에 월급 250만 원을 받고 물리치료사로 두 자녀를 키워야 하는 가장의 주머니는 결코 녹록지 않았다. 어떻게 수익을 늘려야 하나를 고민하다가 내가 잘하는 금환과 쾌족을 강의를 해보자 하는 생각으로 시작했던 것이 수기치료아카데미 교육센터였다.

장소를 잡기도 마땅찮아 원장님의 허락을 받고 병원을 강의실로 사용했다. 교육생 중 몸 상태가 좋지 않은 분들은 병원치료를 꼭 받으라고 권했고, 내원해서 원장님 상담 때에 나의 교육생임을 꼭 밝혀달라고 부탁을 했다. 병원교육이 환자를 유치하는 방법이기도 하다는 것을 보여드리는 것이 내게는 중요했다. 환자를 어떻게 하면 더 유치할 수 있을까를 고심하고 있다는 것을 원장님께 계속 보여드리는 노력. 원장님들도 어떻게 하면 병원을 더 홍보하고 환자를 더 오게 할까를 고민하는데 직원이 함께 고민하고 있다는 것을 안다면 얼마나 힘이 되겠는가?

처음에 만든 밴드에 한 명 두 명 가입시키다가 9년 정도 되니까 3천 명 정도의 전문인들이 모이는 밴드가 되었고 이곳을 통해 교육사업을 확장해 나갔다.

다행히 금환과 쾌족은 반응이 좋아서 입소문을 타고 꾸준히 교육생이 모였다. 어떤 아이템이라도 내용만 건실하면 어떤 여건에서도, 교육이 포화상태라도 찾아오게 되어있다. 맛있는 집은 아무리 코로나 때라도 잘되는 것을 보았다. 그리고 닥터이투, 홈이투, 핫이투 등 이투 3총사는 내 인생의 많은 것을 바꾸어 놓았다.

꾸준히 하고 있다는 것. 그러면 결국 결실을 볼 것이다.

많은 물리치료사, 피부관리사, 트레이너 선생님들이 내 센터를 찾아온다. 그리고는 만족감을 이야기한다. 먼 길을 시간을 내서 찾아갔는데 별 볼일이 없으면 얼마나 서운하겠는가? 그래서, 체험을 오면 최선을 다해 보여드리고 있다.

나의 테크닉은 어느 누가 받아도 만족스러울 거라는 확신이 있다.

미국, 홍콩, 몽골, 베트남 등을 다니며 나의 치료를 보여주고 가르치는 일은 상상도 할 수 없었던 일들이었다. 시작은 미약했다. 그러나 꾸준했던 SNS, 유튜브 홍보 등이 이러한 결과물을 만들어주었다. 내가 한 것을 보면 누구라도 할 수 있다.

무식해서 용감했던 지난 시간이 감사하다. 만약, 내가 다시 물리치료의 처음으로 돌아간다면 다시 이 길을 시작할 것이다. 누구라도 이 길을 가는 것이 궁금하다면 알려줄 마음이 있다. 더 많은 세상에, 더 많은 치료사를 만나 대한민국의 치료기술에 이런 것이 있음을 알리고 싶다.

나는 치료에 애착이 많다. 홍콩 beautiland 대표를 대할 때도 비즈니스 만남임에도 나는 치료사를 내세우기를 원했고, 해외 봉사를 하러 가서도 치료사로 인정받기를 원했다.

30대 물리치료사 남자 선생님으로부터 전화가 걸려왔다. 여기저기서 이름 있는 치료사분들을 만나서 비싸더라도 치료를 받았다고 한다. 그런데, 이름에 비해 그다지 맘에 드는 치료가 아니었다고, 나 선생님은 어떤지 만나보고 싶다는 요지였다. 나는 흔쾌히 만남을 갖자고 했다. 나쁘지 않은 인상에 도수치료 실장인 젊은 선생님은 치료를 받아보고 솔직하게 좋지 않으면 그렇게 말하겠다고 했다.

나는 그 호기심이 반가웠다. 나는 물리치료에 대한 이론이 해박하고 인체의 근골격계에 관한 학식이 풍부하지는 않다. 하지만, 내가 창안한 닥터이투나 쾌족에 관한 한 누구보다 잘할 자신이 있다. 그는 먼저 쾌족을 받았고 거기서부터 나를 인정했다. 적어도 쾌족은 그만한 힘이 있다.

마사지 전문인들조차 쾌족 앞에서는 마음을 접지 않았던가?

닥터이투를 받고는 본인이 나를 평가한다는 것이 부끄럽다고 했다. 누구나 칭찬을 받으면 좋은 일이다. 치료사가 내 치료 테크닉을 인정한다면 그보다 더 기쁜 일이 있겠는가?

내 양재동 센터에는 많은 물리치료사, 피부관리사, 트레이너분들이 찾아온다. 기기 데모만 보여주기도 하지만, 이렇듯 치료의 손길이 궁금하다면 내 테크닉을 제대로 보여주기도 한다. 그렇게 치료로 인정받는 것도 행복이다. 적어도 내 테크닉에서만큼은 좋은 평가를 받고 싶다. 그것은, 천여 명이 넘는 수기치료아카데미 수강생분들의 자존심을 지켜주는 일이기 때문이다.

비즈니스는 아직 걸음마 단계이다. 기기가 워낙 좋은 평가를 받기 때문에 이만큼 팔리고 있는 것이지 나의 마케팅 능력이나 비즈니스맨으로서의 능력과 노하우는 아직도 많은 노력이 필요한 듯하다. 의료기 판매업에 계시는 사장님들을 만나 한참을 이야기 나누면 그들은 내게 많은 충고를 해준다. 업계의 현 상황과 비즈니스의 스타일을 설명하면서 "우리 대표님은 천생 치료사시네요"라는 말을 한다. 비즈니스 능력이 모자란다는 말을 돌려서 하는 말이지만 그 말조차 싫지 않다. 그러나, 점점 사업가로 변신해 갈 것이다. 너무 잘 만들어진 닥터이투를 위해서라도 그렇게 해야 한다.

두 마리의 토끼를 다 잡고 싶은 것이 더 솔직한 마음이기는 하다. 물리치료사로 이투누리 대표로 나의 삶을 꾸준히 만들어 갈 것이다.

2012년에 TV에 방송된 〈이문세와 떠나요! 비밥바룰라〉라는 프로그램이 있었다.

가수 이영현, 박지윤, 하동균, 파이브어클락(이정, 한관희, 박상준)과 함께 세계 대중음악의 발상지인 아프리카부터 팝 음악의 성지들을 돌아다니며 글로벌 음악에 대한 이해를 넓히고 이문세의 히트곡을 해당 지역의 음악풍으로 편곡해 현지 유명 음악가들과 협연함으로써 K-팝과 월드뮤직의 소통을 시도하는 로드 뮤직 형식의 음악 다큐멘터리였다. 감동도 있었고 가수라는 직업이 멋있었다. 너무 재미있게 보고 나서 느낀 것이 있었다.

나는 치료사로서 해외에서 치료사들과 서로의 치료를 주고받으며 치료로 소통하는 것을 해보고 외국에서 내 방식으로 환자들을 치료해보고 싶단 생각을 하게 되었다.

이문세 님을 만나기 전 그의 콘서트에 찾아가 스태프에게 전했던 편지에, 비밥바룰라를 보고 영감을 얻어 나도 이런 것이 해보고 싶단 내용을 적었었다. 그분은 내 꿈에 지지를 해주셨다.

외국에서는 나의 치료를 어떻게 받아들일까 궁금했다.

2020년에 뉴욕 물리치료사 박지훈 대표의 초대로 맨해튼에서 한국 치료사들을 만났다. 또, 현지인 물리치료사 가르시아를 만나고 그의 클리닉에서 환자들을 치료해 보고 뉴저지에 있는 한국인 물리치료사 박진하 선생님 클리닉을 방문해서 현지 치료에 관한 흥미 있는 이야기들을 들을 수 있었다.

나의 일을 십여 년 묵묵히 도와주고 있는 후배 김동천 물리치료사와 2022년에 두 번째로 뉴욕을 함께 방문했고 뉴욕 물리치료사 협회장을 만나서 치료를 해주고 함께 만났던 운동치료사 선생님들, 그리고 많은 환자들,

두 번째로 가르시아 클리닉을 방문해 MMA 선수들을 치료했던 일, 필리핀 오지마을에서, 대만의 산족 마을에서 현지인들을 치료해 주었던 일, 2023년 일본에서 만난 물리치료사, 2024년에 홍콩과 몽골에서 피부관리사 선생님들과 수업을 통해 치료를 교류했던 것들이 이문세 님이 했던 비밥바룰라와 비슷한 행보였다는 생각이 든다. 마음속으로만 바라고 꿈을 꾸던 것들을 그렇게 그렇게 하나씩 이루어가고 있다.

모든 치료사가 다 꿈을 이루지는 못하겠지만, 어떤 치료사라도 꿈을 꾸면 하지 못할 일이 없다고 본다. 자신의 버킷리스트에서 하나씩 목록을 지워가는 일은 꿈이 없어지는 것이 아니라 다른 또 하나의 꿈을 탄생시키는 것이다.

생각해 보면 가능하지 않을 것 같지만 지금 이루어 놓은 일도 시작 전에는 말도 안 되는 일이었으리라. 250만 원짜리 월급쟁이가 꿈을 꾸면, 그리고 도전하면 더 멋진 일들을 만들어 낼 수 있다. 그리고, 나의 도전은 아직 끝나지 않았다.

2) 샵은 매출을 올려야지

 병원이라는 사업장도 결국 매출이 중요하다. 직원이 많을수록 더 막중하다. 매출의 하락은 곧 폐업이다. 개인 센터도 마찬가지이다.
 나 또한 개인 샵을 운영해 보고 접었던 아픈 기억이 있다. 그때 느낀 것이 있었다.

 "아~ 오너가 제대로 못 하면 함께 했던 직원들이 이렇게 떠나가는구나"
 "결국 이 샵에서는 고객의 니즈를 잡아내지 못했구나"

 그리고 그 뼈아픈 반성을 안고 다시 병원으로 복귀해서 지금의 프로그램들을 만들어냈다. 센터의 매출을 올리는 최선의 방법은 무엇일까?
 센터를 운영하는 모든 이의 고민일 것이다. 쾌족이 자리를 잡고 닥터이투가 흥행에 어느 정도 성공을 거두자 그다음 다가오는 내 고민은 센터에서의 사용자들이 어떻게 하면 매출을 잘 올릴 수 있을까?라는 문제였다. 결국 닥터이투를 구매해서 사용하고 쾌족을 배운 그분들이 잘 사용하고 매출이 올라야 한다. 좋은 테크닉이 있어도 구슬을 꿰어야 보배가 되는 것 아니겠는가?
 그래서 만들어낸 테크닉들이 인체에서 매우 중요한 것임에도 불구하고 어디서도 치료를 받을 수 없는 부위를 잘해주자 하는 생각이었다. 남들이 다하는 것이라면 경쟁력이 없을 것이다. 그래서, 닥터이투 매출 증대 프로그램이 만들어졌다.
 가장 많이 시행되는 등 관리에 초점을 맞추었다. 요통에는 둔부와 천골 부위의 관리가 무엇보다 중요했다. 등 관리를 기본으로 하고 이 프로그램을 추가해서 비용을 더 받을 수 있었다.

첫 번째는 후두부 관리였다. 현대인들은 머리가 무겁다. 스트레스와 핸드폰 과사용으로 모두 뇌가 과부하에 걸려있다. 후두부의 중요 근육인 후두하근은 뇌에 산소를 공급해 주는 중요한 근육이다. 이 부분은 임팩트 있는 관리를 하기가 만만치 않다. 손으로 눌러 마사지하는 정도였다. 닥터이투의 중도자와 소도자가 너무 좋은 반응을 내는 곳이었다.

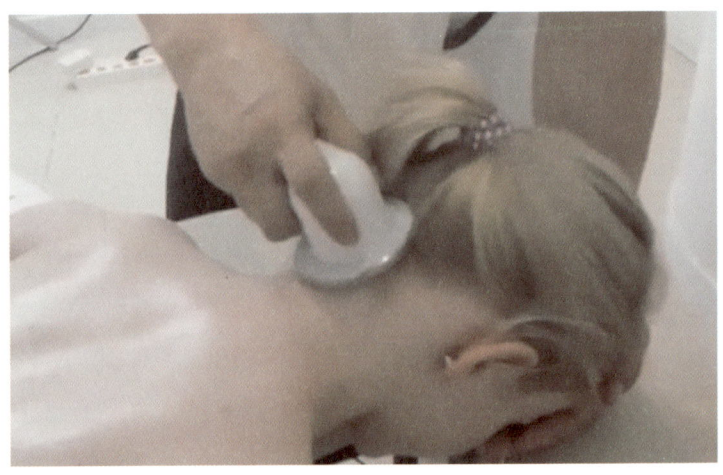

〈 후두하근 Brain 관리 〉

이곳이 막히면 뇌로 가는 혈류가 원활하지 않고 두통이나 피로에 시달리게 된다. 뇌졸중을 예방하기 위한 중요한 지점이기도 하고 불면증에 시달리는 사람들에게도 중요한 곳이다.

현대인들에게는 필수관리 포인트라고 보면 된다. 실제로 받아보면 한 번도 느껴보지 못한 독특한 느낌을 받는다. 마치 바람이 빠져버린 텐트를 수도꼭지에 연결한 호수를 집어넣어 혈류를 보내주는 느낌이 든다.

체험에 오신 분들에게 한쪽 후두부만 경험을 시키는데 받고 나면 모두 "선생님 이쪽만 머리가 없어진 것 같아요."라는 말을 종종 듣는다.

CST(두개천골 요법)를 할 때 손만 대고 있는 느낌에서 손에서 전기까지 주는 방법도 시행하고 사진처럼 도자로 하면 더 강력한 것이다.

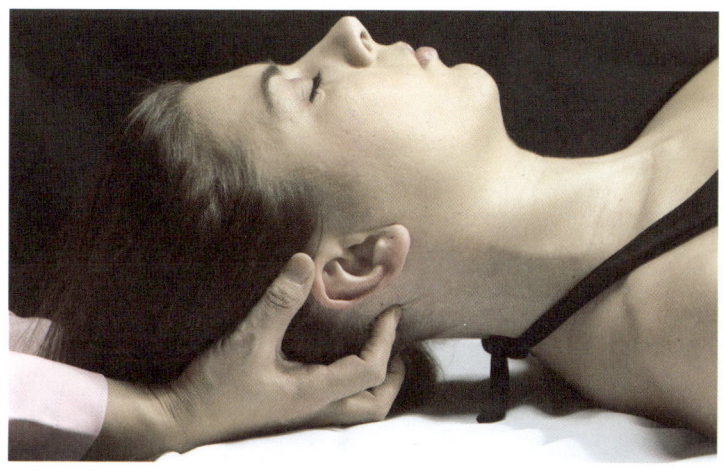

〈 CST 기본자세 중 하나 〉

두 번째 매출의 포인트는 궁테라피이다.

피부관리숍에서는 90% 이상 여성들이 관리를 받기 때문에 이 관리가 강추된다. 내전근, 중둔근, 대둔근, 이상근이 있는 골반 엉덩이 관리이다.

손으로 하기는 민망한 부분이나 따뜻한 열도자로 들어가면 전혀 부담 없고 느낌 또한 좋다. 부담 없이 관리를 해줄 수 있으며 받는 사람 또한 높은 관리효과로 피드백 또한 훌륭하다.

남자는 할 수 없지만 여성이 운영하는 관리숍이라면 반드시 해줘야 할 부분이다. 여성들도 쉽게 요구할 수 없는 부분이므로 개인 샵에서가 아니라면 어디에서도 관리받기 어려운 곳이다. 닥터이투가 없다면 더더욱 어려운 곳이다. 천골(꼬리뼈 부분) 부위까지 이투가 들어가면 더없이 소중한 관리가 된다.

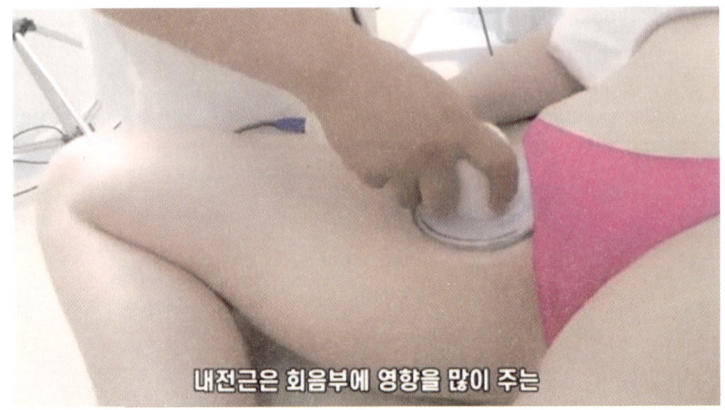

〈 내전근 관리 〉

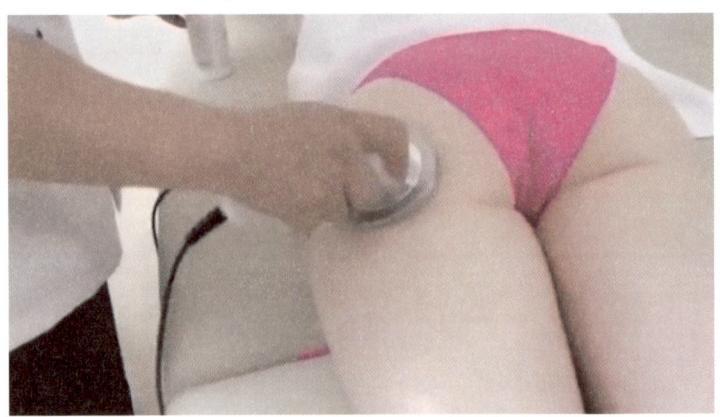

〈 중둔근 관리 〉

실제로 나도 친구와 한 달에 한 번씩 서로 주고받으며 관리를 해준다. 그때마다 너무나도 시원하고 허리 통증이 싹 사라지는 경험을 하곤 한다.

남성 회원들이라면 쾌족 편에서도 언급했지만 쾌족을 통한 골반 관리가 너무나 중요하다. 본인이 경험해 본다면 이런 프로그램을 적용하지 않을 수가 없을 것이다. 그러고 보면 남성들이 딱히 몸을 운동하는 곳은 많지만, 관리받을 만한 곳은 별로 없어 보인다. 퇴폐적인 마사지샵은 많지만 말이다.

세 번째는 제품의 판매이다.

회원 관리로만 매출을 채우려 하지 말고 통증을 관리할 수 있는 도구판매로 매출을 일으켜야 한다. 홈이투나 목시워니, XY40 그리고, 전문가 버전인 닥터이투를 추천한다. 센터의 매출을 올려주는 큰 효자 노릇을 할 것이다.

이러한, 실행을 통한 임상 결과가 양재 센터도 잘 유지할 힘을 갖게 해 주었으며, 이러한 소중한 경험을 바탕으로 한 실전 노하우를 전국에 흩어져 있는 물리치료사들은 물론 앞으로 의료계에 발을 들이게 될 잠재적 물리치료사들에게 전해 주는 것이 나의 사명이 되었다.

3) 몽골에서 대한민국의 물리치료를 전하다

몽골은 영토는 우리나라의 7.4배이지만 인구는 330만 정도로 적다. 거기다가 자본주의 시장경제체제를 받아들인 것이 1990년으로 아직 그 역사가 짧다. 제조가공업이 산업구조에서 차지하는 비율은 10% 대로 세계 10대 자원 부국임에도 불구하고 거의 모든 기기 제품들을 수입해서 사용한다. 제조회사가 넘쳐나는 우리와는 전혀 다른 상황인 것이다. 편의점에도 한국 제품들이 꽉 차 있었다. 한국의 위상이 자랑스럽게 느껴졌다.

2024년 7월에 몽골 울란바토르의 칭기즈칸 공항에 두 번째로 방문을 하였다.

나를 초대한 몽골의 Ashid Buyan는 의료장비 수입공급업체이다.

2023년 12월에 코엑스 국제 박람회에서 만났던 그분들을 다시 만났다.

이 회사에 와서 보니 몽골 내에서는 꽤 인지도가 있는 회사였다.

의료기 수입업체 분야 회사로는 5번째 정도의 규모이고 20명의 직원이 있었다. 회사에서 닥터이투는 아직은 큰 비중은 아니지만, 닥터이투나 홈이투에 반응이 좋으면 관심을 늘려볼 수도 있겠다는 생각이 들었다.

80명 정도 초대된 호텔에서 의사와 한의사분들을 모시고 홈이투, 닥터이투 시연을 보였다. 몽골에 오기 전에 예상했던 것보다는 준비가 많이 된 느낌의 세미나였다. 타국에서 대한민국의 물리치료사로서 통증에 대해 이야기를 할 수 있어서 뿌듯한 마음이 들었다. 통역을 통해 전하기가 그리 쉽지만은 않았기에 나의 이야기를 더 많이 전할 수 없는 아쉬움이 있었다. 그러나, 이 모습은 우리가 미국이나 치료 선진국의 교수들을 모셔다 들었던 강의의 모습 그것이었기에 내게는 나름대로 의미가 있었다.

닥터이투는 체험 없이는 그 느낌을 알 수 없기에 참가자 전체를 다 할 수 없어 아쉬운 점이 있었다. 하지만 받아본 분들은 상당히 큰 만족감을 표했다.

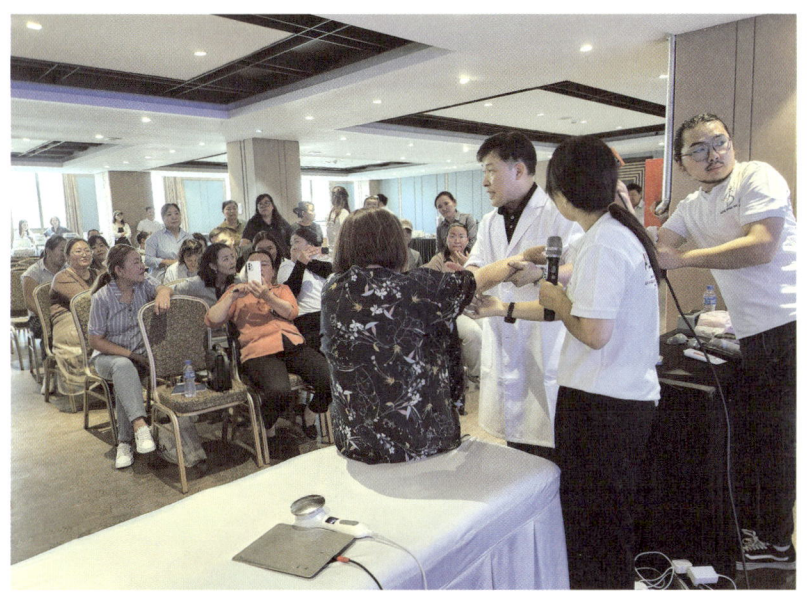

〈 몽골 의료팀에게 이투 소개 〉

　3일 내내 우리가 먹은 식단에는 고기가 빠지지 않았다. 첫날 요리로 나왔던 6가지 음식이 모두 고기였다. 육식 식단은 단백질을 제공해 근육 성장과 회복에 도움이 될 것이다. 철분, 아연, 비타민 B12 등의 중요한 영양소를 함유하고 있고, 육류의 지방은 에너지원으로 활용될 수 있다. 하지만, 포화지방과 콜레스테롤이 많아 과도한 육류 섭취는 심혈관 질환의 위험을 높일 수 있다.

　가공육과 붉은 고기의 과도한 섭취는 대장암 등의 암 발생 위험을 증가시키며 고열량 식단으로 인해 비만의 위험이 높아질 수 있다.

　건강을 유지하려면 육류 섭취를 적절히 하고, 채소, 과일, 곡류 등을 포함한 균형 잡힌 식단이 필요한데 채소와 과일이 부족한 나라의 특성이 한국보다 10~15년 정도 평균수명이 짧은 이유 중 하나가 아닐까 생각이 든다.

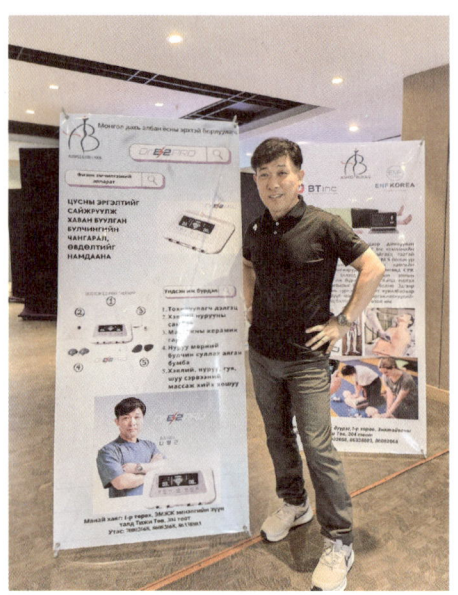

〈 몽골에서 소개되는 이투 〉

　첫 만찬에 몽골에서는 보드카 석 잔을 마셔야 친구가 된다는 말을 하며 권하길래 술도 마시지 않는 내가 독한 술을 석 잔을 마시며 친구로의 악수를 했다. 술꾼들이 지어낸 말인지는 모르겠으나 추운 나라이어서인지 독주를 잘들 마셔댔기에 배 나온 남자들이 상당히 많았다.

　몽골의 의료 시스템과 문화에 대한 이해가 깊어지면서, 이 나라의 독특한 배경과 전통에 대해 더 많이 알아가는 기회가 되었다. 몽골은 유목민 문화가 뿌리 깊은 곳으로, 그들의 생활 방식과 의료 접근 방식이 매우 다르다. 이러한 배경 속에서 의료기기와 물리치료의 필요성이 더욱 주목받는 것을 느꼈다.

　세미나 중에는 다양한 의료 전문가들과의 대화를 하였다. 그들은 몽골에서의 치료 방법과 환자들의 고충에 관해 이야기하며, 한국의 물리치료가 그들에게 어떻게 도움이 될 수 있는지를 궁금해했다. 이러한 소통을 통해 내가 전달하고자 했던 메시지가 더욱 의미 있게 다가왔다.

닥터이투와 홈이투의 시연을 진행하며, 실제로 치료를 받는 환자들의 사례를 공유하니, 참석자들은 큰 관심을 보였다. 특히, 통증 관리에 대한 효과적인 접근법을 설명하면서, 몽골의 환자들에게 간절히 필요한 치료법이라는 생각이 들었다.

몽골 사람들이 체구가 크고 비만인들이 많다 보니 요통 환자들이 많았다. 무릎도 당연히 아픈 사람들이 많았다. 심혈관계 질환이 근골격계 질환과 무관하지 않다. 근육 내의 혈관과 림프 그리고 신경이 근육의 단축이나 염증으로 문제를 일으킬 때 혈액 순환장애까지 초래할 수 있기 때문이다.

닥터이투의 위력이 잘 알려진다면 치료에 아주 유용하게 사용되리라 생각이 들었다. 다만 아직 의료기 인증을 받은 상태가 아니라 이 나라에는 어떻게 적용될지 좀 봐야 한다.

다음날, 회사 자체에서 운영하는 조그만 clinic을 방문했다. 재활담당 여의사에게 닥터이투 사용법을 지도하고 시연해 주었다. 그곳에서는 침을 놓고 적외선 조사를 하는 방법으로 치료를 하고 있었는데, 닥터이투의 파워풀한 적용과 한국 물리치료사의 수기까지 경험하고는 엄지 척을 해주었다. 어제 세미나에서도 잠깐 체험으로 닥터이투를 경험했는데 다음 날까지도 어깨가 아프지 않아서 놀랐다고 했다. 그리고, 어제 체험을 받은 분들의 반응이 좋았다는 이야기를 전해 주었다. 언어 소통이 안 돼서 그분들의 반응을 현장에서 다 듣지 못했던 아쉬움이 있었다.

셋째 날은 몽골의 전통 집인 게르에서 묵었고, 말타기, 낙타 타기, 집라인까지 몽골에서의 레저를 즐기며 하루를 마쳤다. 밤하늘에 총총히 떠 있는 무수히 많은 별의 모습은 한국에서는 볼 수 없는 자연을 온전히 보호하고 있는 이곳만의 정취였다.

　나무가 없는 산등성이, 말과 소가 자유롭게 풀을 뜯는 평원, 시력이 좋아질 수밖에 없는 드넓은 정경은 몽골만의 그림 같은 모습이었다.

　이후에 우리가 몽골에 더 오게 될지, 얼마나 이곳에서 닥터이투나 홈이투가 팔려나갈지는 아직은 알 수가 없다. 이 글을 쓰는 중에 홍콩에서는 5번째 주문이 들어왔고 잘하고 있다는 것에 반가웠다. 영상을 제작해 유튜브, 인스타그램, 틱톡 등 SNS를 이용해 꾸준히 알려왔던 내 방식을 잘 알려주고 환자분마다 다르게 시술해야 하는 노하우를 제작한 영상들을 번역해서 제공하고, 이러한 노력이 이어져야 한다.

　몽골에서 좋은 소식이 전해지기를 기대하며 한국으로 향했다.

4) 홍콩에 전하는 K-물리치료

홍콩에서 닥터이투를 수입하는 업체가 미용박람회에 참가한다는 연락을 받았다. 전문가인 나에게 체험만 받아보고 계약을 한 홍콩 현지 대표가 기본 교육도 없이 얼마나 잘해 낼 수 있을지 우려가 있었다.

"직접 홍콩에 가서 가르쳐 줍시다."
제조사 대표와 상의 후 우리는 4박 5일의 홍콩행을 결정했다.
지난해 12월 가족여행을 갔던 뒤로 의미 있는 두 번째 홍콩 방문이었다. 홍콩의 뷰티랜드(beautiland)사는 12명의 직원이 있는 미용기기와 소모품을 수입해서 판매하는 업체였다. 땅덩어리가 작고 인구도 많지 않은 홍콩은 제조업이 별로 없어서 주로 중국과 한국의 제품을 수입했다. 그리고, 최근에는 made in Korea라고 붙여야 인기가 있다고 했다.
홍콩은 아시아의 관문이기도 하고 세계 시장의 허브 역할을 하는 작지만 큰 나라다. 물류와 금융업이 매우 발달해 있는데, 아시아에서는 물론 국제금융의 중심지로서 뉴욕, 런던과 함께 세계 3대 금융중심지로 꼽는다. 서울보다 1.8배 큰 정도의 나라가 대단히 잠재력을 지닌 세계 경제의 관문이라는 것이 놀랍기도 하다.
홍콩 beautiland사의 대표 크리스티는 30대 후반의 여성 대표로서 지난 2024년 3월 한국 코엑스 의료기 박람회에서 처음 만났고 이틀 후에 내 양재 센터에서 두 번째 상담을 했었다. 기기 소개와 회사를 소개하고 닥터이투에 관심을 보이는 젊은 여성 대표에게 허리에 받아볼 것을 권했었다. 팔에만 받아보면 된다는 크리스티를 10분간 설득을 했다.
한국에까지 왔으니 닥터이투의 골반과 기립근에 전해지는 깊고 강력한 전기에너지를 느끼게 하고 싶었다.

그러나, 젊은 여성이 허리와 엉덩이 상부를, 두 번째 만난 외국인 남성에게 그 늦은 시간에 둘만 있을 때 보인다는 것이 쉽지만은 않았을 것이다. 나야 늘 치료하면서 요통 환자들의 대둔근 상부는 (엉덩이 부분) 치료의 포인트이기 때문에 어렵게 생각을 하지는 않았지만, 외국인인 여성 입장은 그것이 아니었을 것이다. 과하게 느껴졌다면 상담 중에 아마 짐을 싸고 나가지 않았을까 싶었다. 분명 과한 요구였을 것이다.

결국, 그녀는 한참을 생각하다가 시술복을 갈아입고 엎드려서 엉덩이 상부와 기립근 관리체험을 결정했다. 약간 상기된 그녀의 얼굴을 나는 느낄 수 있었다. 그러나, 물러설 수 없었다. 그때의 시간이 저녁 10시쯤 되었다. 월요일에 병원 근무를 마치고 센터로 이동해서 7시경 상담이 시작되었다. 언어 소통은 파파고를 이용했으니 대화가 3배쯤 더 걸렸다고 보면 된다.

허리를 받아보고서야 크리스티는 그 깊고 부드러운 닥터이투의 맛에 엄지 척을 해주었다. 화요일에 출국해야 하는 그녀의 사정상 늦은 야식을 먹고 새벽 1시에 미팅을 마쳤다. 정말 둘 다 대단한 열정이었다.

홍콩으로 건너간 후 후일담처럼 그녀는 그날 일을 회상했다. 사실 식사 후 체험받을 것을 강하게 권유받았을 때 많이 망설였다고. 그러나, 나에게 이 기기를 대하는 치료사의 열정을 느낄 수 있었다고 말해주었다. 치료사의 자부심, 닥터이투를 향한 애착, 그것을 알아주어서 기뻤다.

가끔 물리치료사들만의 카페에 닥터이투 소개 글을 올리면 빈정거리는 어투로 댓글을 다는 치료사들이 있다. 웬만하면 마음 안 쓰려고 해도 맘이 상할 때가 있다.

내 열정이, 내 치료사로서의 열정과 기기 제작자로서의 열정을 Beautiland 사의 대표처럼 느낄 수 있다면 감히 그런 빈정거림이나 비아냥대는 투로 나에게 말하지 않았을 것이다. 적어도 나는 닥터이투에 관한 한 진심이상이며 열정적이다. 불량식품 회사 사장님도 자기 제품을 칭송할진대 치료사로 직접 제작한 닥터이투에 비하랴.

　그 후로 한국의 카카오톡 같은 위챗을 통해 상당히 많은 조율이 이루어졌으며 2주 정도 다양한 의견교환 끝에 드디어 계약을 체결하게 되었다. 그때의 감격은 말로 할 수 없었다. 사실, 외국에 보내는 가격은 국내 판매에 비하면 마진이 적다. 운송비도 그렇고, 중간상인을 두어야 하는 그들의 특성상 본사가 마진을 넉넉히 보아서는 계약성사가 어렵기 때문이다. 그럼에도 불구하고 나도 수출의 역군이 된다는 것, 나의 기기가 다른 세상으로 나아간다는 것이 미국진출 이후에 이것이 우연이 아님을 증명하는 것처럼 느껴져 기쁨이 배가 됐었다.

　그 열정은 홍콩박람회에서도 여지없이 발휘되었고 그린인월드 대표와 나는 정말 열심히 고객들에게 체험을 시켜주었다.
　중국말을 할 줄 아는 제조사 대표가 동행해서 그나마 큰 도움이 됐지만, 홍콩의 언어는 중국 언어와 아주 달라서 애를 많이 먹긴 했다. 직원들조차 우리에게 연신 고맙다는 인사를 쉬지 않았는데 그렇게까지 성실하게 도와줄 거란 생각을 하지 못했다고 한다.

　홍콩은 1만 명 정도의 미용인들이 있다고 했다. 90% 이상이 젊은 여성들이었고 개인 미용샵을 운영하는 분들이 박람회에 참가했다. 중국과 한국에서 도입된 다양한 기기들이 전시되었다. 디자인 면에서는 닥터이투보다 훨씬 멋지고 화려했지만, 기능적인 면에서는 닥터이투를 따라갈 만한 기기가 흔치 않았다.
　체험 후의 반응은 생각했던 것처럼 좋았다. 홍콩인들이 한국처럼 전기치료에 익숙하지 않아서 약한 강도로도 충분했던 것을 제외하고는 미국에서 좋았던 것처럼 역시 이곳에서도 좋은 반응이었다.

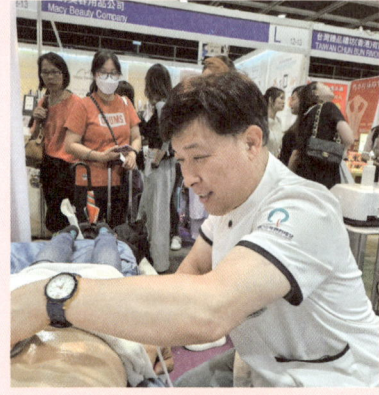

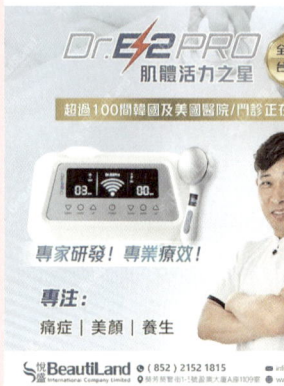

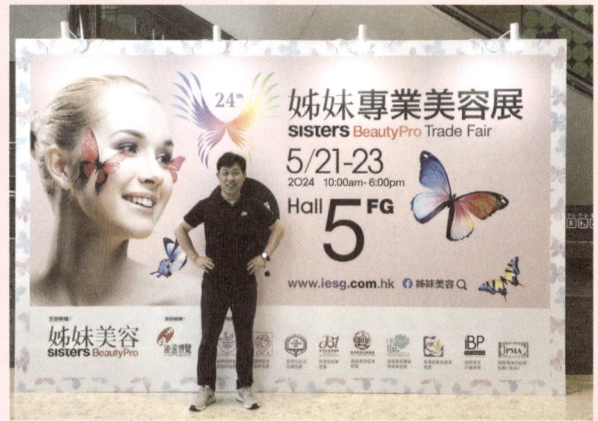

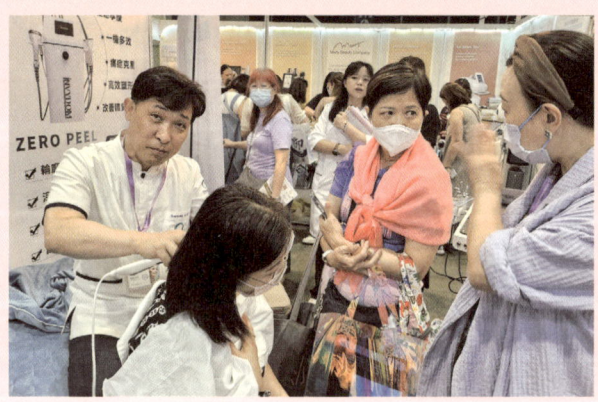

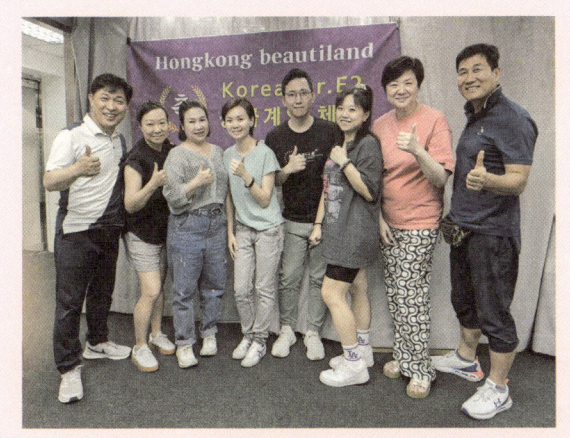

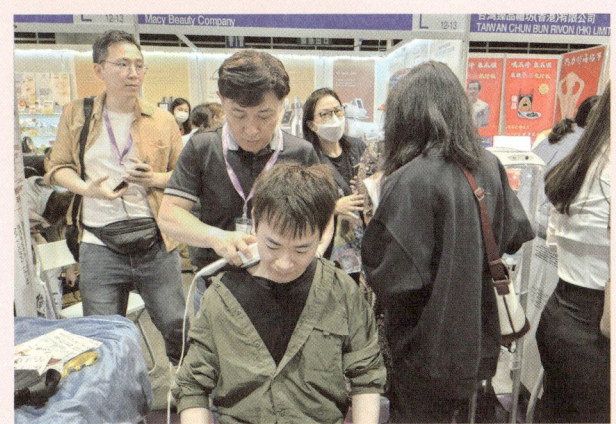

〈 홍콩 박람회에서 〉

　우리는 마지막 날 뒷정리까지 너무나도 완벽하게 최선을 다했고 내가 닥터이투를 다루는 실력은 초보 직원들이 볼 때는 넘사벽이었다. 그래서인지 직원들은 박람회를 마치고 다음 날 피곤함에도 아랑곳하지 않고 늦은 시간까지 교육을 받는데 눈빛이 그렇게 초롱초롱할 수가 없었다. 대표는 우리에게 생각지도 못한 융숭한 대접을 해주었고 선물까지 준비해 주었다. 애쓴 우리의 노력을 알아줘서 감사했다.

비즈니스는 서로 간의 신뢰다. 그것이 깨지면 끝인 것이다.

귀국하고 바로 다음 날 닥터이투 15대 주문이 들어왔다. 우리 업종의 특성상, 이 정도는 훌륭한 성과라고 본다.

이제 시작이고 더 넓은 세상에 나의 기기를 알려야겠다는 다짐을 하는 계기가 되었다. 그렇게 마치고 나니 또 하나의 아쉬운 마음이 있었다. 이번 박람회는 미용 박람회였기에 홍콩의 치료인들을 대상으로 하는 박람회였다면 치료사의 모습을 보여주었을 것인데 하는 마음이 있었다.

늘 아쉬움은 다음에 해야 할 목표가 되는 것이다. 세계에 많은 통증 치료인들과 만나고 싶다. 대한민국의 물리치료사로 그들과 만나는 것이다.

직원 교육을 하던 날. 나는 쾌족을 그들에게 보여주고 싶었다.

발로 밟는 치료법을 한국에서 가르치고 있노라고 설명을 하고 이런저런 사진과 영상을 보여주었다. 미국에서와 마찬가지로 처음에는 모두 냉담했다. 이런 방식은 홍콩에서는 하지 않으며 문화가 달라서 맞지 않는다고 크리스티의 동생인 남자 대표가 말했다. 나는 알겠으니 체험만 받아보라고 내 고집을 꺾지 않았다. 함께 간 대표도 굳이 닥터이투 교육을 해야 하는데 쾌족까지 보일 것이 있겠는가 말했으나 나는 또 언제 홍콩인들에게 기회가 있을까? 하며 그들이 쾌족을 받아보고 난 반응이라도 듣고 싶었다. 내 고집으로 수업 전 남자 부대표를 쾌족해 주었고 너무 시원하고 좋다고 했다. 한 명만 하려고 했는데 반응이 좋아서 5명의 여성 직원들에게도 쾌족을 시연해 주었다.

인체는 다 비슷하다. 마사지를 세계 어느 지역의 사람이나 좋아하는 것처럼 쾌족도 마찬가지다. 대한민국에서 700여 명이 수료한 쾌족은 어느 나라 사람이라도 좋아하지 않을 수 없다고 본다. 배우고 싶다고, 너무 좋은 방법이라고 다들 칭찬이 이어졌다. 이것이 홍콩에서 통할 수 있겠냐고 내가 질문했다. 이렇게 좋은데 왜 통하지 않겠냐는 대답을 해주었다. 언젠가 기회가 된다면 홍콩에도 쾌족을 전수해 주고 싶고 세계 어느 나라에도 쾌족을 전하고 싶다.

홍콩에서 귀환한 바로 그다음 주 2024년 5월 29~31일에 코엑스에서 〈COSMOBEAUTY SEOUL 2024〉가 열렸다.

서울 국제 화장품, 미용 산업 박람회였다. 나와보면 항상 느낀다. 이렇게나 업체가 많다는 것을. 세상은 넓고 할 일은 많다는 것을.

이번 행사는 전시 부스에 참가하면서 역대로 가장 많은 외국인 바이어들을 상대했던 것 같았다. 사우디, 불가리아, 독일, 네덜란드, 가나 등의 나라 사람은 바이어를 떠나 인생을 살면서 처음 만나 대화해 본 나라의 사람들이었다.

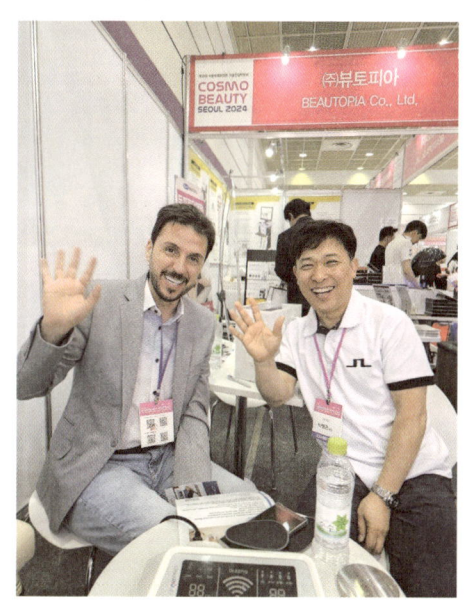

〈 손에서 전기가 나온다며 나를 초능력자로 보았던 외국인 〉

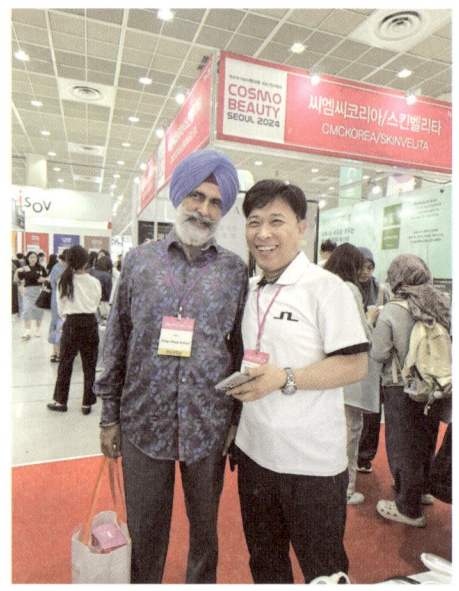

〈 박람회에서 만난 외국인 〉

손짓, 몸짓까지 안 되는 영어를 파파고를 써가며 진작에 영어 하나라도 열심히 할 걸 하는 후회와 함께 닥터이투를 소개했다.

한국이 세계의 중심까지는 아니지만 K-beauty의 힘과 파워는 정말 확실하게 느낄 수 있었다. 외국인들에게 닥터이투는 신기함 그 자체였다.

물론 모든 바이어가 구매 의사를 보인 것은 아니었지만 강한 인상을 심은 것은 확실했다. 통증에 관심 있는 업체가 아니라면 조금 관심 밖이었을 수 있기 때문이었다.

닥터이투를 통해 처음 보는 많은 외국인과 가까워질 수 있다는 것이 나에게도 신선한 경험이었다. 나도 어느새인가 비즈니스맨이 되어가고 있다는 것을 느꼈고 조금씩 성장하는 것에 감사했다.

2025년 COEX 국제 뷰티박람회에서는 모로코 바이어가 찾아와서 받아보고는 핫이투와 새로 출시된 핫서브를 구매했다. 나의 손에서 나오는 전기의 위력을 보고는 모로코로 꼭 와달라고 했다. 호텔과 식사를 제공하며 초대를 하니 와서 이 기술을 가르쳐달라고 했다. 스파를 운영하는 이분은 판매와 더불어 위상이 높은 한국 테크닉을 전수하고 싶은 마음이 있었던 모양이다. 선뜻 대답했는데 모로코는 직항이 없어서 16~20시간이 걸리는 대단히 먼 길이었다. 이후에 어떤 일이 벌어질지 알 수는 없으나 내 인생을 살면서 모로코 사람은 처음 만나보았고 그들과 펼쳐질 일들에의 기대감이 있다.

나의 저서 〈꽉 찬 섹스 힘찬 인생〉에서는
"비즈니스는 KTX를, 섹스는 완행열차를 타라"는 말을 만들었었는데 인생도 그렇게 완행열차에서 느리더라도 꾸준히 정진해야 한다고 본다.

5) 나를 찾아오는 물리치료사 선생님들

내 센터를 다녀가면 신세계를 말한다.

　물리치료사나 트레이너분들이 나의 양재 센터를 찾는 이유는 내가 그렇게 좋다고 유튜브나 SNS로 홍보하는 닥터이투나 쾌족테라피를 체험하기 위해서이다. 또는, 센터를 오픈하기 전에 상담을 통해 도움을 받을 수 있을까 해서이다. 내가 사용하는 테크닉들이 특이하다 보니 받아보고는 다들 깜짝 놀랄 수밖에 없다. 웬만해서는 본인들 근무하는 치료실에서 적용조차 어려운 곳이 많기 때문이다.

　내가 처음 쾌족테라피와 금환테라피를 병원에 도입시킬 때 우리 원장님 두 분께 이것을 해드렸었다. 의사가 발로 환자를 밟는 치료법을 허락한다는 것이 결코 쉬운 일은 아니다. 물론 치료시간의 20~30%만 적용하는 것이지만 안전성과 호불호를 생각하면 쉽게 적용할 수 없었다. 금환 또한 병원에서 볼 때는 따뜻한 마사지 정도인데 쉽게 적용하기가 어려웠다. 한 분은 반대하셨고 한 분은 2주간 해보면서 지켜보자고 하셨다. 2주간 해보니 안전에도 문제가 없었고 환자들 반응도 좋았다. 그 계기로 13년간 현재까지 이 치료실에서 적용하고 있는 것이다.

　부산, 김해, 포항, 제주도 등 각 지역에서 하루를 잡아서 또는 월차를 내서 가락동 또는 양재동을 예약하고 찾아오는 선생님들이 늘고 있다. 나 또한 지방 수업을 다니다 보니 알 수 있는 일이지만 몇 시간씩 이동한다는 것이 만만치 않다. 그래서, 지방에서 오시는 분들께 더 잘해드리려고 한다. 아무래도 지방은 여러 방면에 있어서 열악한 환경이고, 다양한 교육프로그램이 부족하다. 그래서, 관계자들이 새로운 기술이나 정보를 접하기 위해 서울로 오는 일이 많다. 하루를 잡고 오는데 별 볼 일 없는 경험을 하고 간다면 그야말로 맥 빠지는 일일 것이다. 물리치료사 카페나 SNS에 체험 안내를 올리면 적극적인 성향의 선생님들은 그 프로그램에 참여하고 싶어 한다. 참 많은 선생님을 만났다.

기억에 남는 여성 물리치료사 배선희 선생님. 유튜브를 보고 찾아왔는데 이야기를 나누다 보니 학교 후배였다. LPGA의 여성 골퍼들을 관리하는 트레이너를 맡고 있었다. 당장 닥터이투를 구매할 여건이 안된다기에 사용 중이던 기기 1대를 미국 전지훈련 동행 길에 빌려주었다.

그런데 알고 보니 배 선생님이 관리하던 골퍼 중 리디아고 선수가 있었다. 프랑스 올림픽 골프에서 우승했고 이어진 메이저대회 AIG 여자오픈에서 우승해서 19억 상금을 받는 경기를 라이브로 시청했다. 세계적인 선수가 닥터이투로 관리받는다는 것에 상당한 뿌듯함이 느껴졌다. 리디아 고와 유혜란, 성유진, 안나린 등 네 선수의 사인이 담긴 골프 모자를 선물로 챙왔다. 더없이 고마웠다.

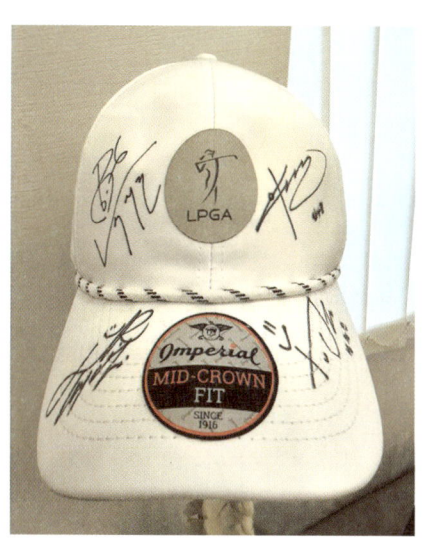

〈 리디아고 선수의 사인이 담긴 모자 〉

미국에서 보내온 배 선생님의 인사

안녕하세요 현재 미국에서 LPGA 투어 선수 4명을 관리하고 있는 물리치료사입니다.

SNS로 닥터이투를 접하고 관심이 생겨 미국으로 오기 전에 기기를 받아 현재 사용 중인데 선수들 반응이 너무 좋네요. 매주 이동을 하며 시합을 치러야 하는 예민한 골프선수들에게 빠른 통증 감소 효과를 줘서 선수 케어에 확실히 도움이 되고 있습니다.

제가 현재 쓰고 있는 기기는 닥터이투 이전 버전이지만 지금 버전의 닥터이투는 더 효과가 좋겠지요. 정해진 한 공간에서 치료할 수 없는 특성상 콘센트를 찾아 헤매는 게 힘들지만 사용할 때마다 매우 만족하고 있습니다. 기본 도자만 챙겨 왔는데 핫이투도 병행하면 더 좋을 것이라 생각이 되네요.

다른 외국 피지오들도 관심을 두고 바라보는데 나중에는 외국 피지오들에게도 체험을 시켜보려 합니다. 작은 기기에서 나오는 이 강력한 효과를 느끼면 깜짝 놀라겠지요.

어려움 없이 닥터이투를 미국으로 가져갈 수 있게 해 준 나영근 대표님께 감사드립니다. 크기도 적당해서 이동 간에 만족스럽고 참 잘 만드셨다고 말씀드리고 싶네요.

김해에서 비행기 타고 상경한 물리치료사 이영운 선생님

2년 전부터 나를 봐왔다는 1년 차 이 선생님은 졸업 후에 신학대학원을 다니고 있었다. 목사님 지망생이었던 것이다. 치료사를 통해 해외 선교를 하고 싶다는 꿈이 있었다. 내가 운영하는 밴드를 통해 해외 선교 때마다 활동상황을 올려놓은 것을 본 것이다. 나 또한 매년 해외 단기선교를 동참하고 있다.

해외 선교에 가서 사용하는 테크닉이 쾌족과 이투였는데 그 기술에 관심이 많았던 것이다. 새벽 비행기를 타고 오는 열정을 격려해 주고 싶었다. 아무 비용도 받지 않고 두 시간에 가까운 체험을 시켜주었다.

"안녕하세요 김해에서 올라온 물리치료사 이영운입니다.

2년 전부터 나영근 물리치료사 선생님 유튜브와 밴드를 보면서 꼭 찾아뵙고 싶었는데 오늘 시간을 내주셔서 찾아뵈었습니다.

쾌족과 닥터이투를 체험했는데, 한 단어로 말하면 "신세계"입니다.

몸이 안 좋아 여러 치료를 받아봤는데 차원이 다릅니다.

신졸인 제가 다른 교육이 아닌 나영근 선생님의 기술을 배워야겠다고 다짐한 귀한 시간이었습니다. 다른 테크닉보다 이 테크닉을 배워야겠습니다.

쾌족은 손, 팔꿈치보다 훨씬 강력하지만 아프지 않았고, 닥터이투는 병원치료기보다 더 강력하지만 불쾌하지 않은 혁신적인 테라피입니다!!

다른 물리치료사분들도 고민하고 계신다면 빠를수록 좋다고 생각합니다.

나영근 선생님께 연락하세요! 경험해 보십시오.

김해에서 양재까지 시간과 돈이 전혀 아깝지 않습니다!

감사합니다."

이투체험 왔다가 쾌족에 빠지신 원장님 (최정윤 원장님)

쾌족 4주 수업을 마치며….

닥터이투 상담받으러 갔다가 쾌족 체험을 받고 그 자리에서 바로 등록해야겠다 결정한 1인입니다.

지금까지 받아봤던 근육 마사지와는 차원이 다른 깊이감과 시원함을 느꼈습니다. 쾌족을 한마디로 표현하자면, 하는 사람은 힘들지 않지만 받는 사람은 너무나도 만족하는 놀라운 쾌족이야말로 모두가 윈윈하는 방법인 것 같습니다.

쾌족테라피!!

신이 인간에게 발을 걷기만 하는데 주신 것은 아니라는 것을 느낄 수 있는 시간이었습니다. 손이 아닌 발로 몸을 밟는다는 것에 처음엔 거부감도 들 수 있습니다.

하지만, 한 번만 체험을 받아보면, 오히려 손이 아닌 발로만 받고 싶어지실 것입니다.

정말 수강료가 아깝지 않은 시간들이었습니다.

아낌없이 전수해 주신 나영근 대표님 감사드립니다.

재수강 기회가 온다면 꼭 다시 수강하고 싶습니다.

얻어가는 것이 많은 너무나 유익한 시간이었습니다.

쾌족테라피 파이팅

캐디를 그만두고 피부관리사를 도전하는 분

닥터이투 주문 전화가 왔다. 무슨 일을 하시느냐고 물었더니 골프캐디 일을 하신다고 해서 깜짝 놀랐다. 홈이투를 써야 할 분인데라고 생각하고 왜 닥터이투를 구매하시냐고 했더니 "관리실에서 받았는데 너무 좋아서 사기로 했어요."라는 답을 한다. 캐디는 숙소 생활을 할 때가 많아서 함께 생활하는 동료와 서로 이투를 해주기로 했다고.

사용법을 알려드리고 인스타 친구를 맺고 종종 닥터이투를 사용하는 사진을 올리는 것에 댓글을 달아 격려를 해주었다.

석 달쯤 후에 열린사이버대학에서 통증 관리 강의를 마치고 나가는데 인사를 하는 분이 계셨는데 그분이 닥터이투를 구매한 일반인인 정은영 캐디 그분이었다. 나는 처음으로 봤지만 그분은 유튜브로 나를 봐왔기에 마치 잘 아는 사람처럼 반가워했다. 충격적이었던 것은 닥터이투가 너무 좋아서 이 것으로 관리하는 관리실을 차리고 싶어 캐디를 그만두고 피부관리사 공부를 시작했다고 한다. 그분이 밴드에 남긴 글이다.

"오늘 나영근 선생님 특강 들으러 서울 구경 왔어요~~~

실물로 보니 너무 신기하고 좋고^^

다들 닥터이투 체험하고 좋다면서~~~

한국 열린사이버대학 재학 중이신 분들이 특강을 들으러 오셨던 것 같은데 저는 나영근 선생님 팬으로 갔던 거라. 아이돌 팬 같은 느낌으로 ㅎㅎㅎ.

너무 좋았어요!!! "

한 사람의 인생이 턴 하는 순간이 되는 것이다.

자신이 하는 일, 곧 그것이 인생이다. 캐디에서 관리사로. 새로운 전기를 갖게 되는 이분을 응원하기로 했다. 닥터이투가 삶의 스타일을 바꾸어 놓는구나.

또한, 실제 이투테라피 체험을 왔다가 쾌족에 빠지신 분들은 셀 수 없이 많았다. 발바닥에서 쾌족을 시작하는 순간부터 놀라움이 느껴진다. 엄청나게 강하지만 편안한 시원감. 바로 무장해제를 시켜버리는 극강의 마사지가 바로 쾌족이다. 내가 만들어 놓은 체험 루틴 15분 만으로 나는 누구든 사로잡을 수 있다.

쾌족과 이투는 누가 받아도 만족감이 200% 들지 않을 수 없다. 내가 갖는 자신감은 체험을 받는 사람들이 뱉어내는 탄성과 감탄, 그리고 이어지는 수강. 그것은 감동이 만들어주는 자연스러운 것이다.

수업시간 중에도 수강생들에게 최상의 만족감을 선사하는 테크닉. 여러

나라를 다니면서도 모두 만족시켰던 쾌족과 이투테라피, 이것을 더 널리 알리고 싶다.

또 하나의 신세계를 경험하신 물리치료사 선생님의 스토리

(물리치료사, 55세)

안녕하세요?

25년 이상 병원에서 도수치료사로 근무하고 있는 허상헌입니다. 제가 근무하는 병원에 방문 오셨던 나영근 대표님을 뵌 적이 있었습니다. 뭔가 독특한 것을 하신다고 듣게 되었고, 양재에서 사무실을 운영하신다는 것을 알았습니다.

평소 대표님의 사업에 관심을 많이 가지고 있었고 2024년 시월에 센터를 개업할 예정이어서 대표님의 경험과 닥터이투를 체험하고 싶어 방문하게 됐습니다. 어떻게 센터를 운영할까에 대한 고민이 있었습니다.

뭔가 답을 찾을 수도 있지 않을까 하는 기대감이 있었죠.

그 결과는 놀라움이었고 신세계였습니다.

병원에서 많은 시간 도수치료사로 근무하고 있지만, 나영근 대표님의 닥터이투와 쾌족을 경험한 순간 지금까지 공부했었던 치료 방법들이 그냥 공부였구나 하는 것을 깨달았습니다. 힘들여 열심히 몸만 망쳤다고 느꼈습니다.

이런 방법이 있구나. 왜 손만 고집했을까?

이제야 앞으로 나아갈 길이 보이는 것 같아 기분이 너무 좋았습니다. 밴드를 통해 체험 후기들을 보면서 정말인가 의구심도 있었지요.

용기를 내어 찾아온 것이 정말 잘했다는 생각이 듭니다. 오십 대가 되어서 개인 센터운영은 미래를 위한 어쩔 수 없는 선택입니다. 그리고, 이투와 쾌족은 고민할 것 없는 당연한 선택이었습니다.

저에게 그동안의 경험과 따뜻한 충고 주신 점 깊이 새기겠습니다. 몸이 정말 많이 달라져 갑니다. 체험만으로도 몸이 이리 가볍네요.

고맙습니다. 자주 뵙기를 희망합니다. – 이상 –

6) 140kg 거구의 환자 치료하기

치료사가 치료하면서 가장 힘든 환자가 있다면 어떤 부류일까?

나의 기준으로 본다면 몸이 딱딱하게 경직되고, 굳은 근육의 남자 환자들이다.

참 쉽지 않다. 두 번째로는 체구가 큰 분들이다. 100kg이 넘는 분들 정말 힘들다. 마사지하는 분들도 고객 중에 이런 분들이 오면 들어가기 싫다고 한다.

2004년 12월에 우리 치료실에 내 치료 인생에 가장 큰 체구의 환자분이 오셨다. 체구가 큰 분들이야 종종 만나지만, 이분은 운동선수도 아니고 일반인인데 상체가 어마어마했다. 허리와 목, 어깨가 아프다고 했다. 맞는 환자복이 없어서 하의만 환복을 하고는 상의를 탈의하고 베드에 엎드렸다. 정말 어마어마했다.

본인도 최근에는 측정하지를 않아서 정확한 체중을 알 수 없다고 하는데 140kg 정도 나갔다고 한다. 더 나가면 더 나갔지 덜 나가지는 않겠다는 생각이 들었다. 105kg이었던 치료사가 있었는데 그래도 그 친구는 이분에 비하면 나름 날렵했다.

높낮이가 조절되는 베드가 상체가 무거워서 한쪽으로 쏠려서인지 처음에는 왜 내려가는지 모르고 자꾸 올렸는데 UPDOWN 베드가 무게를 이기지 못하고 내려갈 정도였다. 내 체구가 164cm에 68kg 정도이니 나에게 체구가 큰 환자들은 늘 부담이었다. 닥터이투나 쾌족이 없었다면 어떻게 치료했을까 싶다. 하체는 상체에 비해 빈약해 보였다. 허리가 안 아플 수 없는 체형이었다. 운전을 오래 하는 일을 한다고 했다. 도수치료도 타 병원에서 10회씩 여러 번 받아본 이력이 있는 30대 남자였다. 치료를 시작하자 체외 충격파도 아니고 이것은 무엇인지 궁금해한다.

사실 많은 환자분이 닥터이투에 대해 궁금해한다. 충격파처럼 아프지 않고 시원함에 놀란다. 내가 직접 제작해서 판매하는 기기라고 하면 더 놀란다.

월요일만 내 치료를 예약할 수 있다는 것에 대해 이해하는 것이다.

이 큰 허리를 큰 힘 들이지 않고 치료할 수 있어서 얼마나 다행인지 모른다. 어깨와 허리까지 70% 정도의 시간을 닥터이투를 사용하고 30% 정도만 수기를 해 드렸다. 체중이 60kg 정도 나가는 여선생님이 치료하더라도 해낼 수 있는 것이 닥터이투이다. 미국과 몽골 편에서 이야기하기도 했지만, 외국의 거구 환자들은 누가 봐도 힘들다. 그러니 닥터이투만한 기기는 없을 것이다.

수기만 사용하는 치료사들도 많다. 치료사의 몸은 스스로 보호해야 한다. 그분들에게 꼭 알려주고 싶다.

수기는 아껴서 20~30%만 사용하라는 것을.

7) 손가락 통증 정도는 한방에

인체는 체내에서 전기에너지를 생성하고 활용한다. 이러한 전기에너지는 주로 세포 내에서 일어나는 화학반응에 의해 생성되며, 이를 이용하여 세포는 전기적인 신호를 전달하고 근육 수축, 심장 박동 등의 기능을 수행하는 것이다.

인체 내의 전기에너지는 주로 나트륨-칼륨 펌프와 같은 세포 내 효소들에 의해 생성된다. 이러한 효소들은 전기적인 에너지를 이용하여 이온들을 세포 내부와 외부로 이동시키며, 신경 세포나 근육 세포 등에 정보를 전달하게 된다. 심장 박동, 뇌파, 근전도 등의 형태로 측정되는 것도 전기에너지를 이용하는 것이다. TENS (Transcutaneous Electrical Nerve Stimulation)로 대변되는 저주파 치료기는 사실 요즘은 큰 인기가 없다. 그러나, 그 사용 방식을 바꾸고 나니 엄청난 일들이 벌어지기 시작했다.

허리 통증을 호소하던 환자분의 치료를 마쳐가는 마무리 시간 즈음에
"선생님 손가락이 이렇게 구부릴 때 아픈데 어떡해요?"라고 환자분이 묻는다. 치료사라면 이때 어떻게 하시겠는가?
전기 전극 하나를 그 환자분 엉치뼈 부위에 붙이고 나도 같은 곳에 전극 하나를 붙였다. 그리고, 내 손을 통해 환자의 손가락에 전기를 주입했다. 비명 소리가 ~~ 감전된 듯한 짜릿한 자극이 손가락을 파고드니 이러한 비명이 나오는 것이 당연했다. 다만, 못 참을 정도의 자극은 아니다. 처음 느끼는 느낌이라서 그렇다. 강도를 줄여서 2~3분 정도를 더 해주었고 잠시 뒤 다시 한번 움직여 보게 했다. 환자가 깜짝 놀라서
"선생님 안 아파요, 어 신기하다. 한 번만 더 잡아주세요" 하며 손을 내밀었다. 처음에 느껴지던 고통스러운 자극이 약간 강도를 낮추고 반복되면 짜

릿한 쾌감으로 느껴진다. 5분 후에는 정말 달라진 손가락을 갖게 되었다.

이투가 없는 다른 치료사라면 5분도 안 되는 시간에 이러한 증상을 완화한다는 것이 사실 어렵다.

이투테라피의 손으로 전하는 에너지는 누구에게나 이러한 결과를 만들어 낼 수 있다. 초보자도 가능하다. 손에서 손으로 주는 전기는 시술자의 몸에 큰 영향이 없다고 봐도 무방하다. 손가락에 주는 전기는 치료실에서 받는 붙이는 저주파보다 상당히 약한 정도이다. 이투테라피를 체험시킬 때 처음에 알려주는 방식이다. 시술자가 해주다가 다시 손잡은 그 상태로 피시술자가 해줄 수도 있다. 서로 번갈아 가며 해줄 수 있다는 것이다.

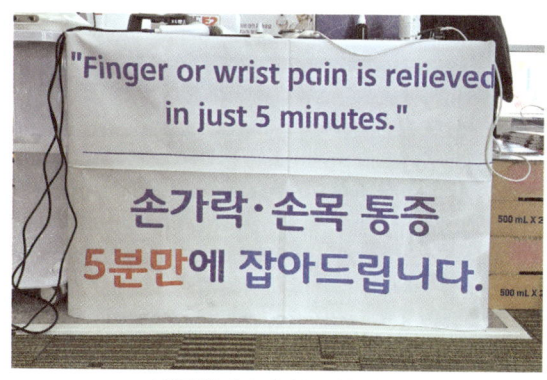

〈 박람회 때 소개하는 현수막 〉

손이 붓는 분들이 있다. 아침에 일어나면 손이 잘 안 쥐어지는 분들도 종종 본다. 제주도 남원에 지인이 운영하는 해장국 집이 있다. 1995년부터 4년간 제주 서귀포시 남원에 물리치료사로 살면서 다니던 교회의 잘 아는 권사님이셨다. 주방일을 너무 많이 해서 두 손이 부종으로 부어있었다.

마침 나의 가방에 가정용 홈이투가 있어서 식당 벽면 콘센트에 꽂고 부어 있는 한 손을 잡아 드렸다. 처음에는 전기자극은 싫다고 거부하셨다. 달래고 달래서 4~5분 정도를 잡아드렸다. 그리고는 한 손의 부기가 쭉 빠지는 것을 볼 수 있었다. 권사님은 손이 너무 가벼워졌다며 놀라셨다. 밥값을 안 받겠다고 하시는 것을 극구 사양하고 내고 나왔다.

물리치료사로서 뿌듯하고 자랑스럽게 느껴질 때가 이런 때가 아닌가 싶다. 손이 붓거나, 손가락이 아프거나, 손이 저리다면 이투는 빠른 시간 내에 그 문제를 해결할 것이다. 내가 홈이투를 여행 가방에, 차에 꼭 넣고 다니는 이유는 간단히 처리할 이런 일이 있기 때문이다. 치료사를 보면 괜히 목이, 허리가, 어깨가 아프다고 상담하는 분들이 많다. 그럴 때 내 힘을 쓰지 않고도 이렇게 처리할 수가 있다면 얼마나 좋겠는가? 나는 그것을 즐긴다. 나는 물리치료사이기 때문이다.

WKBL을 12회나 제패한 우리은행 여자농구단은 국내 최강의 농구팀이었다. 박OO 선수는 국가대표이기도 했었고 팀의 주전으로 우승의 공로가 컸었다. (2024년 하반기부터 BNK 팀으로 이적했다)

2024년 5월에 팀 트레이너의 추천으로 여성 농구단의 숙소에 가서 선수들에게 닥터이투를 시범 보였었다.

2016년, 그러니까 9년 전에 이 팀 트레이너가 학교 후배인 인연으로 내가 근무하는 연세이김통증클리닉으로 박OO 선수를 데리고 왔었다.

그때 치료했던 박OO 선수를 두 번째 만나게 되었다. 농구라는 구기 특성상 손가락 부상이 잦은 선수들에게 내 손을 통해 전기치료를 보여주니 모두 깜짝 놀랐고, 효과가 좋아서 또다시 놀랐다. 7명 정도의 선수를 허리와 손가락을 치료해 주며 응원했었다. 그 후로 3개 구단의 여성 농구팀에서 닥터이투를 사용하게 되었다.

배구선수단에도 이 기기를 꼭 넣어야겠다는 생각이 들었고 스포츠 구단에서 모두 사용할 수 있도록 뛰어야겠다는 생각을 하게 되었다. 이 책이 출간되는 즈음에는 더 많은 스포츠 구단에서 사용되기를 희망한다.

8) 과테말라에서 이투를 사용하는 여성 관리사

　멕시코 근처 어디엔가 이런 나라가 있다는 말은 들었지만, 지도에서 찾아보기도 어려운 낯선 나라 과테말라. 이곳에서 닥터이투를 사용하시는 여성 관리사 원장님이 계신다. 그분에게 몇 자 부탁을 드려 보았다. 나의 기기가 그곳에서도 사용되어진다니 놀라울 따름이다.

　안녕하세요?
　과테말라에서 15년째 샵 운영 중인 오선희 원장입니다.
　사업차 왔다가 아직 과테말라에서 머무르는 중이에요.
　제가 닥터이투를 만난 지는 거의 8년이 되어 가네요.
　한국에 계신 지인이 꼭 가보자고 해서 양재를 찾아갔다가 받아보고 바로 가져왔죠. 이투가 발전하는 만큼 덕분에 제 샵의 매출도 좋아지게 되었어요. 사용 효과는 이제는 제가 말씀을 안 드려도 이곳에서 인증이 되어버렸죠. 저를 의사로 알 정도입니다. 이곳에서 통증을 잘 관리해 주는 곳이 마땅치 않거든요.

　닥터이투 덕분에 좀 더 이곳에 오래 머무르게 될 거 같습니다.
　주된 고객층은 현지인들이고 스페인어를 사용하며 나이대는 20대부터 80대까지 다양해요. 저는 유창하지는 않지만 설명 정도는 할 수 있는 스페인 언어를 구사합니다.
　얼굴 리프팅이나 통증을 관리하고 저는 한국 사람들과 교류는 거의 안 해요. 오는 손님 중 한국분들이 있긴 하지만 따로 광고는 하지 않고 소개로 옵니다.

　과테말라는 날씨가 좋고 친구라 생각하면 신뢰가 강해요.
　참고로 선을 웬만하면 넘지 않아서 불편한 관계가 없어요. 이곳 치안은 성실히 살면 그리 큰 문제는 없어요. 제 이야기가 책에 실린다니 놀랍습니다. 어디서든지 살아가는 모습은 비슷할 겁니다. 나영근 대표님, 좋은 기기 만들어주셔서 감사합니다.

9) 5년간 나를 괴롭혀 왔던 하혈이 한방에 풀린 미스터리

이 후기는 수기치료아카데미 밴드에 본인의 이야기를 직접 올린 글이다.

어떠한, 근거로 이 과정이 이루어진 것인지를 설명하기는 어렵다. 본인 말대로 추측할 뿐이다. 그 일로 문의를 처음 해왔을 때도 명확한 답변을 할 수 없었다. 하지만, 그 이유로 닥터이투를 사용하게 되었고 지금은 마니아 가 되었다. 그 사연을 소개한다.

양주 별내에 살며 바디 관리하는 박성희입니다.

저는 20대 때부터 스포츠마사지와 피부관리, 비만 병원 등에서 일하다가 출산 후 손가락에 퇴행성관절염이 왔고 더 손을 쓸 수 없을 때쯤 마사지하는 동생의 권유로 쾌족을 찾게 되었습니다. 체험할 때 나영근 대표님이 쾌족과 닥터 이투를 해주었어요.

그때는 이투에는 관심이 없었지만(쾌족에만 꽂혀있어서) 통증이 잡히는 것이 신기했었고, 닥터이투의 존재만 인식하고 있었습니다. 그러다가 그 당시 제 몸 에 문제가 있었는데, 둘째를 출산한 이후부터 5년 동안 계속 배에 힘을 주거나 크게 웃으면 왈칵하고 쏟아지는 하혈이 있었어요.

큰 병원을 가도 해결이 안 되어서 정말 지푸라기라도 잡는 심정으로 이투 궁 테라피를 받아보게 되었습니다.

그런데, 너무나 신기하게도 그날로부터 하혈이 멈추었습니다. 지켜보다가 5 일 정도 뒤에 바로 닥터이투를 사버렸어요. 제가 집에서 셀프로 하려고요. 사실 단번에 멈춰서 다시 안 해도 됐더군요. 이게 도대체 어떻게 가능한 걸까요?

제가 추측하기론, 출산할 때 제왕절개 수술을 했었고 그때 봉합하면서 집힌 부분에 생리혈이 고임으로 힘을 줄 때마다 흘러나온 것이 아닌가 생각이 들어요.

어쨌든 저는 찝찝함과 불안감에서 해결이 되었고 나와 같은 사람이 있을 것 같아서 쾌족을 하면서 이투도 병행해 보자는 생각으로 강의를 듣게 되었고요.

지금도 여전히 하혈은 없어요. 정말 정말 놀라워요.

하여튼 배우는 동안 김동천 선생님의 그동안 닥터이투를 사용하며 경험했던 풍부한 데이터와 임상 정보가 앞으로 저의 닥터이투 관리 방향설정에 큰 도움이 되었고, 다양한 각도로 쓰고 계신 모습에 열정을 배울 수 있었습니다.

상세하게 알려주시는 것은 말할 것도 없고요. 설명이 간결합니다. 명확하기 때문이죠. 그래서 귀에 쏙쏙 들어왔습니다. 배우기엔 내용도 방대하고 시간이 길지 않기 때문에 재교육은 필수인 것 같고요^^

쾌족은 쾌족대로 매력이 있고, 닥터이투는 이것대로 미래가 보입니다. 할 수 있는 게 너무나 많아요. 이미 제 고객들은 많은 변화를 보고 있습니다. 제가 아직 초보인데도 큰 효과를 본다는 것은 기기 덕분이죠. 고객들도 기대하고 있고 저도 기대하고 있습니다.

더 열심히 연구하고 실력을 쌓으려고요!^^

제가 왼쪽 어깨가 충돌 증후군으로 회전이 안 됐었는데 쾌족을 교육받으면서 싹 나았어요~ 이게 무슨 일이에요~ 도수치료도 2곳에서 받았고 많은 것을 시도했으나 남아있는 시큰한 통증 때문에 팔을 못 썼었는데ㅠㅠ,

이제 저는 조만간 수영을 배울 겁니다.

마사지를 십수 년 해온 제가 받아본 쾌족은 손 마사지와는 차원이 너무 다른 신세계였습니다. 감사합니다.^^

관련 동영상 URL & QR 코드
https://youtu.be/HHvABFkvS0w?si=TDRzMo7VPijVk7J4
옆의 QR 코드를 휴대폰 카메라로 촬영하면,
해당 동영상으로 연결됩니다.

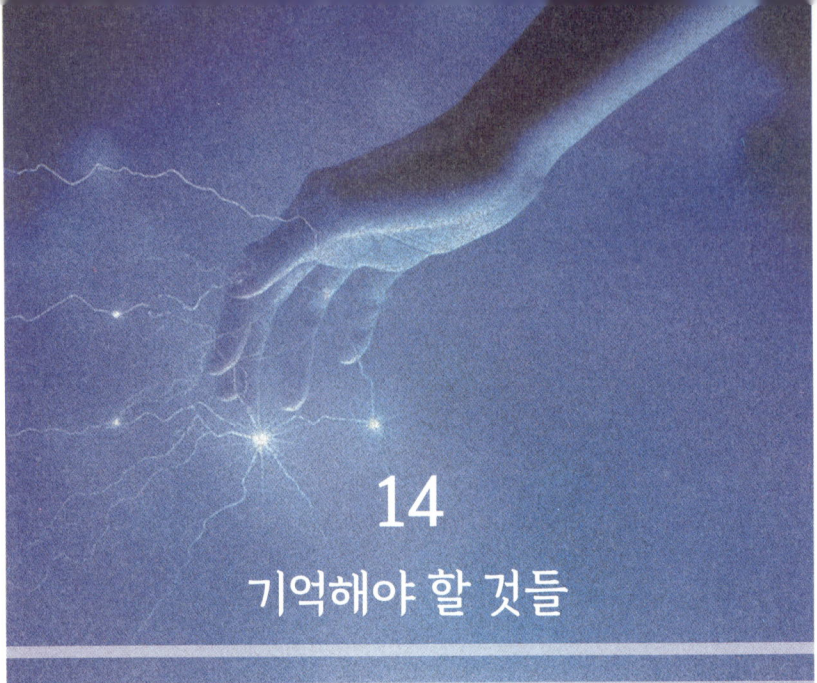

14

기억해야 할 것들

1) 사람을 움직이는 힘

치료실에는 많은 사람이 찾아온다. 환자군들은 참 다양하기도 하고 인상적인 환자들도 많다.

좀 무뚝뚝해서 어디 아픈지만 말하고 치료를 마치는 내내 말 한마디 없는 분들도 있고 주저리주저리 사사로운 이야기도 다 하는 사람들도 있다. 간식거리를 사 오시는 분들도 종종 있고 간식비를 주고 가시는 분들도 있었다. 치료사도 이 모든 환자를 다 똑같이 정성스럽게 본다고는 할 수 없다. 그렇다면, 같은 돈을 내고 더 잘 치료받는 사람도 있을까? 당연히 그럴 수 있다.

치료사의 마음을 움직여 보라.

어느 날, 40대 후반의 여성 환자 한 분이 치료를 받으러 왔다. 어디가 어떻게 불편한지를 묻고 진단을 하고 치료를 하려는데 이런 이야기를 했다.

"나영근 선생님이시죠? 제가 치료 너무 잘하신다는 소문을 듣고 왔어요"
"아 네, 그러세요……."

어디서 들었냐고 물으면 아마 누구 엄마인데 이름은 잘 모른다고 한다거나 출처가 불분명할 수도 있다. 그러니까 진위도 파악할 수 없을 수도 있다. 꼭 그렇지는 않겠지만 그냥 해본 말일 수도 있다.

그런데, 그 한마디는 무게감이 있다. 듣는 치료사는 대충 할 수가 없는 포인트를 찔러 준 것이다. 나를 잘한다고 생각하는데, 잘해야 하니까 치료에 집중할 수밖에 없다. 치료사의 자존심이 있지 않겠는가? 그래서, 칭찬은 없는 에너지도 끄집어낼 힘이 있다. 그렇게 한마디 던진 그 여성분께 나는 최선을 다해 치료를 해드렸다.

자식 둘을 키우면서 칭찬을 참 많이 아꼈다. 더 많이 사랑해 주고 더 많이 칭찬했어야 했는데 왜 그렇게 인색했는가 하는 아쉬움이 남는다. 지금이라도 더 많이 칭찬해야겠다. 말 한마디가 치료에 효율을 좌지우지할 수도 있는 것이다. 더 많이 사랑해야 한다고 다짐한다. 칭찬은 돈도 안 들이고 상대를 기분 좋게 할 수 있으며 더 좋은 서비스를 기분 좋게 받을 수 있다. 나는 인간은 미생물에서 진화되었다고 믿지 않는다. 인간은 창조되었다. 그렇지 않고서 인간의 본성에 사랑과 미움과 칭찬과 인정받음이 누구에게나 비슷한 마음으로 심겨 있을 수는 없다고 본다.

나는 아직도 고3 때 교무실로 불려 가 담임선생님께 따귀를 스무 대 이상 맞은 아픈 기억을 지우지 못하고 있다. 그때의 나는 성적도 뒤에서 세는 것이 훨씬 빨랐고, 키도 작아 늘 앞에서 서너 번째 학생이었다. 존재감이 미미했었다.

그분은 나를 잊었겠지만 나는 그 선생님의 이름을 평생 잊지 못할 것이다. 나는 틀린 답안지를 맞았다고 고치는 잘못을 했고 담임선생님한테 딱 걸렸다. 시험을 보고 서로 짝꿍끼리 맞춰보는 거라 사실 그렇게 중요한 시험은 아니었다. 주의만 주어도 충분히 될 법한 정도였다고 본다. 하지만 체벌은 너무 가혹했다. 아무도 없는 교무실로 불려 가

"너 한번 오늘 죽어봐라."

라는 말을 들으며 구타에 가까운 폭력을 당했다.

얼굴이 얼마나 부었는지 친구들이 보고 놀랐다. 몰래 집에서 이불을 덮어쓰고 잠을 청했다.

그 후로는 학교가 무섭고 담임선생님이 무서워서 어서 졸업하고 싶다는 생각으로 3학년을 마친 기억이 있다. TV에도 출연하셨던 우주 최고의 선생님으로 불리는 권영애 선생님의 강의를 들은 적이 있었다. 학생을 사랑으로 가르치는, 지독한 기다림으로 칭찬과 격려로 아이들의 숨은 진주를 찾아주는 선생님의 스토리를 듣다가 펑펑 운 일이 있었다. 나도 그때, 사랑으로 가

르치던 그런 선생님을 만났으면 얼마나 좋았을까 하는 생각에 그때의 서러움이 눈물까지 짓게 했다.

그리고 보면 나는 살면서 누구의 따귀를 한 번도 때려 본 적이 없는 사람이다. 강아지도 칭찬하고 쓰다듬어 주면 꼬리를 흔들며 좋아하는데 칭찬을 아끼지 말고 살아가야겠다.

나의 저서 "꽉 찬 섹스 힘찬 인생"의 내 어록에는 부부관계에 관한 이러한 글귀가 있다.

"칭찬은 작은 고추도 춤추게 한다. 하지만, 명심하라 짜증과 질타는 큰 고추도 시들게 할 것이다" - 나영근 -

2) 부모님 관리

피부관리사 원장님들에게 강의를 많이 하고 관리하는 법에 대한 교육프로그램을 만들기도 한다. 어머님이 사시는 근처 피부관리실에 교육생 원장님이 운영하는 관리실이 있었다. 한 번은 티켓팅을 해서 관리를 받아보시라고 보내드렸는데 왜 이런데 돈을 쓰느냐고 하셨다. 그러나 막상 다녀오시고는 상당히 좋으셨나 보다. 보내드릴 때마다 다녀오시면 전화로 어디를 어떻게 해주는데 너무 좋더라 하는 말씀을 하셨다.

80대 노인의 몸을 누가 만져 주겠는가? 나이가 들수록 사람의 몸은 누군가의 손길이 필요해진다. 그 후로 나는 적지 않은 비용이 들었지만, 피부관리실에 10회씩 티켓팅을 해 드리고 관리를 받도록 해 드리고 있다.

특히, 등 관리, 복부 관리는 너무 중요하다. 어르신 치매 예방에 근육을 굳지 않게 관리하는 것이 얼마나 중요한지 모른다.

이모님이 치매로 요양원에 들어가시기 전에 뵈었는데 나를 알아보지를 못하셨다. 너무 슬픈 일이었다. 어릴 적 놀러 가면 늘 반겨주시던 우리 이모님이 영근이가 누구냐고 묻는데 그런 현실을 받아들이기가 힘들었고 가슴이 아팠다. 용돈을 많이 드린다고 해도 어머니는 자신의 관리에 돈을 쓰지 않으신다. 어머니가 치매가 오시거나 스스로 몸을 가누지 못해 요양원에 가신다면 매월 들어가는 그 비용이 더 들 것이다. 그래서, 지금 드는 비용이 꼭 비싼 것은 아닐 것이다. 게다가 어머니가 더 편하게 활동하실 수 있는 건강함이 얼마나 중요한가.

사람은 누구나 다 흙으로 돌아갈 것이다. 그러나, 건강하게 오래 살다가 가는 것이 가장 큰 행복 아닌가? 나는 노년에 들어서신 부모님 관리에 있어서 이 점이 가장 중요하다고 본다. 물론, 가정을 이끌어가는데 경제적으로 힘이 들겠지만 직접 부모님 몸 관리를 못 할 바에는 관리숍에라도 맡겨 드리는 것이 용돈 드리는 효도보다 더 멋진 일이라 생각한다. 중년에 아파보니 그보다 힘든 것이 없다는 생각이 든다.

은퇴한 친구와 한 달에 한 번 나의 센터에서 만나 1시간 정도씩 이투테라피를 서로 해주고 있다. 노년이 되면서 더 이런 일들을 만들어야 한다. 더욱더 몸은 노화가 올 것이고 닥터이투를 사용할 줄 알기에 어디에 가서 돈을 내고 받는 것보다 훨씬 좋은 관리를 서로 해줄 수가 있다. 노년에는 이러한 친구가 너무 필요하고 노년에 돈 쓰는 것이 더 힘들어질 것이다. 서로의 건강을, 서로의 통증을 완화시켜줄 친구가 중요하다. 닥터이투를 가르친 것이 너무 잘했다는 생각이다.

수기로만 관리할 수는 없는 노릇이며 노년으로 가면 더 할 수가 없을 것이다. 아들에게도 닥터이투와 쾌족을 가르쳐 줄 것이다. 물리치료사이기에 더더욱 배워야 하겠지만 아버지의 통증도 가끔 봐줘야 한다면 이만한 것이 없을 것이다. 어머니가 해주시는 이투도 맛이 참 좋다. 너무 시원하다.

내가 84세가 되어도 내 어머니 정도의 체력만 있다면 84세에도 아픈 이의 허리를 볼 수 있을 것이다. 닥터이투가 있어서 가능한 일이다. 닥터이투가 없다면 홈이투로도 부모님 등 관리를 한 번씩 해드려야 한다.

샵이나 센터에서는 노년들 관리를 달가워하지는 않을 것이다.

옷 갈아입고 들고나가는 시간이 길어질 것이다. 조금만 잘못해도 더 아프다고 호소하는 분들도 있을 것이다. 그러나, 요즘 노인분들 80대라도 정정한 분들이 많다. 가격을 조금만 낮추어서 노인 바디 관리 시장을 공략한다면 나쁘지 않을 것이라고 본다.

가까운 곳에 부모님 관리를 맡겨 드리자. 그만한 효도가 없다.

이 두 가지 이야기를 꼭 전하고 싶다.

책을 마무리할 때쯤 내게 온 후기가 인상 깊어, 센터를 운영하는 치료사들에게 도움이 될까 해서 실어본 글이다.

안녕하세요.

병원을 그만두고 전북 부안에서 센터를 운영한 지 6년 된 10년 차 물리치료사 최형선입니다. 그동안의 후기를 좀 남겨보려고 합니다.

닥터이투를 만나고 정말 매출이나 효과 및 고객의 만족도 치료사의 건강 등 여러모로 득을 본 게 많습니다

그동안의 콘셉트는 리엔더테크닉과 드롭테크닉, 액티베이터건, 그라스톤, 디버시판드, 멀리건 등 수기와 교정을 주로 하는 방법으로 고객들을 관리해 왔습니다.

한 달에 200명씩 풀로 꽉꽉 채워서 5년 정도 지나니 허리와 무릎 어깨 이명 손목 팔꿈치 등 안 아픈 데가 없이 몸이 망가지더라고요.

그래서 장비를 쓰기로 마음먹었습니다.

원, 백테라노바, 이반란, 스알포유, 체외 충격파, 초음파 자기장 등 정말 많이도 사용했네요. 돈도 많이 까먹었습니다. 거짓말 하나도 없이 장비들 모두 개인적인 의견으로는 닥터이투프로를 따라가지 못하더라고요.

통증이 주 업무인 저에게는 안성맞춤인 장비입니다. 이투 전 버전도 구매하여 사용해 봤지만 따갑고 전류가 튀는 느낌이 많더라고요 그래서 이투도 중간에 그만뒀었죠...

그러다가 우연히 닥터이투프로를 알게 되어 다시 한번 더 구매해서 사용해 봤습니다.

역시 제 선택이 옳았습니다. 닥터이투프로 아 이거다. 하는 느낌이 들더라고요.

처음엔 통전이 어렵고 힘들더라고요 그래서 도자 위주로 사용했었는데 통전으로만 할 수 있는 부분이나 효과가 있어 포기할 수 없다 생각해 정말 열심히 연습했습니다. 지금은 최고 강도 40에 자유자재로 조절하며 사용합니다.

잘 사용하던 중 인천에서 지인 물리치료 선생님이 병원을 그만두고 센터를 차리고 싶은 고민을 하던 중 닥터이투를 저에게 체험받고 일주일만 사용해 보고, 구매하고 싶다고 하여 빌려달라고 하더라고요

근데 일주일이 지나도 소식이 없었지요

일단 급한 대로 핫서브를 구매해 사용했습니다. 결국 그 선생님이 닥터이투프

로를 가져가셨고, 저는 핫서브 사용 중 출력 차이가 나서 이번에 리뉴얼된 닥터이투프로를 재구매하여 지금 사용 중입니다.

제 느낌인지 모르겠지만 전에 쓰던 닥터이투프로보다 더 부드럽고 두꺼운 느낌에 시원하다는 기분이 들더라고요. 역시나 이번 선택도 후회 없는 선택이라고 생각합니다.

오늘 문득 일하다가 든 생각입니다. 정말 관심 가지고 하나를 집중해 노력한다면 뭔가가 보이더라구요. 이제는 어떤 환자가 와도 자신 있습니다. 현재의 콘셉트는 닥터이투프로와 마무리 전신 풀 보디 카이로프랙틱으로 하고 있습니다. 일 끝나고 이렇게 글을 쓰고 있는데 정말 전보다 피로도가 반 이상 줄었습니다.

요즘은 허리디스크 터져서 오신 분들 5회 만에 통증 10에서 0으로 만들어서 일상생활도 되고 운동도 가능한 수준으로 생활하게 하고 있습니다. 전주에서 유명한 교수님이 운영하시는 연예인들이나 운동선수들이 다니는 센터에서도 어려웠던 고객을 2회 만에 80프로 좋아지게 만들었습니다.

저는 이대로 밀고 나가려 합니다. 손가락 관절염, 수술 불가능한 허리디스크, 목디스크, 오십견, 두통, 근막동통 증후군, 우울증, 불면증 등 대부분의 질환들에 적용할 수 있다고 생각합니다. 후회하지 않을 겁니다. 닥터이투프로를 마스터하신다면 정말 나이 먹어서도 굶어 죽을 일 없다고 생각합니다.

한 논문에서는 염증으로 통증이 있을 때 주사치료를 해서 염증을 낮췄더니 통증이 사라졌다고 합니다. 최근에는 통증을 낮췄더니 염증이 줄어드는 게 밝혀졌다고 합니다. 닥터이투프로는 통증을 없앨 수 있습니다. 그럼 염증도 없앨 수 있다는 말이겠죠 더 연구할 가치가 높은 장비가 맞다는 건 확실한 것 같습니다.

그리고, 리프팅 라인 관리는 말로 할 것도 없이 정말 빠르게 효과 나옵니다!!

1석2조입니다. 저는 현재 신규를 받지 못하는 상황입니다. 물론 언제까지 풀 예약이 차있을지 모르겠지만, 꾸준히 연구하고 노력하면 된다고 봅니다. 여러 선생님들께서도 자신감을 가지고 좀 더 공격적으로 공부해야 된다고 생각합니다.^^

혼자만 잘 되기보단 여러 사람들이 좋은 정보들 공유했으면 하는 바람입니다.

아, 그리고 다시 한번 좋은 장비 만들어주신 물리치료사 나영근 대표님께 감사하다는 말씀드리고 싶습니다. 조금이나마 도움이 될까 이렇게 주저리주저리 적어봅니다. 긴 글 읽어주셔서 감사합니다.

책을 마치며

나는 물리치료사로 참 별난 삶을 살고 있다.

치료사로 병원에 있을 때는 상상할 수 없는 현재의 모습이다.

책에도 한 번 이야기했지만

"주는 급여에만 만족하고 새로운 도약을 할 생각이 없다면 굳이 이 책이 필요하지 않을 것이다"

이 책은 도약이 필요하고, 좀 더 역동적인 삶을 살고 싶은 사람들에게 필요한 이야기이다.

병원에만 국한하지 않고, 외국에 진출해서 치료사의 삶을 살아보고 싶거나, 자신만의 제품을 기획해 보거나, 직접 제품을 판매해 보고 싶은 사람들이라면 읽어볼 만하다고 말해주고 싶다.

병원을 지켜야 하는 물리치료사도 필요하지만, 모두가 다 병원에 있을 수는 없는 것이다. 공급 포화상태의 현 물리치료사들에게 꼭 병원만이 길이 아니라는 것을 알려주고 싶다. 알만한 치료사는 알겠지만 편의점 아르바이트 정도의 대우를 제시하는 개인병원도 적지 않다. 센터를 운영하게 될 치료사들이라면 꼭 한번 권해주고 싶다. 브랜딩 노하우나, 어떤 테크닉을 내세워야 하는가에 대한 부분이다.

대형병원에 근무하는 치료사들이 아니라면 4년간 배운 공부가 허무하게 느껴지는 쓰라린 경험을 하며 물리치료사의 꿈에 후회가 느껴지기도 할 것이다. 현실은 우리에게 냉혹하다. 그러나, 이겨내야 할 부분인 것이다. 나의 경험이 누군가에게는 도움이 될 것이다. 그렇게 되기를 바란다.

"성에 관한 책을 쓰고, 전립선에 직접 대는 전기마사지기로 상품을 만들고, 발로 밟는 테크닉을 교육 상품화하여 700여 명을 교육하고, 닥터 이투테라피를 기기로 만들어 자신만의 브랜드를 만들고, 외국을 수시로 다니면서 수출과 봉사활동과, 그럼에도 월요일에는 병원에서 치료부장으로 일하는 물리치료사가 별나지 아주 많이 별나지. 별나고 별난 물리치료사, 딱 맞는 이름이지"

책 이름을 지어준 김동천 물리치료사 선생님과 출간되기까지 수고하신 모든 분들께 감사드린다.

60℃의 온열과 99단계의 전기에너지가 내손안에!

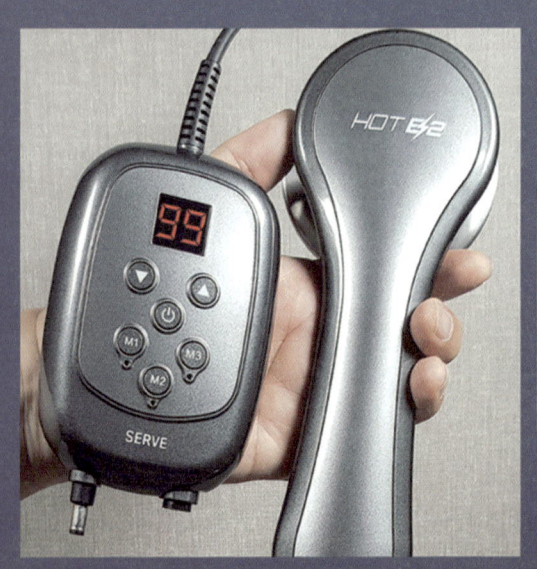

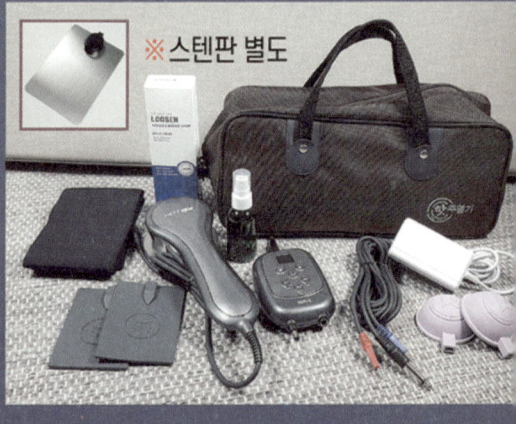

※ 스텐판 별도

HOT **E2** + HOT **SERVE**

따뜻함과 에너지를 전하다.

물리치료사 · 트레이너 · 피부관리사 · 가정에서도 필수품

경험해보지 못한 깊고
강력한 시원함

중독성 마저 느껴지는
파워풀한 침투효과

근육관리 / 부종 / 슬리밍 / 순환 개선
강력한 생체에너지로 완벽한 전신 관리

http://e2therapy.co.kr / You Tube : 통증마스터 나영근 / Instagram : dr.e2_master

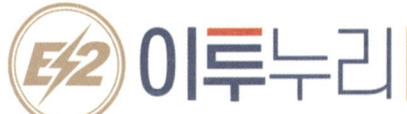

서울 서초구 남부순환로 358길20 진화빌딩 6층

E2

세계 어디에서도 빛나는
강력함. 전문가 버전

Dr.E2PRO

HOME E2

HOT E2

HOTSERVE

대한민국 물리치료사가
제작하고 강추합니다.

나영근 대표
물리치료사 / 피부관리사

30년 물리치료사를
하다보니 **통증**에 **수기**보다
좋은 기기가
있으면 좋겠다고 생각해서
제작했습니다.
지금은 **효과**에 **확신**을
갖습니다.

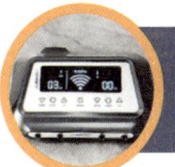

닥터이투테라피
허리, 어깨, 골반, 지긋지긋한 근골격 문제들
강력한 파워가 필요할때 세계 천 여명의 전문가들이
사용하는 Dr. E2 PRO

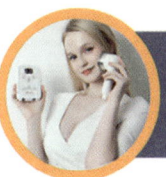

홈이투
나에게 알맞은 단계를 선택하여 속근육부터 튼튼하게
단련해주며 근육 단련에 가장 효과적인 파동으로 설계된
Home E2

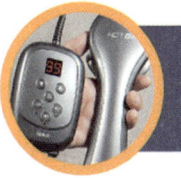

핫서브
60도의 온열, 99단의 전기에너지
내가 움직이는 곳이 치료실! 모든 치료사들의 필수템
Hot Serve

AS / 구매 문의 : 010. 7314. 6000

별나고 별난 물리치료사

초판 1쇄 _ 2026년 1월 19일

지은이 _ 나영근
펴낸이 _ 노영호
펴낸곳 _ 책을담다
편집 _ 손경미
디자인 _ 장준
홍보.마케팅 _ 김태훈

출판등록 _ 제2025-000119호
주소 _ 03138 서울시 종로구 돈화문로 8길 26 1358빌딩 3층 304호
전화 _ 010-8897-7019
팩스 _ 02-488-2040
ISBN 979-11-9964-040-5 (13510)
정가 19,800원

'책을담다'에서는 책에 관한 기획이나 원고 투고를 기다리고 있습니다.
출간을 원하시는 분은 7015com@hanmail.net으로 연락처와 함께 기획안과 원고를 보내주세요.